全国名老中医药专家学术传承系列案例教材

跟国家级名老中医郑启仲做临床

主编 郑 攀

全国百佳图书出版单位

中国中医药出版社

·北 京·

图书在版编目（CIP）数据

跟国家级名老中医郑启仲做临床 / 郑攀主编 . —北京：
中国中医药出版社，2021.11
全国名老中医药专家学术传承系列案例教材
ISBN 978-7-5132-7158-5

Ⅰ . ①跟…　Ⅱ . ①郑…　Ⅲ . ①中医临床—经验—中国—现代
Ⅳ . ① R249.7

中国版本图书馆 CIP 数据核字（2021）第 176075 号

中国中医药出版社出版

北京经济技术开发区科创十三街 31 号院二区 8 号楼
邮政编码　100176
传真　010-64405721
河北品睿印刷有限公司印刷
各地新华书店经销

开本 710×1000　1/16　印张 20.75　字数 302 千字
2021 年 11 月第 1 版　2021 年 11 月第 1 次印刷
书号　ISBN 978 – 7 – 5132 – 7158 – 5

定价　75.00 元
网址　www.cptcm.com

服 务 热 线　010-64405510
购 书 热 线　010-89535836
维 权 打 假　010-64405753

微信服务号　**zgzyycbs**
微商城网址　**https://kdt.im/LIdUGr**
官 方 微 博　**http://e.weibo.com/cptcm**
天猫旗舰店网址　**https://zgzyycbs.tmall.com**

如有印装质量问题请与本社出版部联系（010-64405510）
版权专有　侵权必究

全国名老中医药专家学术传承系列案例教材

编审委员会

全国名老中医药专家学术传承系列案例教材

《跟国家级名老中医郑启仲做临床》编委会

主　审　郑启仲（河南中医药大学第一附属医院）

主　编　郑　攀（河南中医药大学）

副主编　郑　宏（河南中医药大学第一附属医院）

　　　　张建奎（河南中医药大学第一附属医院）

编　委　（以姓氏笔画为序）

　　　　张建奎（河南中医药大学第一附属医院）

　　　　郑　宏（河南中医药大学第一附属医院）

　　　　郑　攀（河南中医药大学）

　　　　袁海霞（南京中医药大学）

　　　　高国财（河南省儿童医院）

前　言

　　中医学作为中华民族的瑰宝，源远流长，博大精深，具有独特完整的理论体系和卓越的诊疗效果，为维护我国人民健康和民族繁衍作出了卓越的贡献。名老中医学术经验是中医学宝库中的璀璨明珠，对于名老中医学术经验的传承与发展是提高我国卫生健康保障水平和发展中医学术的重要支撑。如何有效、完善地传承与发扬名老中医学术经验，是当前亟需解决的重要研究课题。

　　河南是医圣张仲景的故乡，人杰地灵，名医荟萃。河南中医药大学创建于 1958 年，是全国建校较早的高等中医药院校之一，也是河南唯一的中医药高等院校。学校拥有一批以国医大师、全国名老中医等为代表的国家级名老中医，他们以精湛的医术和独特的诊疗经验在全国享有较高声誉，为我校宝贵的资源和财富。将名老中医药专家宝贵的学术经验作为教学素材，采用全新的教学方法，将其纳入教学计划并有效实施，对于深化教学改革、促进中医药学术的传承与创新具有十分重要的学术价值和现实意义。

　　随着教育教学改革的不断深化和新的国际化教育理念的引入，我国高等教育在教学内容、教学方法和教学手段等方面的改革不断创新。为进一步深化教学改革，突出办学特色，依托我校特有的资源和优势，我们组织编写了"全国名老中医药专家学术传承系列案例教材"，并在人才培养方案中设置"名老中医学术经验传承课程模块"，构建了"基于名老中医学术经验传承的案例式教学体系"。在教学实施过程中，采用以问题为中心的案例式教学方法，实现教学内容与教学方法的有效契合，达到跟名医做临床的良好效果，使名老中医学术思想和临床经验得到有效传承。

在本系列教材编写过程中，所有参编的老师们付出了大量的心血和汗水，在此表示感谢！限于编者的能力与水平，本套教材难免存在不足之处，敬请同行专家提出宝贵意见，以便再版时进一步修订完善。

全国名老中医药专家学术传承系列案例教材编审委员会

2021 年 3 月

编写说明

　　郑启仲教授是我国著名中医儿科学专家，为原人事部、卫生部、国家中医药管理局联合遴选的第三、四、六批全国老中医药专家学术经验继承工作指导老师，全国名老中医药专家传承工作室指导老师，中国中医科学院博士后合作导师。郑启仲教授业医 60 余载，精研中医经典，博采众家之长，潜心研究望诊，小儿风池、气池望诊是其一大特色。在长期的临床实践中，郑启仲教授逐步形成了"从肝论治"的儿科学术思想。

　　本教材是以"郑启仲全国名老中医药专家传承工作室"为依托，对郑教授学术思想和临证医案进行整理和精选。以郑启仲教授"从肝论治"儿科学术思想为主线，以案例为主体，以问题为中心进行编撰，力求概念明确、重点突出、思路清晰、简明准确、深入浅出、启迪思考，着力于中医思维能力的培养，实现郑启仲教授学术思想和临床经验的有效传承。

　　本教材分为郑启仲教授学术思想和跟师临证两部分。上篇重点介绍郑教授"从肝论治"儿科学术思想内涵及学术经验总结；下篇分为时行病证、肺系病证、脾系病证、心肝病证、肾系病证及疑难杂症，每个病案均按照诊疗时间、次序、过程进行叙述，并在诊疗过程中提出相关问题以启迪学生思考，最后对问题进行解析。本教材的特色之处在于将郑教授的学术思想贯穿于每个医案中，充分体现以问题为中心的教育理念，目的是使学生通过学习掌握郑教授临证辨治的思路和方法，达到跟名老中医做临床的效果，为今后从事临床工作打下基础，同时亦为临床医师提高业务水平提供一部良好的参考书。

本书的编写分工，上篇郑启仲学术思想由郑攀编写。下篇跟师临证，第三章时行病证，第六章心肝病证的多发性抽动症，第八章疑难杂症的特发性性早熟、情感交叉擦腿综合征、发作性睡病、鼻衄、睑废、皮肌炎由张建奎、郑宏编写；第四章肺系病证、第五章脾系病证由高国财、郑宏编写；第七章肾系病证，第六章心肝病证的夜啼、汗证、嗜异症、癫痫，第八章疑难杂症的神经性尿频、遗尿症、荨麻疹、过敏性紫癜由袁海霞、郑攀编写。全书由郑攀统稿。

由于编写时间仓促及编写水平所限，本教材中难免存在不足之处，敬请读者提出宝贵意见，以便再版时修改和完善。

《跟国家级名老中医郑启仲做临床》编委会

2021 年 5 月

郑启仲简介

郑启仲，1944年生，男，河南省清丰县人。中共党员，主任医师、教授，博士研究生导师，中国中医科学院博士后合作导师，我国著名中医儿科学专家。1960年开始从医，河南省卫生厅中医学徒本科毕业，师从儿科名家王志成、王瑞五先生。为原人事部、卫生部、国家中医药管理局联合遴选的第三、四、六批全国老中医药专家学术经验继承工作指导老师，全国名老中医药专家传承工作室指导老师。历任中华中医药学会儿科专业委员会第四、五届副主任委员，世界中医药学会联合会儿科专业委员会常委，中华中医药学会河南分会常务理事兼儿科专业委员会副主任委员。现任中国中医药研究促进会小儿推拿外治专业委员会副主任委员，仲景书院"仲景国医导师"，河南中医药大学第一附属医院优秀中医临床人才培养指导老师，河南省中医院"名师传承研究室终身导师"等。

郑启仲教授从事中医儿科临床、科研、教学50余年，通晓中医经典，临床擅长小儿望诊，擅用经方治疗小儿急危重症，擅治小儿肾病、脾胃病及疑难杂症。近年致力于小儿抽动症、多动症、发作性睡病及小儿体质调理和治未病研究，先后提出顿咳从肝论治、秋季腹泻因燥起等学术见解。获河南省重大科技成果奖1项、省厅级科技进步奖6项、国家发明专利4项。主编、参编《临床儿科》《郑启仲儿科经验撷粹》《郑启仲儿科医案》《郑启仲经方名方应用经验》《伤寒论讲解》《实用中医儿科学》等20余部。发表学术论文100余篇，多次出席国际学术会议。

郑启仲教授医德高尚，医术精湛，多次获得国家级与各级行业表彰：

1987年获全国卫生文明先进工作者称号，1989年被国务院授予全国先进工作者称号，1991年享受国务院政府特殊津贴，1992年被原人事部评为国家有突出贡献中青年专家，当选中国共产党第十四次全国代表大会代表；被评为第四批全国老中医药专家学术经验继承工作优秀指导老师，获中华中医药学会儿科发展突出贡献奖、河南中医事业终身成就奖等；1998年在英国伦敦获世界传统医学会"世界知名医家"金奖。

目 录

上 篇 郑启仲学术思想

下　篇　跟师临证

上 篇
郑启仲学术思想

第一章　郑启仲儿科学术思想

第一节　儿科"从肝论治"学术思想

郑启仲教授从事儿科临床 50 余年，深研中医经典，全面继承钱乙"五脏论治"的学术思想和万全"五脏之中肝常有余，脾常不足，肾常虚，心热为火同肝论，娇肺易伤不易愈"的学术观点，经过自己长期的临床实践研究，逐步形成了"从肝论治"儿科学术思想。

一、四个特点

（一）阳常有余，热病居多

"襁褓小儿，体属纯阳，所患热病居多"（清·叶天士《临证指南医案》）。明代儿科医家万全在钱乙"五脏虚实辨证"的基础上提出了"肝常有余"的观点，在其《育婴家秘》中指出："肝属木，旺于春，儿之初生……谓如草木之芽，受气初生，其气方盛，亦少阳之气，方长而未已，故曰肝有余。"肝常有余说发展了钱乙五脏虚实理论，准确揭示了肝的生理特点，对指导儿科辨证极有临床意义。郑启仲教授认为，小儿体禀纯阳，无论外感内伤极易化火，所以小儿热病居多，正如万全所论："肝主风，小儿病则有热，热则生风。"所以治肝之法当放首位。因郑启仲教授擅治小儿温热病，临床上清肝泻火、清

·3·

热镇惊、平肝息风等为其常用之法，羚羊角、钩藤、白芍、僵蚕、蝉蜕、全蝎，安宫、紫雪、至宝等为其常用之品。

（二）逼子成才，肝易抑郁

肝属木，主疏泄，喜条达而恶抑郁。郑启仲教授认为，人类疾病谱的变化是与社会的发展密不可分的，我国当今社会，独生子女甚多，在家备受溺爱，同时家长逼子成才，学业压力很大，成绩略有下降，轻则训斥责骂，重则棍棒相加，致使不少小儿肝气抑郁，导致疾病丛生。由于小儿保健事业的发展，如胎教、早教、学前教育等，小儿智力发育普遍较早，所以情感发育也大为提前，与此同时情志疾病、行为与精神障碍疾病也在增加，这些疾病都与肝气抑郁有关，需用好治肝之法方能收到良好疗效。他用其经验方"疏肝乐食汤"治疗厌食症、"升清降浊制动汤"治疗小儿抽动症、小柴胡汤治疗神经性头痛、柴胡加龙骨牡蛎汤治疗小儿嗜异症等，都是"从肝论治"思想的具体体现。

（三）诸脏之病，多与肝系

中医学的两大特点，一是整体观念，二是辨证论治。从五脏的关系看，肝主疏泄，主藏血，体阴而用阳，喜条达，恶抑郁，与心、肺、脾、肾诸脏关系密切，在生理上互相促进，病理上相互影响，如临床常见的木横乘土、木不生火、木反侮金及土反侮木、火旺木焚、水不涵木等病证。郑启仲教授认为，在五脏证治中要充分运用五行生克理论，把握各脏之间的生理和病理关系，才能真正体现整体观念和辨证论治而收到良好疗效。特别是对疑难疾病，从肝论治可以收到事半功倍之效。如他在《素问·咳论》等理论指导下提出"顿咳从肝论治"，创镇肝止咳汤，取得确切疗效。

（四）从肝论治，理脾为要

万全《幼科发挥》曰："肝常有余，脾常不足者，此却是本脏之气也。盖肝乃少阳之气……肠胃脆薄，谷气未充，此脾所不足也。"脾为后天之本，气血生化之源。郑启仲教授一贯重视小儿脾胃在其生长发育和疾病中的作用，提出"小儿百病，胃气为要，有胃气易治，无胃气难疗。遣方用药，不可伤胃，从肝论治，理脾为要"。所以，郑启仲教授在治疗肝病时遵循"见肝之病，知肝传脾，当先实脾"，在"从肺论治""从心论治""从肾论治"中也时时不忘顾护脾胃。主张小儿用药三毋："解表毋过汗，清热毋过凉，泻下毋过剂。"方小量轻是其追求的境界，他认为方小量轻不但不易损伤脾胃，而且便于小儿服用，有利于疾病康复，对小儿尤为重要。

二、五种形式

（一）肝常有余，木动风摇

万全在《幼科发挥》中提出"肝常有余"的生理特点。《育婴家秘》谓："肝属木，旺于春，春得少阳之气，万物之所以发生也，儿之初生曰芽儿者，谓如草木之芽，受气初生，其气方盛，亦少阳之气方长而未已，故曰肝常有余，有余者，乃自然有余也。"其以草木初萌于春的形象比喻，阐述了肝在小儿生长发育中的主导作用。这与《素问·六节藏象论》肝为"阴中之少阳，通于春气"的道理是一致的。万氏的精辟见解，是对小儿生理特点的正确提示，颇为后世医家所肯定。小儿生长发育期间的肝之所以能较他脏有余，是由其本身的生理功能与小儿生长发育的特殊阶段所决定的。小儿离开母体，脏腑机能活动的进行、生长发育的实现，必赖后天水谷以资助，所谓"一有此身，必资谷气"，而水谷的摄取、腐熟、运化功能虽在于脾胃，但离不开肝的疏泄作用；肝肾相互依存，古人称为"乙癸同源"。其他如肺的治节功能的实现，心的君主功能的行使，语言、智力、动作的渐次进展与应期出现，也无不与肝有着密切的关系。肝主升发，具有升生阳气以启迪诸脏、升发阳气以调畅气机的作用，故又言肝主升生之气。郑教授认为，生理特点决定了病理特点。肝属木，主升发，主疏泄，主藏血，喜条达，恶抑郁。在病理上，如若疏泄太过与不及、升发太过与不及等均可导致疾病的发生。由于小儿为"纯阳"之体，"阳常有余，阴常不足"，无论外感内伤，患病多从热化，极易引动肝风。正如万全"肝主风，小儿病则有热，热则生风"之论。"诸风掉眩，皆属于肝"。临证多见壮热、惊悸、抽搐、昏迷，甚至角弓反张等"有余"之症，由此可见，肝常有余是小儿疾病向"易实"衍化的病理基础之一。因此，郑教授认为，肝木易化火，木动则生风，即"木动风摇"，从肝论治应为儿科之首法，郑教授在临床每遇发热之证常用平肝息风之法，在辨证用药的基础上加用蝉蜕、僵蚕、白芍、钩藤、羚羊角等常用之品。

（二）脾常不足，土壅木郁

"脾常不足"是小儿又一重要的生理特点。所谓脾常不足，系指小儿"稚阴稚阳"之体，脏腑娇嫩，形气未充，脾胃薄弱的生理状态而言。万全在《幼科发挥》中说："肝常有余、脾常不足者，此却是本脏之气也。盖肝乃少阳之气，儿之初生，如木方萌，及少阳生长之气，渐而壮，故有余也。肠胃脆薄，谷气未充，此脾所不足也。"形象地描绘了小儿生机旺盛、蒸蒸日上的发展趋势。小儿生长发育极为迅速，对水谷精微的需求较成人为多，因此在小儿阶段，脾胃处于举足轻重的地位。气血津液的来源、肌肤肢体的丰满、五脏六腑的健全，皆由脾的运化不断补充和化生。但小儿脾胃处于幼稚脆弱的阶段，五脏六腑"成而未全，全而未壮"，整个消化系统发育未臻完善。而机体的生长发育较快，对水谷精微的需求大，担负后天给养重任的脾胃"供不应求"，水谷精微之气不能适应生长发育的需要，故形成生理上的"脾常不足"。万全指出："脾常不足者，脾司土气，儿之初生，所饮食者乳耳，水谷未入，脾未用事，其气尚弱，故曰不足。"万全以脾常不足概括了小儿脾胃特点，说明了小儿时期脾胃功能尚未健全，水谷之气尚未充盛。然而这种不足只是一个相对的概念，同时，又是动态的，处于不断变化过程中的。它不同于病态的虚弱，而是属于小儿正常发育状态的一种生理现象。小儿脾胃虽然薄弱，但只要调养得宜，是能够适应机体的生长需要，发挥其正常生理功能的。并且随着年龄的增长和水谷的不断摄入，"不足"之脾胃也将日趋发育成熟、健全。小儿由于生理上的脾常不足，加之寒温不能自调，饥饱不知自节，或添加辅食不当，极易损伤脾胃，造成运化失常，升降失司。正如万全在《育婴家秘》中说："小儿肠胃脆薄兮，饮食易伤，筋骨柔弱兮，风寒易侵""小儿之寒热伤人也，感则脾先受之""况小儿脾常不足，非大人可比，幼小无知，口腹是贪……父母娇爱，纵其所欲，是以脾胃之病，视大人犹多也。"郑教授认为，当今父母或片面强调高营养饮食，滥服滋补之品；或过于溺爱，纵其所好，恣意零食、偏食、冷食；或饥饱无度，如过食肥甘、煎炸炙煿之品，均可损伤脾胃，脾胃纳运失职，升降失调，宿食停聚，积而不化，则成积滞，症见脘腹胀满、厌食、嗳腐，兼见头胀、胁痛、心烦易怒等，舌红苔黄腻，脉弦滑。属脾病及肝，即脾胃壅滞而影响到肝的疏泄功能，反过来又加重了脾胃的壅滞，称"土壅木郁"，亦叫土反侮木。《素问·宝命全形论》云："土得木而达。"因此，郑教授临床每遇脾胃失调的病证，在健脾和胃的同时，加用疏肝之品，以使肝脾调和，各复其职。比如他治疗小儿积滞，常用枳术保和汤加佛手、青皮等疏肝之品而收良效。他的经验方中有一治小儿厌食症的疏肝乐食汤，即是"从肝论治"学术思想的具体体现。

（三）心常有余，木火相煽

肝属木，主疏泄，主藏血；心属火，主血脉，主神志；木生火，二者为相生的母子关系，其生理关系主要表现在血液和精神情志方面。心主血，心是一身血液运行的枢纽；肝藏血，肝是贮藏和调节血液的重要脏腑。两者相互配合，共同维持血液的运行。所以说"肝藏血，心行之"（王冰注《素问》）。全身血液充盈，肝有所藏，才能发挥其贮藏血液和调节血量的作用，以适应机体活动的需要，心亦有所主。心血充足，肝血亦旺，肝所藏之阴血具有濡养肝体、制约肝阳的作用。所以肝血充足，肝体得养，则肝之疏泄功能正常，使气血疏通，血液不致瘀滞，有助于心主血脉功能的正常进行。心藏神，肝主疏泄，人的精神、意识和思维活动，虽然主要由心主宰，但与肝的疏泄功能亦密切相关。血液是神志活动的物质基础，心血充足，肝有所藏，则肝之疏泄正常，气机调畅，气血和平，精神愉悦。肝血旺盛，制约肝阳，使之勿亢，则疏泄正常，使气血运行无阻，心血亦能充盛，心神得养，神志活动正常。病理上相互影响，如木不生火、火衰木病等。然而，小儿心常有余，肝常有余，阳常有余，决定了最常见者为"木火相煽"。小儿心神怯弱，肝气未盛，对于外界环境、情绪及学习压力的调节尚不成熟，因此，肝易抑郁而化火。《素问·气厥论》云："肝移热于心。"故临床上肝火常夹心火，表现为性情偏执、冲动任性、多言秽语、烦躁不安等心肝火旺之证。心主神志，肝主疏泄，皆与精神、情志活动相关，因此，小儿情志及精神行为疾病逐渐增加，与社会环境及学习压力对心肝的影响关系密切。郑教授临证十分重视小儿家庭环境、性格特点、学业情况、情志如何，对多发性抽动症、多动症、学习困难、强迫症、发作性睡病、性早熟等多种疑难杂症注重从肝论治，肝心同调，疏肝泄热，清心宁神，疗效显著。

（四）肺常不足，木火刑金

"肺常不足"，首见于明代著名儿科学家万全《育婴家秘》一书，是对小儿肺脏生理特点的高度概括。小儿时期五脏六腑的形与气都相对不足，有别于成人。"肺常不足"指小儿时期的肺脏无论在组织结构上还是在生理功能上，均是娇嫩柔弱，全而未壮，有异于成人。肺主一身之气，外合皮毛腠理，肺为"华盖"，肺主一身之表，又主一身之气，为脏腑之外卫；肺为娇脏，为清虚之体，外合皮毛，开窍于鼻，与天气直接相通，故六淫等外邪侵入，最易犯肺。万全云"娇脏易遭伤"，小儿时期的肺系功能未臻完善，肺气尚未充盛，故肺之主气、司呼吸、宣发肃降、主治节、通调水道等功能均处于不完善和不稳定状态，抗邪力弱，一旦受邪则功能易乱，发生疾病。肺属金，主气；肝属木，主疏泄；金克木，二者属相克关系。肝主升，肺主降，人体气机升降、气血调畅全赖肝肺之升降功能。郑教授认为，小儿"肝常有余，肺常不足"，肺金的肃降，有制约肝气、肝火上升的作用，如肝肺的气机升降失常，肺金不能克制肝木升动之气，导致肝气升发太过，肝气郁结，气郁化火，循经犯肺，即可出现"木火刑金"的反克病理现象，则可出现胁痛、易怒、咳逆、咯血等肝火犯肺之证；反之，肺失肃降，继而化热，肺热下行，亦可影响到肝，则肝失条达，在咳嗽的同时而见胸胁胀满引痛、头晕头痛、面红目赤等。郑教授在《黄帝内经》（下文简称《内经》）"五脏六腑皆令人咳"理论指导下，提出了"顿咳从肝论治"的观点，立"镇肝止咳"一法，拟"镇肝止咳汤"一方，成为其"从肝论治"学术思想的典型代表。

（五）肾常不足，水不涵木

肾主藏精，五行属水，主生长发育与生殖，为生命之根，小儿之生长发育，全赖肾中之精气。肝肾两脏关系密切，有"乙癸同源"之说，肝藏血，肾藏精，精血同源，互资互化；肝属木，肾属水，两脏为母子关系，水能涵木，有余的肝气必然需要充足的肾水。这对于小儿来说是最重要的，肾水充足，肾精化肝血，肝血养肝气，则肝气有余，又不失其舒畅条达之性，此为"自然之有余"，为旺盛的生命之机；肾水不足，不能涵养肝木，肝气失于疏泄，则为"亢盛之有余"。肝主疏泄，主藏血；肾主藏精，主水，为先天之本。肝属木，肾属水，水生木，二者属相生关系。肝木靠肾水的滋养而维持其条达之性，生理上主要表现在精血同源，即肝肾同源。郑教授认为，当今社会学习压力、社会压力导致大部分年轻夫妇选择过晚生育，孕期仍从事繁重工作，可致小儿先天禀赋不足，肾精亏虚，五脏不足，气血虚弱。而先天禀赋不足是小儿易患哮喘、抽动症、多动症、发作性睡病等多种疑难病的内在因素，与现代研究许多疑难病具有明显家族史，遗传在其发病中具有重要作用的结论是一致的。《张氏医通·诸血门·诸见血证》说："气不耗，归精于肾而为精；精不泄，归精于肝而化清血。"即指肾精化为肝血。肾精与肝血，二者相互滋生，相互转化。小儿肾常虚，肾精不足，"水不涵木"，阴阳失衡，肝阳易亢，肝风易动。郑教授认为小儿多动症、抽动症、性早熟发病率逐年增高与此相关。如用归芍地黄汤、杞菊地黄汤、龙牡地黄汤加减治疗小儿多动症；用逍遥散、龙胆泻肝汤治小儿特发性性早熟等都是"从肝论治"儿科学术思想的具体应用。

三、六种方法

郑启仲教授"从肝论治"儿科疾病的学术思想体现在儿科常见病和疑难疾病的治疗之中，常用者有如下六种。

（一）清肝解热法

小儿"肝常有余"，无论外感六淫、内伤乳食，多从热化，易引肝风。所以，清肝解热法为其常用之法。郑启仲教授说："小儿多热证，热极易生风，清热防动风，儿科第一功。"临床只要见发热患儿，在辨证论治的同时，常用清肝解热法，加入平肝清热化痰解痉之品治之。郑教授常用蝉蜕、僵蚕、羚羊角粉等，以防肝热动风，称其清肝解热而无苦寒伐胃之弊。如外感发热，在辨证应用银翘散的基础上加入蝉蜕、僵蚕，疗效明显提高，退热迅速；高热不退者再加羚羊角粉。积滞化热者，在消食导滞的基础上加入上品，不但热退较快，又防热极生风。郑教授临证见少阳郁热，用小柴胡汤加蝉蜕、僵蚕；阳明经热，用白虎汤酌加清肝解热之品等每收良效。

【病案举例】积滞发热

张某，男，2岁8个月，郑州市人，2010年9月3日初诊。患儿于3天前出现不食、呕吐，次日发热38℃，经社区诊为发热原因待查，给予退热药、消食止吐药，发热渐退，次日又发热，静脉补液而热不解。刻下：烦躁不安，呕恶不食，口气酸腐，发热（体温38.7℃），腹胀满，按之痛，大便已2日未行，舌尖边红苔黄垢。查血常规未见异常。诊断为积滞。辨证为乳食积滞，郁而化热。治宜消积清热。方选大柴胡汤加减。

柴胡6g，大黄3g，炒枳实3g，炒厚朴3g，生白芍10g，槟榔6g，炒莱菔子6g，焦山楂6g，炒僵蚕6g，蝉蜕3g。1剂，水煎频服。

二诊：2010年9月4日。服上方后当晚大便泻下，热势遂减。上方去大黄、厚朴、槟榔，再进1剂，热退身凉，神静纳增而愈。

按语："便通药止"是郑启仲教授应用下法的原则之一。凡用通下法，郑教授总是与家长反复交代，大便一通，服药即停，以免药过病所损伤脾胃。本例是治疗小儿积滞发热的常法，以大柴胡汤加消食导滞之品及僵蚕、蝉蜕解表通里，清肝解热，以防热极生风，1剂便通热退，2剂神静纳增而愈。

（二）平肝清心法

小儿五脏六腑成而未全，全而未壮，心气未充，怯弱未定，"肝常有余"，肝失疏泄，易于化火，扰动心神，常致夜卧不宁，惊惕哭闹。郑启仲教授常用"平肝清心法"，如导赤散及白芍、郁金、石菖蒲、远志、竹叶、僵蚕、蝉蜕、生龙齿等。凡属肝郁化火、心火内扰之证均可用之。

【病案举例】小儿夜啼

田某，女，1岁10个月，荥阳市人，2009年5月12日初诊。患儿夜间哭闹10余天，经当地医院治疗（用药不详）不效而求郑教授诊治。刻下：发育正常，营养良好，白天如常，每到夜间10点以后哭闹不安，约2小时方休，哭时有惊恐之状。心肺听诊无异常，腹平软，食纳可，大便偏干，日 1 次，舌尖边红苔白，指纹色紫达气关。诊断为夜啼。辨证为心火内扰，肝亢不宁。治宜平肝清心，宁心除烦。方选导赤散合泻青丸加减。

生地黄 3g，竹叶 2g，栀子 3g，防风 3g，生白芍 6g，蝉蜕 3g，远志 3g，钩藤 3g，生甘草 3g。3 剂，每日 1 剂，水煎服。

二诊：2009 年 5 月 15 日。服上方 2 剂后夜惊即止，其母唯恐再犯，请求根治之法。原方改隔日 1 剂，再进 3 剂而愈，随访 1 年未见复发。

按语：小儿"神气怯，易于感触"。心主惊而藏神，小儿神气怯弱，若暴受惊恐，则神志不宁，寐中惊啼不安。故投导赤散合泻青丸加减，以清心平肝，宁心除烦，2 剂而惊止，守法调理而愈。

（三）镇肝息风法

肝体阴而用阳，先天肾阴不足，热病日久，或肝火久郁，耗伤肝肾之阴，则致肝肾阴虚、肝风内动之证。郑启仲教授用镇肝息风法主要治疗小儿惊风、痫证、狂证、多动症、抽动症等。对于抽动症属肝肾阴虚、肝风内动者，郑教授常用此法，主方镇肝熄风汤合孔圣枕中丹加减。

【病案举例】小儿抽动症

李某，男，7 岁，开封市人，2010 年 5 月 19 日初诊。患儿自 2008 年 2 月开始，无明显诱因，挤眉，眨眼，摇头，腹部抽动。经当地医院检查脑电图正常，诊为小儿抽动症，服用西药氟哌啶醇等，初则有效，继用无效。又经用中药温胆汤、羚角钩藤汤等效果亦不明显，而求郑教授诊治。刻下：摇头耸肩，挤眉，眨眼，腹部不时向上抽动，头晕目眩，五心烦热，心烦易怒，大便干结，小便色黄，舌红苔少，脉细数。诊断为小儿抽动症。辨证为肝肾阴虚，肝风内动。治宜滋阴潜阳，镇肝息风。方选镇肝熄风汤加减。

生白芍 15g，代赭石 15g（先煎），生龙牡各 15g（先煎），天冬 10g，玄参 10g，龟甲 10g（先煎），茵陈 6g，生麦芽 6g，僵蚕 6g，蝉蜕 6g，生甘草 6g。7 剂，每日 1 剂，水煎服。

二诊：2010 年 5 月 26 日。摇头、腹部抽动减轻，烦躁易怒见缓，大便通畅，守法再调。上方去茵陈，加白附子6g，14剂，每日1剂，水煎服。

三诊：2010年6月12日。诸症显著减轻，腹部已不抽动，仍有挤眉、眨眼，舌质淡红，苔薄白，脉微弦。肾水得滋，肝阳潜降，肝风见息，治宜柔肝息风，方改一贯煎加减：生地黄10g，沙参15g，枸杞子15g，麦冬10g，生白芍15g，白附子6g，穿山龙10g，谷精草10g，全蝎6g，生甘草6g。14剂，每日1剂，水煎服。

四诊：2010年6月28日。诸症基本消失，上方去生地黄、麦冬、穿山龙，加生白术15g、茯神15g、远志6g。改隔日1剂，调理2个月而抽动症状消失。随访1年未见复发。

按语：该患儿患抽动症2年余，服用西药氟哌啶醇未能控制。改用中药温胆汤、羚角钩藤汤等无效而求郑启仲教授诊治，郑教授辨证为肝肾阴虚，肝风内动，用镇肝息风法，投镇肝熄风汤治疗，7剂后摇头、腹部抽动减轻，烦躁易怒见缓。21剂而症大减，改柔肝息风法，用一贯煎加减，14剂而诸症消失，可谓药切病机，见效亦捷。后调方加生白术15g、茯神15g、远志6g而收全功。郑教授说加白术、茯神乃肝病实脾之意，脾胃为后天之本，气机升降之枢，脾主肌肉，加用白术意在健脾以防止复发。

（四）镇肝止咳法

肝主疏泄，性喜条达，肺主一身之气，主肃降。肝与肺，生理上相互调节，病理上相互影响。若肝失疏泄，则会影响到肺气的正常肃降；反之，若肺失肃降，也会影响到肝，使气机升降失常。郑启仲教授在"五脏六腑皆令人咳"理论指导下，发现了百日咳痉挛性咳嗽的病机为"木火刑金"，提出了顿咳从肝论治的观点，创拟了镇肝止咳法和镇肝止咳汤，用于百日咳痉挛性咳嗽的治疗，取得了满意的疗效。郑教授用镇肝止咳法不仅治疗百日咳，凡辨证属"肝咳"者，均可用之。

【病案举例】顿咳

马某，女，4岁，2010年2月5日初诊。其母代诉，患儿咳嗽已40余天，呈阵发性痉挛性剧咳，咳时两手握拳，弯腰弓背，满面红赤，颈脉怒张，涕泪交进，连咳数十声，最后呕出痰涎甚至胃内容物方止，昼轻夜重，日发7～8次。在当地县医院应用头孢、阿奇霉素、多种止咳化痰中成药不效，县中医院医生投麻杏石甘汤加百部、川贝母、葶苈子等连服6剂仍无明显疗效。刻下：患儿精神紧张，呈惊恐状，目胞微肿，右侧目睛红赤，舌尖边红苔黄，脉弦滑。诊断为顿咳。辨证为木火刑金，风痰相搏。治宜清热化痰，镇肝止咳。方选镇肝止咳汤（郑启仲经验方）加减。

柴胡6g，生白芍12g，代赭石9g，炒僵蚕9g，青黛3g，胆南星3g，黄芩6g，炒栀子6g，白茅根12g，生甘草3g。3剂，每日1剂，水煎服。

二诊：2010年2月8日。痉咳明显减轻，日咳减为2～3次，精神好转，目赤见退。上方再进4剂。

三诊：2010年2月12日。痉咳已基本停止，目赤基本消退，面目仍轻度浮肿，大便溏，日2次，舌淡红苔白，脉缓。上方去代赭石、黄芩、栀子、青黛，加炒白术6g、茯苓9g、姜半夏3g，每日1剂，3剂而愈。

按语：镇肝止咳汤是郑启仲教授在顿咳从肝论治学术思想指导下创制的治疗百日咳痉挛性咳嗽的经验方。本案咳嗽40余天，呈阵发性痉挛性剧咳，咳时两手握拳，弯腰弓背，满面红赤，颈脉怒张，涕泪交进，连咳数十声，最后呕出痰涎甚至胃内容物方止，昼轻夜重，日发7～8次，系一典型的痉挛性咳嗽，当地中西药治疗收效不显，故用镇肝止咳法，投镇肝止咳汤而收到满意疗效。

（五）疏肝和胃法

肝主疏泄，胃主受纳，肝与胃生理上相互促进，病理上相互影响。肝的疏泄有助于胃气的下降而调节其受纳功能，反之，若肝失疏泄，则会横逆犯胃，使胃失和降，而出现呕吐、呃逆、嗳气、纳呆、腹胀等症。郑启仲教授常用疏肝和胃法治疗上述病证，常用方药为四逆散加减，胃热呕吐者加苏叶、黄连；烧心、反酸者合左金丸；伤食呕吐者合保和丸加减；呃逆者加丁香、柿蒂；肝气上逆重者加代赭石等。

【病案举例】胃脘痛

宋某，女，14 岁，2009 年 10 月 26 日初诊。始因情志失调而胃脘疼痛，经治而止，后反复发作、时轻时重已 1 年余，此次发作已 7 天。患儿胃脘胀痛，恶心，偶有呕吐，泛酸。刻下：上腹部阵阵作痛，痛引两胁，时有反酸，大便不畅，舌红苔薄黄，脉弦滑。诊断为胃脘痛。辨证为肝郁化火，肝火犯胃。方选四逆散合左金丸加减。

醋柴胡 6g，炒白芍 12g，炒枳实 6g，黄连 6g，吴茱萸 1g，煅瓦楞子 15g，佛手 10g，砂仁 6g（后下），延胡索 6g，生甘草 3g。3 剂，每日 1 剂，水煎服。

二诊：2009 年 10 月 29 日。药后患儿诸症明显好转，方已中的，效不更方，上方再进 5 剂，痛止脉平而愈，嘱其调节情志，保持心情舒畅，饮食有节，避食生冷。

按语：胃脘痛一症有寒热虚实之分，儿科临床以积滞等实证居多。本案胃脘痛时轻时重已 1 年余，证属情志失调，肝气抑郁，日久化火，肝火犯胃之证，故投四逆散合左金丸加减治之，3 剂见效，8 剂诸症悉平。

（六）疏肝理脾法

肝属木，脾属土，肝与脾关系极为密切。肝藏血，肝血的供应依赖于脾的化生作用，脾气的健运则依赖于肝的疏泄功能。若小儿所欲不遂，情志失调，肝气郁滞，可致木乘脾土，形成肝脾不和之证，常致患儿腹痛、泄泻等。郑启仲教授把疏肝理脾法用于治疗小儿厌食、腹痛、腹泻等。

郑教授在临床实践中发现，小儿厌食症大多因家庭环境、不良习惯导致小儿肝气不舒，情绪抑郁，肝气犯胃，胃不受纳所致。故提出"厌食从肝论治"的观点，并创拟了"疏肝乐食汤"，应用于临床取得了满意的疗效。

【病案举例】小儿厌食

田某，男，8 岁，濮阳市人，2009 年 9 月 3 日初诊。纳差食少、时轻时重已 2 年余。患儿 3 年前因学习压力大，所愿不遂，渐见纳呆食少，经当地医院用健胃消食之剂间断治疗，近 2 个月来加重。刻下：面色萎黄，发黄无泽，两胁不舒，心烦易怒，食纳不香，大便不调，舌红苔白腻，脉弦。腹平软，肝功能未见异常。诊断为厌食症。辨证为肝郁脾虚，肝脾不和。治宜疏肝解郁，醒脾开胃。方选疏肝乐食汤（郑启仲经验方）加减。

醋柴胡 6g，醋白芍 10g，百合 10g，醋郁金 6g，焦山楂 10g，炒麦芽 10g，佛手 6g，玫瑰花 6g，砂仁 3g（后下），炙甘草 3g。7 剂，每日 1 剂，水煎服。

二诊：2009 年 9 月 12 日。进食增，舌苔变白薄，脉现缓象。上方再进 7 剂，每日 1 剂，水煎服。

三诊：2009 年 9 月 19 日。饮食恢复正常，诸症基本消失，上方取 15 剂，隔日 1 剂，巩固疗效，调理月余停药观察。随访 2 年未见复发。

按语：厌食，中医学称"恶食""不思食""不嗜食"，属儿科常见病，病因复杂。本例患儿因学习压力，加之所愿不遂而致肝气抑郁，肝郁克脾，肝脾不和，长期厌食不愈。久治不愈者，乃健胃消食而未疏肝之故。郑教授辨证求因，用疏肝理脾法，投疏肝乐食汤加减而顺利治愈，实乃郑教授"从肝论治"之范例也。

第二节　论顿咳从肝论治

郑启仲教授治疗儿科疾病多从肝入手，根据《内经》理论，提出了"顿咳从肝论治"的学术思想。

一、"顿咳从肝论治"观点的提出

顿咳，亦称顿呛、疫咳等，与西医学的百日咳十分相似。百日咳是由百日咳嗜血杆菌引起的呼吸道传染病，病程可达 3 个月以上。"最难速愈，必待百日后可痊"（明·沈时誉《治验·顿嗽》）。中西医均尚缺乏理想的治疗方法。临床一般多从肺论治，郑教授运用《素问·咳论》"五脏六腑皆令人咳"等理论，结合自己的临床实践，于 1986 年提出了"顿咳从肝论治"的见解，对其病因病机、发病季节、临床特征、病愈规律进行了深入研究，认为顿咳"其感在肺，其病在肝；木火刑金，风痰相搏；其咳在肺，其制在肝"，应"治从肝论，镇肝止咳"，并创拟了镇肝止咳法及镇肝止咳汤，应用于临床取得了满意疗效。

二、"顿咳从肝论治"的理论研究

（一）其感在肺，其病在肝

顿咳系感受风热时邪为患，虽肺先受邪，而症多系肝。

1. 发病季节 顿咳在春季农历三、四月发病。《素问·咳论》曰："五脏六腑皆令人咳，非独肺也……五脏各以其时受病，非其时各传以与之……乘春则肝先受之。"发病季节正应肝气。

2. 临床见症 顿咳初感，始见微热恶风，咳嗽流涕，继则咳嗽加剧，"从少腹下逆上而咳，连咳数十声，少住又作，甚或咳发必呕，牵制两胁"(《本草纲目拾遗》)；阵咳发作时，两手握拳随咳而挛动不止，弓背弯腰，满面红赤，颈脉怒张，涕泪交迸，呕吐痰涎、胃内容物与胆汁，最后发出一鸡鸣样回吼声，其咳方暂止，甚者抽风昏厥，窒息气闭。"咳之至久，面目浮肿，或目如拳伤，或咳血，或鼻衄"(《治验·顿嗽》)。阵咳之后身疲无力，蹲之久不能立，较大儿童自诉胁腹作痛。

从上述见症分析，握拳挛动、弓背弯腰、抽风昏厥皆属风动之状，"诸风掉眩，皆属于肝"(《素问·至真要大论》)。"肝气通于目"(《灵枢·脉度》)，"肝藏血"(《素问·调经论》)，肝气上迫，肝液上涌则为泪，肝血上逆则面赤而颈脉怒张；肝火伤及目络则目睛充血；肝火灼伤肺络则咯血、鼻衄；咳引两胁作痛为肝咳之征。《素问·咳论》曰："肝咳之状，咳则两胁下痛……肝咳不已，则胆受之，胆咳之状，咳呕胆汁。"肝气犯胃，胃气上逆则为呕，肝病及胆则呕吐胆汁。

3. 发作特点 顿咳发作的另一个特点是午后至半夜为重，半夜后至午前发作明显减少，这与《素问·脏气法时论》"肝病者，平旦慧，下晡甚，夜半静"相符。

4. 病愈规律 顿咳多在农历三、四月起病，而痊愈则多在农历六、七月，这也与"病在肝，愈于夏"（《素问·脏气法时论》）相一致。从以上可以看出，百日咳与肝密切相关。

（二）木火刑金，风痰相搏

肺属金，居于上焦，为阳中之阴脏，主肃降；肝属木，位于下焦，为阴中之阳脏。"肝足厥阴之脉……属肝，络胆，上贯膈……连目系……其支者，复从肝，别贯膈，上注肺"（《灵枢·经脉》）。肝气升发而主疏泄，在生理上，肺气的肃降要靠肝气的疏泄，肺气的肃降正常也有助于肝气的条达。在病理上则相互影响，若肝郁化火，循经上行，灼伤肺络，则可出现胁痛、易怒、咳逆、咯血等肝火犯肺（木火刑金）之证；反之，肺失肃降，燥热下行，亦可影响到肝，则肝失条达，在咳嗽的同时而见胸胁胀满引痛、头晕头痛、面红目赤等。王肯堂《证治准绳》曰："火乘肺者，咳嗽上壅，涕唾出血，甚者七窍出血。"小儿肝常有余，患病极易化火生风，顿咳初感在肺，继则化热化燥，引动有余之肝火，肝火循经犯肺，火灼肺金，炼液成痰；肝热则生风，风痰相搏，痰阻气机，气机不利，则痉咳剧作。阵咳之后，痰与胆汁呕出，则肝火得泄，气机暂畅，故咳休止。肝火再逆，风痰再动，则痉咳再作，这就形成了顿咳之典型见症。郑教授把这一病机概括为"木火刑金，风痰相搏；其咳在肺，其制在肝"。

三、"顿咳从肝论治"的临证研究

（一）治从肝论，镇肝止咳

"治病必求于本"（《素问·阴阳应象大论》）。本病初感，其治法与风邪犯肺同，所谓"时医到此，束手无策"（《治验·顿嗽》），是指痉挛性咳嗽而言。对于顿咳痉咳期的治疗，前贤已有不少精辟论述，如张洁古"嗽而两胁痛者，属肝经，用小柴胡汤……咳而呕苦水者，属胆经，用黄芩半夏生姜汤"；《薛氏医案》"小柴胡汤治肝火侮肺，嗽时两胁痛甚"；《小儿卫生总微论方》"款肺散治小儿风壅痰盛，咳嗽气急，壮热颊赤，昏愦呕吐，面目浮肿，乳食减少"

等。郑教授根据顿咳的病理机制提出了"镇肝止咳"治法。

（二）镇肝止咳汤

郑启仲教授学习前人经验，根据自己的临床体会，创制了镇肝止咳汤。

组成：柴胡 6g，生白芍 10g，代赭石 10g，青黛 1g，炒僵蚕 6g，胆南星 3g，甘草 3g。以上剂量为 3～5 岁用量，可随年龄增减。用法：每日 1 剂，水煎，分 2～3 次服。

方中柴胡疏肝以散肝热；白芍平肝缓急；代赭石重镇肝逆；青黛清泻肝火；僵蚕为治风痰之圣药，化痰息风止痉；胆南星清热化痰；甘草泻火，并调和诸药。诸药配伍，共奏清肝泻火、平肝降逆、镇痉息风、化痰止咳之效。

加减法：热重，加黄芩；呕吐，加姜半夏；目睛充血，加黑山栀、赤芍、牡丹皮；鼻衄、咯血，加白茅根；咳久而出现阴虚，加沙参、麦冬以养阴；面目浮肿而出现脾虚，加白术、茯苓以健脾利水。

疗效观察：为了验证镇肝止咳汤的疗效，郑教授于 1977～1980 年，用上方治疗顿咳，西医诊断为百日咳 210 例，以 7 天为观察时限。结果：显效（痉咳消失）168 例，占 80.00%；有效（痉咳减少）37 例，占 17.60%，总有效率为 97.60%；无效（症状改善）5 例，占 2.40%。

注意事项：①务在清晨开始煎服，至下午 3 时前将药服完，因下午 3 时以后痉咳发作频繁，每因诱发痉咳而致服药失败；②遇服药呕吐者，可改用冷服；③加强营养，忌食肥甘辛辣等物；④注意小儿精神调节，解除恐惧心理。

【病案举例】

1. 林某，女，6 岁，2008 年 5 月 6 日初诊。

母代诉：咳嗽、呕吐 1 月余。

病史：患儿 1 个月前始有咳嗽，当地社区医院按支气管炎治疗（用药不详），咳不减反而加重，呈阵发性痉挛性咳嗽，咳吐痰涎及胃内容物。改服中药麻杏石甘汤合止嗽散加葶苈子、川贝母等治疗，亦未见痉咳减轻，仍日发 10 次以上，咳时伴两胁疼痛，患儿颜面轻度浮肿，右目睛出血。湿热体质。

舌质尖边红，苔黄腻，脉滑数。诊断为顿咳。西医诊断为百日咳痉咳期。辨证为木火刑金，痰热郁肺。治宜清肝泻火，化痰止咳。方选镇肝止咳汤加减。

处方：柴胡6g，生白芍12g，代赭石12g，青黛3g，炒僵蚕9g，黄芩6g，姜半夏3g，栀子6g，牡丹皮6g，甘草3g。3剂，每日1剂，水煎服。

二诊：2008年5月10日。痉咳次数减少，舌红减轻，黄腻苔见退，上方再进3剂。

三诊：2008年5月13日。痉咳大减，日1～2次，目睛红赤消退大半，舌转淡红苔薄白，脉平缓，饮食增加，二便调。上方去青黛、牡丹皮，再进4剂，诸症悉平。

2. 张某，男，3岁10个月，2009年5月10日初诊。

代主诉：痉挛性咳嗽已月余。

病史：患儿1个月前出现咳嗽，经当地医院用头孢、阿奇等抗生素及多种止咳中成药不效而来诊。刻下：阵发性痉挛性咳嗽，日发10余次，咳时两手握拳，面赤屈腰，颈脉怒张，涕泪交进，痉咳后呕吐痰涎及胃内容物，食少纳差，大便干。舌质红，苔黄，脉滑数。诊断为顿咳。西医诊断为百日咳痉咳期。辨证为木火刑金，痰热郁肺。治宜清肝泻火，化痰止咳。方选镇肝止咳汤加减。

处方：柴胡6g，生白芍6g，代赭石6g，青黛3g，炒僵蚕6g，胆南星3g，黄芩6g，大黄3g，甘草3g。3剂，每日1剂，水煎服。

二诊：2009年5月13日。痉咳次数减为5～6次，呕吐痰涎减少，大便通，黄苔减少。上方去大黄，再进3剂。

三诊：2009年5月16日。其母甚喜，痉咳已止，精神好转，便通食增，舌淡红苔少。上方去青黛、胆南星、黄芩，加沙参10g、麦冬6g、五味子3g，调理周余而愈。

郑启仲教授论文"论顿咳从肝论治"在《山东中医学院学报》1986年第1期发表，同年被收入英国科技信息库。《山东中医杂志》编辑部丛林教授撰文称"论顿咳从肝论治"为"有真知灼见的文章"。郑教授在此基础上进行科研设计，对240例百日咳患儿进行临床疗效观察，结果：痊愈177

例（占73.70%），显效33例（占13.80%），好转19例（占7.90%），无效11例（占4.60%），总有效率95.40%。麻杏石甘汤对照组分别为38.80%、16.20%、16.70%、28.30%、71.70%。镇肝止咳汤组的疗效明显高于麻杏石甘汤组（P＜0.01）。江育仁、刘弼臣、张奇文、王琦等国内11位著名专家鉴定认为："百日咳从肝论治的见解，独辟蹊径，别树一帜，在国内外尚未有人提出。它深刻、准确地揭示了百日咳的病理机制，对临床极有指导意义，是中医研究百日咳在理论上的新突破。镇肝止咳汤的临床疗效达国内先进水平。该研究运用我国中医药优势，开发出新的特效方药，在理论和实践上取得了重要成果，系我国首创。"该研究获1989年河南省科技进步奖。由于这一创新性学术思想，郑教授于1998年在英国伦敦获世界传统医学会"世界知名医家"金奖。

第三节　论小儿秋季腹泻因燥起

郑启仲教授在《内经》、温病等经典理论指导下，经过深入的理论及临床研究，提出了"小儿秋季腹泻因燥起"的学术观点。

一、"小儿秋季腹泻因燥起"观点的提出

秋季腹泻是由轮状病毒引起的一种急性传染性肠炎。以呕吐、腹泻伴有发热和上呼吸道感染为特征。多见于6个月至2岁的婴幼儿。主要发生在秋末冬初。起病急，传染性强，是影响小儿身体健康的多发病。目前尚无特异性疗法。秋季腹泻作为一种传染性疾病，其病因病机及治疗方药在古今文献中尚乏专论。郑启仲教授通过对486例病人的临床观察，总结出秋季腹泻的3个特点：①流行多在立冬至小雪之间。②发病多是6～18个月的小儿。③发病初期有发热、咳嗽等肺系症状，吐泻并作，伤阴明显。郑教授于1995年提出了"小儿秋季腹泻因燥起"的学术观点，运用中医运气学说对其病因病机、临床特点等进行了深入研究，并创拟了清燥止泻新治法和清燥止泻汤，应用于临床，获得验证。

二、"小儿秋季腹泻因燥起"的理论研究

（一）病发初冬，燥邪当令

秋季腹泻的第一个特点是，发病季节虽秋分之后即有发生，但流行多集中在立冬至小雪之间（中原地区，作者注）。从1989～1991年的3年中经郑启仲教授治疗的486例临床资料统计看，其中在立冬前发病的42例，占8.64%；小雪后发病的36例，占7.41%；立冬至小雪之间发病的408例，占83.97%。根据运气学说，一年主气之中"阳明燥金为五之气，主秋分至小雪"（《中国医学诊法大全》第400页）。吴瑭在《温病条辨·方中行先生或问六气论》中说："盖天之行令，每微于令之初，而盛于令之末。"立冬至小雪正为阳明燥金较盛之时，秋季腹泻集中在此时发病，非燥谁属？这是郑教授提出秋季腹泻是燥邪致病的第一个理论依据。

（二）燥金克木，专病小儿

秋季腹泻的第二个特点是，患儿月龄大多在6～18个月之间。486例中6个月以下者12例，占2.47%；18个月以上者21例，占4.32%；6～18个月者453例，占93.21%。吴瑭谓"小儿，春令也，东方也，木德也"（《温病条辨·解儿难·儿科用药论》）。陆子贤在《六因条辨·秋燥辨论》中说："盖犯是症（指秋燥）者，必由禀赋阴亏，亢阳偏盛，或形瘦身长，或色苍少泽，禀乎木火之质者，比比皆然。"小儿阳常有余，阴常不足；肝常有余，脾常不足，恰为燥邪易感之体，故多罹患本病。这也与"小婴儿轮状病毒抗体低，同一集体流行时，小婴儿罹患多"（《褚福棠实用儿科学》）相一致。

（三）燥极而泽，病发泄泻

《素问·至真要大论》3次提及燥邪致泻，"阳明司天，燥淫所胜，民病……腹中鸣，注泄鹜溏……""阳明之胜，清发于中，左胠胁痛，溏泄……""阳明之复……腹胀而泄……"是该篇阐述六淫致泻中提及燥邪次数最多的一淫。

燥邪何以致泻？《素问·阴阳应象大论》曰："清气在下，则生飧泄；浊气在上，则生䐜胀。"郑教授认为：脾喜燥乃平和之燥，若燥气太过，则脾为焦土，又安能为胃行其津液？胃喜润恶燥，燥气伤胃后，脾又不能为其输布

津液，胃又安能受纳？这样一来，脾胃俱伤，脾失健运，胃不受纳，水反为湿，谷反为滞，清浊不分，升降失常，合污而下，泄泻乃作。脾为太阴，为湿土，喜燥恶湿；而胃为阳明，为燥土，喜润恶燥。故湿邪致泻，其病在脾；燥邪致泻，其病在胃，所以秋季腹泻为燥邪伤胃，胃失和降，故病初多呕吐。《素问·六微旨大论》说："阳明之上，燥气治之，中见太阴。"张介宾注："阳明之本燥，故燥气在上，与太阴为表里，故见太阴，是以燥金而兼湿土之化也。"（《素问注释汇粹》）所以《素问·六元正纪大论》有"燥极而泽"之论，意即燥至极点反见湿象。与"重寒则热，重热则寒"同理，也可以把这一现象称为"重燥则湿"，故燥邪伤及胃肠可引起泄泻，这就是秋季腹泻的病机特点，也是郑教授提出秋季腹泻是燥邪所致的又一理论依据。

（四）燥邪为病，表里俱伤

秋季腹泻的第三个特点是，发病初期伴有发热、咳嗽等肺系症状，吐泻并作，伤阴明显。秋季腹泻患儿常以流涕、喷嚏、发热、咳嗽等上呼吸道感染症状而起病，这正是燥邪伤肺的临床表现，与雷少逸在《时病论·秋燥》中的论述"燥气袭表，病在乎肺，入里则在肠胃"相一致。燥邪入里，伤及胃肠，随之呕吐腹泻。大多数患儿可见病情发展迅速，呕吐频繁，上吐下泻，似霍乱之作，大便臭秽，肛周红赤，烦躁不安，口渴引饮，舌红苔黄，指纹紫滞等热扰三焦之证。重症病例可见皮肤、口唇干燥，目窠凹陷，啼哭少泪，尿少等阴液暴伤之证，这正与燥为阳邪、易伤阴液相符。所以吴瑭在《温病条辨·补秋燥胜气论》中称"金为杀厉之气"，并引欧阳氏曰："商者伤也，主义主收，主刑主杀。其伤人也，最速而暴。"

以上可以看出秋季腹泻患儿以发热、呕吐、腹泻为主证，《素问·至真要大论》曰："诸呕吐酸，暴注下迫，皆属于热。"秋季腹泻病发于秋末冬初深凉已寒之时，不但没有寒象，反而呈现一派热证，是何原因？《素问·六微旨大论》说："金位之下，火气承之。"吴瑭在《温病条辨·补秋燥胜气论》中说："盖燥属金而克木，木之子少阳相火也，火气来复，故现燥热干燥之证。……前人谓燥气化火，经谓燥金之下，火气承之，皆谓是也。"从运气学说的角度看秋季腹泻的临床特征和病理机制，郑教授"秋季腹泻因燥起"的见解也就一目了然了。

三、"小儿秋季腹泻因燥起"的临证研究

郑教授研究认为，秋季腹泻虽为燥邪侵袭所致，因患儿体质不同、地域有别及不同年份的气候差异，秋季腹泻也有温燥、凉燥之分。

（一）温燥泄泻

证候：初见喷嚏、流涕、咳嗽、发热等燥邪袭表伤肺之证；过 1～2 天，随之发热加重，食入即吐，半天至 1 天，或吐泻大作相伴而至，吐物酸腐，泻下臭秽如蛋花样水便，小便黄赤而少。患儿身热烦躁，上吐下泻，口渴引饮，痛苦异常。舌红苔黄，指纹紫滞。粪轮状病毒检测阳性。从临床资料看，80% 以上属温燥泄泻。

治法：升清降浊，清燥止泻。

方药：清燥止泻汤 1 号（郑启仲教授经验方）。

处方：炒僵蚕 6g，蝉蜕 3g，姜黄 3g，大黄 1g，苏叶 3g，黄连 2g，乌梅 6g，甘草 3g。每日 1 剂，水煎，频服。

清燥止泻汤 1 号由升降散（《伤寒瘟疫条辨》）合苏叶黄连汤（《湿热病篇》），加乌梅、甘草而成。升降散系清代温病学家杨栗山先生之名方，在其论述小儿温病时明确指出："但知不思乳食，心胸膜胀，疑其内伤乳食，不知其为温病热邪在胃也。但知呕吐恶心，口干下利，以小儿吐利为常事，不知其为协热下利也……凡杂气流行，大人小儿所受之邪则一，且治法药饵相仿，加味太极丸主之，升降散亦妙。"故取升降散升清降浊，合苏叶黄连汤清热和胃止呕，加乌梅、甘草酸甘化阴。方中苏叶伍蝉蜕、僵蚕，宣肺化痰止咳以清上焦之热；苏叶伍黄连，清热和胃止呕以安中焦；黄连伍大黄配乌梅、甘草，清热止泻敛阴以固下焦。诸药配伍，共奏升清降浊、清燥止泻之效。咳止、呕停，去苏叶；阴伤明显、舌红少苔无津，去苏叶、黄连，加葛根、白芍；泻下无臭秽，舌苔不黄，去姜黄、大黄，加白术、扁豆、山药等以健脾止泻。

（二）凉燥泄泻

证候：初起鼻流清涕，喷嚏，轻咳，不发热，继之纳呆呕吐，泄泻日3～5次，多为蛋花样便，气不甚臭，小便清，口不渴，精神可，舌淡苔白有津，指纹淡红。粪轮状病毒检测阳性。此类患儿较少，占15%左右。

治法：升清降浊，温胃止泻。

方药：清燥止泻汤2号（郑启仲教授经验方）。

处方：苏叶3g，姜半夏3g，干姜3g，炒僵蚕3g，蝉蜕3g，茯苓6g，煨乌梅3g，炙甘草3g。每日1剂，水煎，频服。

方中苏叶、半夏、干姜宣肺止咳，温胃止呕；蝉蜕、炒僵蚕配姜半夏升清降浊；茯苓健脾止泻；煨乌梅、甘草酸甘化阴，涩肠止泻。表解者去苏叶，呕止者去半夏，脾虚明显者加白术，泄泻逾七日者加丁香。

【病案举例】

1. 张某，男，1岁3个月，2009年11月16日初诊。

主诉：发热、咳嗽、呕吐、腹泻2天。

病史：患儿昨天发热、咳嗽，社区诊为感冒，给予小儿感冒颗粒。当晚即呕吐、腹泻，社区又给头孢克肟颗粒及止吐药，病情反重。视患儿烦躁不安，发热，体温38.1℃，时而呕吐，腹泻蛋花样水便，10小时内已泻8次，臭秽难闻。粪轮状病毒检测阳性。舌红，苔薄微黄，脉滑数，指纹紫。诊断为秋季腹泻。西医诊断为轮状病毒感染性肠炎。辨证为燥邪侵袭，升降失常。治宜升清降浊，清燥止泻。方选清燥止泻汤1号。

处方：苏叶3g，蝉蜕3g，炒僵蚕5g，姜黄2g，生大黄1g，黄连2g，乌梅3g，甘草3g。1剂，水煎，频频与之。

二诊：2009年11月17日。呕吐已止，发热退，腹泻次数减少，舌质红苔白。上方去苏叶、大黄，加陈皮3g，2剂。泻止纳增而愈。

按语：患儿之母系大学教师，看过处方后问郑教授："郑大夫，俺这孩子腹泻怎么还用大黄，没错吧？"郑教授笑曰："看来你只知道大黄泻下，不知道大黄还能止泻。你这孩子患的是秋季腹泻，是热泻，非大黄清热不止，你回去用吧，不用担心，这剂药喝下去明天肯定能减轻！"次日复诊，果应师言，诸症大减，上方去苏叶、大黄，加陈皮和胃，2剂告愈。

2. 宋某，男，1岁，2009年11月8日初诊。

主诉：流涕、咳嗽、呕吐、腹泻3天。

病史：经社区用药咳停而吐泻不止。患儿呕吐日2～3次，大便日5～7次，多为水样便，无脓血，粪轮状病毒检测阳性。舌淡，苔白滑，指纹红。诊断为秋季腹泻。西医诊断为轮状病毒感染性肠炎。辨证为燥邪侵袭，升降失常。治宜升清降浊，温胃止泻。方选清燥止泻汤2号。

处方：苏叶2g，姜半夏3g，干姜2g，蝉蜕3g，炒僵蚕3g，茯苓6g，煨乌梅3g，炙甘草3g。2剂，每日1剂，水煎，频服。

二诊：2009年11月10日。患儿呕吐止，腹泻次数明显减少。上方去苏叶、半夏，加白术3g、砂仁1g。再进2剂而愈。

按语：该患儿治愈后请教郑教授，清燥止泻汤2号不用姜黄、大黄如何降浊？师曰：浊有寒热之分，1号治热，2号治寒，所以不用大黄、姜黄而用半夏辛开而降，配干姜与僵蚕、蝉蜕，共奏升清降浊而止泻之功。郑教授治秋季腹泻一般初诊都是1剂药。郑教授说，秋季腹泻病情转归很快，方药当随病机而变化，以防实实虚虚之弊。从临床观察看，秋季腹泻确如师言，不少患儿只服药1剂而诸症平，如非亲见，很难相信其疗效之神奇。

郑启仲教授所撰"小儿秋季腹泻因燥起"一文，在《光明中医》1995年第4期发表。1993年第6次全国中医儿科学术会议在青岛召开，郑启仲教授只投稿而未参加会议，已故中医儿科学会名誉会长、南京中医药大学江育仁教授，见到"秋季腹泻因燥起"这篇文章后说："这是我们这次会议最有分量的一篇论文。"对郑启仲教授的这一学术观点，我们也不甚理解，后在跟师侍诊中，目睹了郑教授在这一观点指导下创拟的"清燥止泻汤"的良好疗效，方有了初步认识，并结合《内经》运气学说和温病理论，对郑教授的学术观点进行了研究，进一步理解了郑教授用心之良苦。从而更启发我们"读经典，多临床，勤思考"的决心和信心。

关于"秋季腹泻因燥起"，每谈及此，郑教授都语重心长地教导我们，要下大功夫把《内经》学好，要多读书、多临床、多拜师。关于秋季腹泻因燥起这一学术观点的产生，郑教授在其论文的结语中说："小儿秋季腹泻就是典型的燥邪致泻实例。该病在临床上有很典型的特点：流行多在立冬至小雪之间；发病多是 6～18 个月龄小儿；发病初期可有发烧、咳嗽等肺系症状，吐泻兼作，伤阴急暴。这些特点从病因学的角度，按暑、湿、热、食等都难以解释，且按常规治泻之法疗效较差。为了'治病必求于本'（《素问·阴阳应象大论》），我们带着诸多疑问，运用运气学说理论进行了深入的分析研讨，结果发现与燥邪致病的特点相合。因此，我们提出了秋季腹泻是秋燥所致的见解，首倡燥邪致泻新说，并且认为湿邪致泻病在脾，燥邪致泻病在胃，因水流湿，火就燥，同气相求，自气盛者而恶之。我们这些观点来源于《内经》，受明清温病学说的启发，运用于临床获得验证。"

第四节　论"痰瘀虚"与小儿肾病综合征

肾病综合征（nephrotic syndrome，NS，简称肾病，也称肾综）是肾小球疾病中由多种病因引起的，以大量蛋白尿、低蛋白血症、高脂血症及不同程度水肿（三高一低）为主要特征的临床症候群，被视为慢性肾病中最为棘手的病变之一。采用激素、免疫抑制剂治疗存在着易反复、易感染、不良反应大的局限性，中西医结合治疗、发挥中医药优势可减少或避免上述不良情况。因此，探索中医药治疗小儿肾病综合征新途径、新方法，已成为当前儿科医生的主要研究方向之一。郑启仲教授经长期研究，从"痰瘀虚"论治小儿肾病综合征积累了丰富的经验。

一、从"痰瘀虚"论治小儿肾病综合征的理论研究

（一）痰浊瘀血阻滞肾络是致病因素

1.痰浊为病

（1）五脏皆生痰，肾为之本　水液的输布、排泄是多个脏腑参与的复杂

生理过程，与五脏关系密切。在肾的气化、肺的通调、脾的转输、肝的疏泄等共同调节下才能维持津液代谢的平衡，其中肾的气化是整个过程的总动力。正如《素问·上古天真论》曰："肾者主水，受五脏六腑之精而藏之。"《景岳全书》曰："五脏之病，虽俱能生痰，然无不由乎脾肾。盖脾主湿，湿动则为痰，肾主水，水泛亦为痰，故痰之化无不在脾，而痰之本无不在肾，所以凡是痰证，非此则彼，必与二脏有涉。"赵献可提出"肾为生痰之本"之说，《医贯·卷四》曰："盖痰者病名也，原非人身之所有。非水泛为痰，则水沸为痰，但当分有火无火之异耳。肾虚不能制水，则水不归水源，如水逆行，洪水泛滥而为痰……"又如《医学纂要》曰："夫痰即水也。其本在肾，其标在脾。在肾者，以水不归源，水泛为痰也；在脾者，以饮食不化，土不治水也。"

（2）五液皆生痰，津为之根　津液是水谷化生的精微物质，通过肾气的蒸腾气化作用，可以将其转化为汗、泪、涎、涕、唾五液。肾本水脏而寓元阳，若命门火衰，既不能助津液化生五液，更不能分清泌浊，输布精微，则津无以化，停而成湿，聚可为痰。故在病理上五液皆可生痰。正如《难经》云"肾统五液，化为五湿，湿能生痰"，肾失主水、统五液，则津液不能布散全身，水虽制于脾，实则流于肾。中医认为，痰既是体内津液代谢的产物，又是病变的致病因素。张介宾指出"痰即人之津液，无非水谷之所化。此痰亦即化之物，而非不化之属也。但化得其正，则形体强，营卫充；而痰涎本皆血气，若化失其正，则脏腑病，津液败，而血气即成痰涎"；王节斋曰："津液者，血之余，行乎脉外，流通一身，如天之清露。痰乃津液之变，如天之露也。"津液不化，则湿邪内生，气机失调，湿聚为痰。故痰乃津液之变化所生，根在于津。

（3）肾病乃水病，痰自内生　肾病综合征患儿的主要表现是水肿，因而在病因病机上与"水病"非常类似。《诸病源候论·水病诸候》曰："水病无不由脾肾虚所为，脾肾虚则水妄行，盈溢肌肤而令周身肿满。"然痰湿的产生与脾肾关系密切，脾肾亏虚，不仅可发为水肿，而且脾虚运化无权，水湿内停，凝聚为痰，肾司开阖，肾气不足，则精不化气而化水，以致痰湿内生。

因此，郑启仲教授在张景岳"五脏皆可生痰"理论基础上，注重痰浊在肾病发生发展过程中的病理作用，提出"痰浊为病"是导致肾病综合征发病及缠绵难愈的重要病理因素之一，且存在于肾病整个病程之中。同时小儿肾病综合征，临床常常表现出高脂血症，而中医认为痰湿具有重着、黏滞的特性，这可能与高脂血症具有高黏、高凝的病理特性相关。高凝状态使血栓形成的倾向性增大，且肾内有广泛的纤维蛋白沉着，可使病情持续发展和肾功能进行性恶化，这可能是痰湿流于肾家的表现形式之一。

2. 瘀血为病　随着历代对血证的研究，医家认识到瘀血与本病的发生有关。如《金匮要略》曰："血不利则为水"。《脉经·卷九》曰："经水断前后病水曰血分。"《血证论·阴阳水火气血论》也有"水火气血，固是对子，然亦互相维系，故水病则累血……瘀血化水，亦为水肿，是血病而兼水也"的论述，为后世运用活血化瘀药物治疗肾性水肿奠定了基础。

郑启仲教授常讲，医之治水肿，如禹之治水，因势利导，行其所无事。郑教授认为，血能病水，水能病血，水肿可致血瘀，而血瘀亦可导致水肿，血、气、水三者互为因果。除水肿之外，肾病综合征患儿血液存在着"浓、黏、凝、聚"的特点，血液高凝状态常与病变的严重性和活动性相平行。同时使用激素又可增加高凝状态及并发血栓形成。肾病综合征的高凝状态、肾静脉微血栓形成等病理改变，正切中医学血瘀证的内涵。

3. 痰瘀互结　早在《灵枢·决气》称："中焦受气取汁，变化而赤是谓血。"《灵枢·营卫生会》提出："中焦亦并胃口，出上焦之后，此所受气者，泌糟粕，蒸津液，化其精微，上注肺脉，乃化而为血。"《灵枢·痈疽》曰："中焦出气如露，上注溪谷，而渗孙脉，津液和调，变化而赤为血。"说明津液的生成和代谢与血液密切相关。水津与血液不仅在生理上相互维系，而且在病理上也相互影响。《金匮要略·水气病脉证并治》："血不利则为水"，说明血滞不行，阻塞脉道，水液停聚也是本病一致病因素。若痰浊不化，既可壅滞气机，又可阻滞血脉，形成痰夹瘀血之证。如罗赤诚在《医述》中说："若有瘀痰，后因血滞，与痰相聚，名曰痰挟瘀血。"

郑教授认为：津液不化，停聚为痰，痰浊壅滞，阻塞肾络，碍气滞血，亦可以形成瘀血；血瘀之后，津液运行不畅而生痰；痰病系血，血病系痰，痰瘀互结，络脉不畅。故可形成"由痰生瘀，由瘀生痰，痰瘀互结，互为因果"的病机特点。高脂血症不仅可造成系膜细胞增生和基质合成增多，而且能增加血小板的聚集而促成高凝，同时高凝状态又可引起血栓栓塞并发症，促使基底膜增厚，导致系膜硬化，加速肾脏病变的进展。这与"痰-瘀-痰"互为因果的特点极其相似，基于肾病综合征西医病理演变与中医病机特点存在高度的相关性，郑教授提出"痰浊瘀血阻滞肾络"是肾病综合征的主要致病因素。

（二）肺、脾、肾三脏亏虚是发病基础

肾病综合征主要表现为水肿和蛋白尿，基本病机为肺、脾、肾三脏亏虚，精微下注所致。然由于引起三脏亏虚的原因不同，以及体质的差异，故对三脏的病机变化，还需具体分析。

1.肺不布津　郑教授认为，小儿肾病综合征，无论是急性期还是迁延期，都可由外邪侵袭诱发，较少见到单纯脾虚或肾虚者。由于小儿脏腑娇嫩，形气未充，易受外邪侵袭，外感六淫之邪发病后，常由皮毛而犯肺，正如《内经》所云："皮毛者，肺之合也，皮毛先受邪气，邪气以从其合也。"因此，外邪侵犯机体，肺首当其冲。肺失宣降，然肺为水之上源，失于通调，则下输膀胱不利，进而导致脾、肾的气化失常，使体内水液代谢障碍，清浊不分，精微下注，即见小便不利、水肿等症。

2.脾虚湿困　肾病患儿除表现为眼睑、颜面及肢体浮肿以外，多兼见面色少华、倦怠乏力、纳呆呕恶（服用激素纳增除外）、脘腹痞闷等脾虚湿困之象。在生理上，李东垣谓"脾主运化水湿，为枢"，其中脾运胃纳，脾升胃降，两者相互作用，共同构成水液代谢中枢。在病理上，依据《内经》"诸湿肿满，皆属于脾"之论，脾虚运化失常，无以制水，水湿泛滥。反之，水湿泛滥又加剧脾虚，三焦气化失司，水液输布无权，溢于肌肤，发为水肿；蛋白属水谷精微物质，如中焦虚弱，失于升清，则精微物质不能正常输布，下输膀胱，故见大量蛋白尿、低蛋白血症。正如《内经》所说："中气不足，溲便为之变。"因此，郑教授认为：脾气虚弱，气化失司，失于制水，水湿困

脾，脾虚湿困，水湿泛滥是其主要病理基础之一。

3. 肾失封藏　蛋白尿在中医学中尚无恰当病名。蛋白是人体的精微物质，由脾化生，又由肾封藏，肾精宜藏不宜泄。《素问·逆调论》谓："肾者水脏，主津液。"人体水液运行至下焦，在肾的气化蒸腾作用下，清者经三焦上升于肺，复由肺的宣发输布全身；浊者下注膀胱成为尿液排出体外。若肾失封藏，肾气蒸腾无力，清浊不分，精气下泄而出现蛋白尿。

郑教授认为：肾不藏精、清浊不分是导致肾病综合征蛋白尿的病机之一。并提出无论小儿肾病综合征病机如何复杂，肾失封藏为病机关键，故治疗中扶正必求于肾。

4. 肺、脾、肾三脏亏虚　肾病综合征以浮肿、大量蛋白尿、低蛋白血症和高脂血症为特征。因其发病主要表现为浮肿，水肿是由于体内水液代谢障碍所致，与肺、脾、肾三脏及三焦气化功能失调密切相关。《素问·经脉别论》云："饮入于胃，游溢精气，上输于脾，脾气散精，上归于肺，通调水道，下输膀胱，水精四布，五经并行。"饮即水液，其正常运行有赖于脾、肺、肾三脏功能正常协调。《丹溪心法·水肿》云："唯肾虚不能行水，唯脾虚不能制水……故肾水泛滥，反得以浸渍脾土，于是，三焦停滞，络脉壅塞，水渗于皮肤，注于肌肉，而为水肿矣。"如其病在肺，使肺气尤虚，"则不能水精四布，而浊瘀凝聚"（《不居集》）。其病在脾，"盖痰涎之化，本因水谷，使脾强胃健如少壮者流，则随食随化，皆成血气，焉得留而为痰，惟其不能尽化，而十失一二，则一二为痰矣……"（《三因极一病证方论》）说明肺、脾、肾亏虚是本病的病理基础。《景岳全书·杂证谟·肿胀》曰："凡水肿等证，乃肺脾肾三脏相干之病，盖水为至阴，故其本在肾；水化于气，故其标在肺；水惟畏土，故其治在脾。今肺虚则气不化精而化水，脾虚则土不制水而反克，肾虚则水无所主而妄行。"提出了以肾为本，以肺为标，以脾为制水之脏的观点。

中医学认为，水谷精微的输化与肾之封藏、脾之转输、肺之布散、肺脾肾三脏协调密切相关。若三脏亏虚，则水液输布失常，精微不得输化，而生诸病。肾病综合征临床主要表现为大量蛋白尿、低蛋白血症。病理上表现为肾小球的损伤，肾小球基底膜的通透性增加，蛋白从尿中丢失，以致结合蛋白的降低而影响物质的代谢。其中大量蛋白的丢失与肾失封藏，物质代谢的失常与脾失转输，水肿的产生与肺脾肾三脏失调，三者可能存在一定的关联性，在病理基础上可能有着相似的机制。因此，郑教授提出：肺、脾、肾三脏亏虚是肾病综合征发病的病理基础。肺、脾、肾功能失调，则上不能制约水道，中不能运化水湿，下不能通调水道。肺失通调，脾失转输，肾失开阖，三焦失其决渎，膀胱失其气化，水湿停留，故出现水肿、蛋白尿、低蛋白血症等。

（三）"虚生痰瘀，痰瘀致虚，痰瘀虚互为因果"是主要病机

郑教授认为："虚生痰瘀，痰瘀致虚，痰瘀虚互为因果"是小儿肾病综合征的主要病机。水湿痰饮同源而异生，其形成、转化与肺、脾、肾三脏密切相关，即水液代谢"其本在肾，其制在脾，其标在肺"。三脏功能失常，水湿停聚，发为水肿。

郑教授认为：小儿为稚阴稚阳之体，肾病综合征的病机为"本虚标实"。"本虚"，为肺、脾、肾三脏亏虚；"标实"，即"痰浊瘀血阻滞肾络"。由于肺、脾、肾亏虚，水湿内停，津液不化，日久则湿凝为痰，痰浊一旦形成，则成为一种致病因子，无处不到；痰为阴邪，易伤阳气，痰浊流注经脉，则壅塞脉络，阻碍气机运行，导致气滞血瘀，形成痰夹瘀血之证。痰阻则血难行，血瘀则痰难化，日久而成痰瘀互结，进一步损伤肺脾肾功能，从而形成了"虚生痰瘀，痰瘀致虚，痰瘀虚互为因果"的病机特点，致使小儿肾病综合征缠绵难愈。

二、从"痰瘀虚"论治小儿肾病综合征的临证研究

（一）化痰、活瘀、补虚为治

本病的基本病机是虚实夹杂，本虚标实。肾虚为本，风、寒、湿、热、瘀为标，其中血瘀贯穿始终，治疗多以补肾、化瘀、清热为主。郑教授根据肾病综合征"虚生痰瘀，痰瘀致虚，痰瘀虚互为因果"的基本病机，结合本病蛋白尿长期不消、病情反复等特点，以及温病学家叶天士"久发频发之羔，

必伤及络，络乃聚血之所，久病必瘀闭"的论述，认为本病之瘀主要在肾络，提出"化痰、活瘀、补虚"为治疗肾病综合征的主要原则，并创拟了清漾汤用于临床，取得了良好的疗效，得到了临床验证。

（二）清漾汤的组方特点

清漾汤，肾主水，清即水清，漾即碧波荡漾，取肾病康复之意。

组成：猫爪草 10g，炒僵蚕 10g，刘寄奴 6g，益母草 15g，炒地龙 6g，生黄芪 15g，菟丝子 15g，金樱子 10g。每日 1 剂，水煎，分 2 次服。以上为 5～7 岁用量，可随年龄增减。

清漾汤方中，猫爪草甘、辛、微温，归肝、肺经，化痰散结，解毒消肿；僵蚕咸、辛、平，归肝、肺、胃经，息风止痉，化痰散结，为治风痰之圣药，与猫爪草配伍，化痰、散结、解毒；刘寄奴苦、温，归心、肝、脾经，性温善走，能活血散瘀，通络疗伤；益母草辛、苦、微寒，归心、肝、膀胱经，活血调经，利水消肿，实验证明益母草提取物对血小板聚集、血小板形成及红细胞的聚集性有抑制作用，能改善肾功能；地龙咸、寒，归肝、脾、膀胱经，清热息风，通络利尿，实验证明地龙提取物具有纤溶和抗凝作用，与刘寄奴、益母草共奏活血化瘀、通络利水之效；黄芪甘、微温，归脾、肺经，补气健脾，升阳举陷，利尿消肿，实验证明能促进机体代谢，抗疲劳，促进血清和肝脏蛋白质的更新，能消除实验性肾炎尿蛋白；菟丝子辛、甘、平，归肾、肝、脾经，补肾益精，养肝明目；金樱子酸、涩、平，归肾、膀胱、大肠经，固精缩尿，涩肠止泻，与黄芪、菟丝子配伍，共奏补气益肾固本之效。全方配伍，化痰、活瘀、补虚，正切"痰、瘀、虚"之病机。

（三）清漾汤临证运用经验

清漾汤的临证运用，郑教授经过多年的临床探索，针对临床特征研究出与清漾汤相配套的系列用药法，即按照证候配伍运用。

1. 辨证论治经验

（1）肺脾气虚证　清漾汤合四君子汤或六君子汤加减。

（2）脾肾阳虚证　清漾汤合真武汤或附子理中汤加减。

（3）肝肾阴虚证　清漾汤合大补阴丸或知柏地黄丸加减。

（4）气阴两虚证 清漾汤合人参五味子汤或参芪地黄汤加减。

2. 临证加减经验

（1）对激素不敏感而蛋白尿不转阴者，重用僵蚕，加蝉蜕、芥子。

（2）浮肿反复，以腹水为主者，加苍术；下肢肿甚为主者，加炒薏苡仁、川牛膝。

（3）疮毒明显者，加土茯苓、黄柏、白鲜皮。

（4）血瘀持久不化者，加水蛭、土鳖虫、桂枝。

（5）激素不良反应严重者，重用黄芪，加荷叶、白术、仙鹤草。

（6）对激素依赖、病情反复不愈者，加淫羊藿、鹿茸、紫河车。

3. 专症专药经验 郑教授在辨证与辨病结合的基础上，十分重视专病、专症、专药的应用。他常以茵陈治黄疸为例反复强调专药的重要性，他十分尊崇徐灵胎"药有个性之专长，方有合群之妙用"的名言，深入研究中药学，发现了不少有效专药。有关清漾汤治疗肾病综合征者如下。

（1）猫爪草 猫爪草的主要功能是化痰散结，可治瘰疬。猫爪草治疗肾病是郑教授的经验用药，凡有蛋白尿者必用之。经临床观察，猫爪草确有消除蛋白尿的功效，且疗效与用量成正比，每日可用到30g。

（2）刘寄奴 刘寄奴的主要功效是活血散瘀，通络疗伤，也是郑教授治疗肾病的经验用药之一。用于肾病综合征及各种肾炎有血瘀证的蛋白尿、血尿，与其他活血化瘀药如丹参等相比，确有不言之妙。

（3）黄芪 黄芪是补气药的代表，补气固表，利水消肿，生血、生肌、排脓内托，乃疮痈圣药，为小儿肾病综合征的必用之药。郑教授认为，痰瘀虚贯穿肾病综合征的全过程，所以猫爪草化痰散结，刘寄奴活血通络，黄芪补气固本，是用于治疗肾病综合征全过程不可或缺的三宝，也是郑教授经验方清漾汤的核心配伍。

（4）附子 郑教授认为，在肾病综合征过程中，阳虚是小儿肺脾肾亏虚的一个重要方面，不论是激素起始阶段或递减阶段，只要有肾阳虚见证者，如面白无华，畏寒怕冷，四肢欠温，避寒就暖，下肢浮肿，大便溏薄，舌淡苔白水滑，脉沉迟无力等，应放胆应用附子，尽早扶保肾阳。用量一般在

5～15g，年长病重者可加大剂量。郑教授常说，对肾阳虚的患者，增一分阳气即添一分生机。

（5）二甘汤　二甘汤出自明·陈文治《诸治提纲》，由生甘草、炙甘草、五味子、乌梅各等份，加生姜、大枣，水煎服。原为胃中有热，食后复助其火，汗出如雨而设。郑教授常将此方去生姜、大枣，用于治疗肾病综合征气阴两虚、肝肾阴虚证。郑教授认为该方甘酸化阴，益气敛阴，补肾涩精，补而不腻，正为小儿肺、脾、肾气阴亏虚者用。

【病案举例】

1.周某，女，8岁，1997年9月16日初诊。

主诉：浮肿时轻时重，伴尿常规异常已2年余。

病史：患儿于1995年4月发现全身水肿，经北京某大学医院诊为"肾病综合征"，用激素、环磷酰胺等治疗2年余，属激素不敏感型肾病。尿蛋白反复（+～++）。刻下：轻度浮肿，精神不振，心烦易怒，面部褐斑，咽色红，扁桃体Ⅱ度肿大、色暗紫，大便色深不畅，小便黄。查尿蛋白（++）。时正服泼尼松30mg，隔日1次。舌有瘀点，苔薄黄，脉沉弦。西医诊断为肾病综合征。中医诊断为水肿，辨证为痰瘀互结，阻滞肾络。治宜化痰活瘀，通络理肾。方选清漾汤合桃红四物汤加减。

处方：猫爪草15g，炒僵蚕10g，刘寄奴10g，益母草30g，地龙10g，黄芪30g，当归10g，赤芍10g，川芎10g，桃仁6g，红花6g，水蛭3g。14剂，每日1剂，水煎服。

二诊：1997年10月11日。尿蛋白（+），浮肿消退，舌苔仍薄黄。上方加黄柏10g、土茯苓30g，猫爪草加至30g，日1剂，水煎服，连进30剂。

三诊：1997年12月8日。尿蛋白（+），舌紫减轻，黄苔已退，面部褐斑减少。泼尼松已减至20mg，隔日1次。守法再调，清漾汤合桃红四物汤出入进60剂，尿蛋白（-），激素已减至10mg，隔日1次。中药守法出入再进90剂，诸症悉平。随访10年未复发。

按语：本例患儿西医诊为肾病综合征，对激素不敏感，尿蛋白迟迟不消。

中医辨证属典型的痰瘀互结，郑教授用化痰、活瘀、通络法，投经验方清漾汤合桃红四物汤治之，加水蛭以破血通络，法切病机，果然应手而效，顺利减完了激素，诸症消失而痊愈。随访 10 年未见复发。

2. 张某，男，7 岁，1993 年 4 月 6 日初诊。

主诉：浮肿时轻时重，伴尿检异常 3 年。

病史：患肾病综合征 3 年，经用激素尿蛋白消失，当减量至泼尼松隔日 15mg 时，尿蛋白又出现，如此反复已 2 年余。经某大学附属医院用泼尼松龙、环磷酰胺冲击加中药治疗仍未能控制病情而求诊。刻下：满月脸、水牛背等库欣综合征明显，全身浮肿（中度），鼻塞，流涕，咳嗽，咽痛，咽红赤，双扁桃体Ⅱ度肿大，色暗红，大便日 1 次，小便黄。查尿蛋白（++），肝、肾功能未见异常，时正服泼尼松 10mg，隔日 1 次。舌尖边红，苔白腻微黄，脉滑数。诊断为水肿合并外感，辨证为痰湿内阻，时邪犯肺。西医诊断为肾病综合征合并上呼吸道感染。治宜化痰除湿，宣肺止咳。方选清漾汤合桑菊饮加减。

处方：猫爪草 15g，蝉蜕 10g，炒僵蚕 10g，刘寄奴 10g，柴胡 6g，炙桑白皮 10g，桔梗 6g，牛蒡子 6g，金银花 10g，辛夷 6g，益母草 15g，甘草 6g。3 剂，每日 1 剂，水煎服。

二诊：1993 年 4 月 9 日。咽痛、咳嗽消失，舌淡红苔白腻，表邪已解，里湿未化。改投清漾汤加减。

处方：猫爪草 15g，蝉蜕 10g，炒僵蚕 10g，刘寄奴 10g，益母草 15g，地龙 10g，薏苡仁 15g，茯苓皮 15g，车前子 10g，甘草 3g。7 剂，每日 1 剂，水煎服。

三诊：1993 年 4 月 16 日。浮肿见消，查尿蛋白（+），舌淡苔白变薄，脉见缓象。清漾汤合五苓散加减。

处方：猫爪草 15g，蝉蜕 10g，炒僵蚕 10g，益母草 15g，黄芪 30g，菟丝子 10g，金樱子 10g，白术 10g，茯苓 10g，桂枝 6g，炙甘草 6g。日 1 剂，水煎服。

连服 28 剂，浮肿消，饮食增，查尿蛋白（+）。泼尼松已减至 5mg，隔日

1次。改清漾汤合香砂六君子汤加淫羊藿，水煎服，日1剂。连服60剂，尿蛋白（－）。泼尼松已减至2.5mg，隔日1次。清漾汤去刘寄奴、益母草，合香砂六君子汤，日1剂，连用6个月，尿蛋白（－），肾功能（－），停泼尼松，中药改隔日1剂，巩固疗效，服半年。经郑教授治疗1年4个月，至1994年9月停药，随访至今未见复发。

按语：郑教授认为形成痰湿内阻的病因有二：一是素体脾虚湿盛，痰浊内生；二是长期大量使用激素，导致人体阴阳失衡，肺脾肾功能失司，升降功能失调，脏腑气机紊乱，痰湿阻滞肾络，而致肾的闭藏功能失常，造成蛋白从尿中漏出，长期不消。本案患儿素体脾肾气虚，加之长期应用激素，且对泼尼松的依赖，造成久不能愈。郑教授用清漾汤随症出入化裁，使激素得以顺利递减至停药，最后以清漾汤合香砂六君子汤而收功，可见中医药在治疗肾病综合征中之价值。

第五节　论升清降浊法治儿童多发性抽动症

郑启仲教授经多年研究，总结出用升清降浊法治疗儿童多发性抽动症的新观点，创升降制动汤新方，应用于临床取得了满意的疗效。

一、"升清降浊法"治儿童多发性抽动症的理论研究

（一）气机升降的含义和意义

"升"即由下向上，含有升发、宣发、发散之意。"降"即由上向下，含有下降、清泄、通降之意。其蕴涵的生理、病理意义有以下几个方面。

1.升降运动是气机运动的基本形式之一　《素问·六微旨大论》："非出入，则无以生长壮老已；非升降，则无以生长化收藏。"气的升降运动，可以推动事物的发展和变化。自然界一切事物都是运动变化着的，其运动变化的基本形式是升、降、出、入。

2.气机运动是人体生命活动的原动力　气的推动作用，不仅能够推动

人体气血津液的正常运行，而且可以激发和推动各脏腑的生理活动，如《素问·经脉别论》说："饮入于胃，游溢精气，上输于脾，脾气散精，上归于肺，通调水道，下输膀胱，水精四布，五经并行。"指出脏腑通过气机升降，不断地升清降浊，吐故纳新，机体的气血津液才能正常代谢，从而维持人体的生命活动。

3. 气机升降运动互根互用　《素问·六微旨大论》云："气之升降，天地之更用也……升已而降，降者为天；降已而升，升者为地……故高下相召，升降相因，而变作矣。"有升始有降，有降始有升。二者互根互用，降中寓升，升中寓降。升降平衡则阴平阳秘，升降失常则阴阳失衡。人的呼吸、水液代谢、食物的消化与吸收、血液的运行等，无一不是脏腑经络阴阳气血升降相因，相互配合的体现。人体五脏六腑间的升降，通过相互协同、制约而构成气机运动的整体。

4. 升清降浊是气机升降运动的实质　《素问·阴阳应象大论》曰："清阳出上窍，浊阴出下窍；清阳发腠理，浊阴走五脏；清阳实四肢，浊阴归六腑。"人身之气，清中之清者，上升以养肺气，清阳之气上达，则耳目口鼻诸窍通利；清中之浊者，通过肺之肃降下达于肾，经过肾气的蒸化，润肤固腠；浊中之清者，经过脾胃输布运化，五脏六腑、四肢百骸赖以滋养；浊中之浊者，排出体外。升降运动的主要内容是升清降浊，即升发清阳，降泄浊阴，体内病理糟粕也降泄于体外，升降相因，清阳与浊阴各达其所，故阴阳平衡，维持人体正常的生命活动和生理功能。

（二）升清降浊法的生理基础

《素问·阴阳应象大论》曰："清阳为天，浊阴为地。地气上为云，天气下为雨；雨出地气，云出天气。故清阳出上窍，浊阴出下窍；清阳发腠理，浊阴走五脏，清阳实四肢，浊阴归六腑。"说明"清升"与"浊降"是自然界和人体的正常生理现象。

"升清"与"降浊"是人体新陈代谢的两种不同形式，是气机升降出入的具体体现。如《素问·六微旨大论》曰："出入废则神机化灭，升降息则气立孤危……是以升降出入，无器不有，故器者生化之宇，器散则分之，生化息矣。故无不出入，无不升降。"说明自然界的一切生物都是时刻运动着的，运动的基本形式即升降出入。"天地阴阳生杀之理在升降浮沉之间"，说明没有升降出入就没有生命活动，人体的生命活动，无一不是脏腑升与降、出与入矛盾运动的具体表现。人体脏腑的功能活动无非是升其清阳，降其浊阴，以达到阴阳平衡。说明升清降浊并非仅一治法而已，其寓意深远。

"清与浊""阳与阴"都是相对的概念，其含义广泛。清阳是指水谷代谢所化生之精气，因阳气轻清，故水谷精微之气称为清阳，包括呼吸之清气、卫阳、阳气等精微物质。浊阴既包括水谷代谢之精微（精血阴液），又包括水谷消化后所剩余的糟粕秽浊。清阳、浊阴是人体阴阳的不同形式，清阳之上升与浊阴之下降是相辅相成、互根互用的。

1. 升清降浊与脾胃的关系 　脾胃共处中焦，为人体气机升降之枢纽。正如《素问·经脉别论》曰："饮入于胃，游溢精气，上输于脾，脾气散精，上归于肺。"饮食入于胃，经脾的运化，其水谷精微需要通过脾的吸收和转输，上输于肺。肺中之精微为清，其清中之清者，经肺气的宣发、心脉的输布，布散于皮毛、肌肤等各组织器官；清中之浊者，通过肺气肃降，经三焦水道，下归于肾。归于肾的水液为浊，经肾阳的蒸化，其浊中之清者，复化气上升于肺而布散周身；浊中之浊者下降于膀胱成为尿液排出体外。

脾胃为后天之本，脾主升清则是最基本的功能活动形式。其意义有三：一是升发水谷之精气，脾气将水谷之精气上输于心、肺、头目，通过心肺的作用化生为气血，以营养全身。二是升发输布水（津）液，脾将水谷之津液吸收并上输至肺，由肺的宣发和肃降及肾的蒸腾气化，清者输布全身，浊者化为尿液注入膀胱，维持人体水液代谢的平衡。此外，脾又可直接将津液向四周布散至全身，即脾有灌溉四旁之功能，即《素问·厥论》所说"脾主为胃行其津液"，也是脾升清功能的体现。三是升提内脏，维持内脏正常的位置。脾气盛，中气足，则脏腑各安其位。

胃主通降，胃气以降为和，其意义有二：一是受纳、腐熟水谷，并将水谷下输于小肠。《素问·五脏别论》说："水谷入胃则胃实而肠虚，食下，则肠实而胃虚。"这种虚实交替是胃气通降作用的表现，胃受纳腐熟水谷就是通过胃气下行实现的。二是降泄食物残渣，胃的通降包括协助小肠将食物残渣下输大肠和帮助大肠传导糟粕的功能。因此，胃之通降即是相对于脾之升清而言的降浊。

"纳食主胃，运化主脾，脾宜升则健，胃宜降则和"（《临证指南医案》）。脾升胃降，升降相因，纳运协调，燥湿相济，阴阳相合，则清气上升，浊气下降，布散有序，传导无滞，共同完成饮食物的消化、吸收和输布。

脾胃居于中焦，为升降运动的枢纽，脾气主升，胃气主降，共同完成化生水谷精微以营养全身。脾胃的升清降浊，主宰着人体气机的升降；肝肾之气随脾气而升，升则上输于心肺；心肺之气随胃气下降，降则下归于肝肾。没有脾胃的升降运动，则清阳之气不能敷布，后天之精不能归藏，饮食清气无由摄入，痰浊废物不能排出。只有脾胃健运，才能维持"清阳出上窍，浊阴出下窍，清阳发腠理，浊阴走五脏，清阳实四肢，浊阴归六腑"的升降运动。

2. 升清降浊与五脏的关系 人体的升清降浊除脾胃气机的升降外，尚需其他脏腑的配合，如肝的升发、肺的肃降、心火的下降、肾水的上承等，升降不违常度，保持正常的生理状态。

《素问·刺禁论》所谓"肝生于左，肺藏于右，心部于表，肾治于里，脾为之使，胃为之市"，概括了五脏升降的关系。心属火，火性炎上，主升，居南方；肾属水，水性润下，偏降，居北方；肝属木，木主升发，偏升，居东方；肺主金，金曰从革，偏降，居西方；脾胃居中，为气机之枢。总之，五脏六腑各有升降，但脾胃升降对脏腑气机升降起着协调作用，是气机升降运动的枢纽。

肺居上焦，功能主气司呼吸，主宣发与肃降，其气机以肃降为顺，其道路为右侧下行。肝位于下焦，气宜舒畅条达和升发，故肝气的运动以升为主要形式，其道路为左侧上升。肝肺二脏左升右降，调节着体内气机的升降运动。

脾胃同居中州，是气机升降出入的枢纽；在中焦的气机升降中，脾主升，胃主降，为全身气化之动力源泉。它既可引肾水上济心火，又可引心火下温肾水，从而维持"水火既济""心肾相交"的生理功能。脾气上升则清阳之气上输，肝肾之气并之而上行。胃气下降则浊阴之气下运，心肺之气随之而下达。因此，升清降浊不仅是脾胃生理活动的基本形式，而且是对人体脏腑功能活动的高度概括。

（三）升清降浊法的病理基础

生理状态下，升清降浊维持人体生命活动及脏腑生理功能；病理状态下，清气不能升，浊气不能降，则出现各种疾病。正如《素问·阴阳应象大论》所说："清气在下，则生飧泄；浊气在上，则生䐜胀。"《灵枢·阴阳清浊》曰："受谷者浊，受气者清。清者注阴，浊者注阳。浊而清者，上出于咽；清而浊者，则下行。清浊相干，命曰乱气。"这是对脾胃升降失常病理机制的概括。提示升清降浊法潜在的病理机制为气机逆乱，清浊相干。

在正常生理情况下，脾升胃降有序，升清降浊保持平衡。一旦这种相对平衡失常，便会导致气机逆乱，变证由生。正如李东垣言："脾胃之气既伤，而元气亦不能充，而诸病之所由生。"说明诸病多生于脾胃，脾胃虚弱、升降失常，乃是诸病由生的内在根源。清气升而不升，则物停于中，浊气难降，必上为患；浊气降而不降，清气难升，食不入胃，必影响气血生化之源。

《素问·六微旨大论》曰："非出入，则无以生长壮老已；非升降，则无以生长化收藏。""生死之机，升降而已。"认为升降出入"四者之有，而贵常守。反常则灾害至矣"。若升降正常，出入有序，则五脏安和；升降失常，出入无序，则五脏乖戾。脾胃的升清降浊作用对脏腑的升降出入、阴阳平衡至关重要。汉·华佗《中藏经》曰："脾病则上母不宁，母不宁则为阴不足也，阴不足则发热；又，脾病则下子不宁，子不宁则为阳不足也，阳不足则发寒。脾病则血气俱不宁，血气不宁则寒热往来，无有休息。"又曰："阳气上而不下曰否，阴气下而不上亦曰否；阳气下而不上曰格，阴气上而不下亦曰格。否格者，谓阴阳不相从也……由阴阳否格不通而生焉。"

综上所述，气机失调，升降失常导致清浊相干是脏腑病变的基本病理之一。五脏六腑各有升降，但脾胃升降对脏腑气机升降起着协调作用，是气机升降运动的枢纽。脾胃纳运升降的动态平衡一旦遭到破坏，不仅消化功能发生紊乱，而且也将波及其他脏腑，导致脏腑功能失调，阴阳失衡。

（四）多发性抽动症的发病机理

1.古今医家对多发性抽动症病机的认识 综古今文献，《素问·至真要大论》曰："诸风掉眩，皆属于肝……诸热瞀瘛，皆属于火……诸暴强直，皆属于风。"《小儿药证直诀·肝有风甚》指出："风病或新或久，皆引肝风，风动而止于头目……"王肯堂《证治准绳·幼科·慢惊》谓："水生肝木，木为风化，木克脾土，胃为脾之腑，胃中有风，瘛疭渐生。两肩微耸，两手下垂，时复动摇不已，名曰慢惊。"古代医家认为本病的病机为肝风内动，或因土虚木旺，或因心肝火旺，引动肝风。

当今多数医家认为本病为本虚标实之证，病位在五脏，主要责之于肝，本虚主要为脾气虚弱、肝肾阴虚，风、火、痰为标实，病机为脾虚肝亢、风动痰扰；肾虚肝亢、风阳鼓动。古今医家在病因病机的本虚标实的认识上有共同之处，但对于该病的核心病机无统一认识。

2.郑启仲教授对多发性抽动症病机的认识 郑教授认为，本病为本虚标实之证，病位在五脏，主要表现在肝。病机为痰邪内扰，气机失调，升降失常，肝风内动。痰浊、风、火、瘀为其病理产物，亦为致病因子。痰浊与风、火、瘀相互胶结，导致多发性抽动症症状怪异，变化多端，反复发作，迁延难愈。其病机核心为气机失调，升降失常。其理论依据如下。

（1）症多怪异，当责之痰 多发性抽动症的临床特征其怪有三。

其一，发病无明确病因，发作无明显诱因，抽动无规律，运动抽动或发声抽动可单独或同时存在，一天可发作多次，也可间歇发作。

其二，多发性抽动症患儿常见的眨眼、耸鼻、噘嘴、甩头、抖肩、怪叫、秽语、咒骂，以及强迫、自闭、抑郁、精神恍惚、幻觉等怪症百出。

其三，症发多端，无处不到，正如刘弼臣教授指出："可出现六大障碍：抽动障碍、发声障碍、运动障碍、行为障碍、学习障碍、性格障碍，这些怪异行为严重影响了儿童的学习、生活及身心健康。"郑教授认为，诸多症状虽可从"风"解，然而其"风"是由"痰浊"所致，痰盛则生风。一旦痰浊形成，就会壅塞脉道，阻滞气血运行，使脉络瘀阻。痰瘀互结为患的病证，临床表现复杂，且多离奇古怪。所以，怪病多责之痰。

（2）脾常不足，多痰之源 痰，作为一种病理产物和致病因子，其生成在小儿主要如下。

其一，小儿脾常不足，易为饮食所伤，特别是城市小儿"洋餐"日多，膏粱厚味，常致胃肠积滞，升降失常，脾运失健，水谷不化精微，聚湿生痰。

其二，小儿为"稚阴稚阳"之体，无论外感内伤，患病易从热化，而临床用药多寒凉，常致药过病所而损伤脾胃，脾虚失运，痰浊内生。

其三，小儿肝常有余，当今社会对儿童压力较大，如家庭望子成才的压力，学校学习成绩的压力，或同学之间、师生之间相处不悦，或考试成绩、模范评选而所愿不遂，均可致小儿肝气郁结，肝失疏泄，升降失常，木犯脾土，脾失健运，聚湿生痰，形成痰邪蕴伏之势，日久化火，引动肝风，诱发抽动、喉中异声等一系列多发性抽动症症状。结合多发性抽动症之病因，其病理产物"痰浊"的产生主要与脾有关，升降失常，津液失布，痰浊乃生。

（3）升降失常，抽动乃作 "气者，人之根本也"。气的主要运动形式为升降出入。《素问·六微旨大论》认为，升降出入"四者之有，而贵常守。反常则灾害至矣"。若升降正常，出入有序，则五脏安和；升降失常，出入无序，则五脏乖戾。升降失常实指气机紊乱的病理变化，"非出入，则无以生长壮老已；非升降，则无以生长化收藏"，而有"生死之机，升降而已"的说法。张介宾曰："气之在人，和则为正气，不和则为邪气。凡表里虚实，顺逆缓急，无不因气而至，故为百病皆生于气。"一旦气机失调，五脏六腑气化失司，机体的新陈代谢失衡，势必导致各种疾病的发生，故有"百病生于气"之说。疾病的产生、发展与变化莫不与气的升降出入有关，故气机升降出入既是生理之本，也是病理之源。

以上说明，无论内因外因，只有在造成气机升降失常的状态下才能发生疾病。气机失调，升降失常，清阳不升，浊阴不降，痰浊内生，痰阻气机，致脏腑失调，阴阳失衡，变生诸症。痰浊既是病理产物，又是重要的致病因素。多发性抽动症各种怪异见症均与清阳不升，浊阴不降，痰浊上蒙清窍、阻滞经脉有关。《灵枢·邪气脏腑病形》曰："十二经脉，三百六十五络，其血气皆上于面而走空窍，其精阳气上走于目而为睛，其别气走于耳而为听，其宗气上出于鼻而为臭……"肝经、大肠经、胃经、心经、小肠经、膀胱经、三焦经、胆经 8 条经脉与头直接相连，肺经、脾经、肾经、心包经以表里与脑络属。升降正常，经络畅通是脑主神明的基础，若清阳不升，浊阴不降，痰浊上蒙，经脉被阻，窍道阻塞，则出现多发性抽动症的各种见症。

郑启仲教授把多发性抽动症的病机概括为"痰邪内扰，气机失调，升降失常，肝风内动"。提出"升清降浊，化痰息风"为治法，创拟了"升清降浊制动汤"一方，简称升降制动汤，临床疗效满意，使这一学术思想得到了临床验证。

二、"升清降浊法"治多发性抽动症的临证研究

（一）升降制动汤

组成：炒僵蚕 6g，蝉蜕 6g，姜黄 6g，生大黄 3g，制白附子 3g，全蝎 3g，生白芍 10g，穿山龙 10g，莲子心 3g，甘草 3g。每日 1 剂，水煎分早晚 2 次服。以上为 5 ～ 7 岁用量，可随年龄增减。

升降制动汤是由升降散、牵正散、芍药甘草汤三方化裁而成。方中升降散源于明·龚廷贤《万病回春》，经清代温病大家杨栗山发挥，载于其著作《伤寒瘟疫条辨》一书。方中僵蚕清热解郁，化痰息风，为治风痰之圣药，既能升清，又能散逆浊结滞之痰，《本草经疏》称其"能辟一切怫郁之邪气"。蝉蜕甘寒无毒，祛风止痉，散热解毒，杨栗山称："夫蝉气寒无毒，味咸且甘，为清虚之品，出粪土之中，处极高之上，自感风露而已。吸风得清阳之真气，所以能祛风而胜湿；饮露得太阴之精华，所以能涤热而解毒也。"姜黄辛苦温，能破血行气，善理血中之气，利肝脾而散郁，杨栗山称其"气味辛苦，大寒无毒，蛮人生啖，喜其去邪伐恶，行气散郁，能入心脾二经建功辟疫"。大黄力猛善走，可入气血两分，荡涤瘀浊。四药合用，僵蚕、蝉蜕宣畅肺卫，开启上焦，升阳中之清阳，姜黄、大黄疏调气血由中焦畅达下焦，可降阴中之浊阴。一升一降，升降并施，调畅气机，通和内外。牵正散由白附子、僵蚕、全蝎组成，功善化痰祛风，通络止痉。芍药甘草汤平肝缓急而止痉。穿

山龙化痰通络。莲子心清心安神，交通心肾。全方配伍，共奏升清降浊、化痰息风、通络止痉、清心醒脑之效。正切"浊邪内扰，气机失调，肝风内动"之病机。

郑启仲教授讲，升降制动汤的核心在升降散，其他均为配伍应用。杨栗山在描述升降散所治证候中说："如肉瞤筋惕者……哭笑无常，目不能闭者；如手舞足蹈，见神见鬼，似风癫狂祟者……但服此散，无不取效。"升降散本为温疫而专设，其病机总属三焦火郁，气机失畅。然究其组方，只要是气机失调，升降失常所致的实、热、痰、风之证，都可以运用升降散来调节脏腑气机，恢复阴阳气血平衡，其辨证运用的关键是气机失调、升降失常。先贤云："只治痉之因而痉自止，不必沾沾但于痉中求之。"故升降散的升清降浊、化痰息风为控制抽动之关键。

（二）升降制动汤的临床应用

郑教授经过多年临床观察，以升降制动汤作为核心方，结合临床辨证配伍运用，取得了较好的临床疗效。依据《实用中医儿科学》第1版，结合自己临床经验，将多发性抽动症分为4个证进行辨证治疗。

1.脾虚肝亢证　多见于素体脾虚，或抽动日久，反复发作的患儿，抽动无力，时发时止，时轻时重。临床以运动抽动和发声抽动同时存在，患儿噘嘴、弄唇、口角及面部抽动，同时伴有四肢、腹部抽动，喉中异声，时有秽语。精神倦怠，面色萎黄，食欲不振，夜卧不安，吮指磨牙，大便溏薄或干结，小便清长。舌淡，苔薄白或腻，脉弦而滑。治以升清降浊，扶土抑木。方用升降制动汤去大黄加炒白术、清半夏、天麻等。

2.痰火扰心证　起病较急，肌肉抽动见于头面、躯干、肢体等不同部位，动作多、快、有力，张口伸舌，喉中痰鸣，异声高亢，秽语频发，伴烦躁口渴，冲动多动，夜寐不安，大便干结，小便短赤，舌质红或尖红，苔黄或黄厚腻，脉滑数或弦数。治以升清降浊，清心化痰。方用升降制动汤加黄连、制胆南星等。

3.肝郁化火证　多有明显的情志不畅的病因，皱眉眨眼，摇头耸肩，伸臂踢腿等抽动症状幅度大而频繁有力，异声高亢，伴性情急躁，冲动易怒，唇红目赤，大便干结，小便短赤，舌红，苔薄黄或黄，脉弦数有力。治以升清降浊，疏肝泻火。方用升降制动汤加龙胆草、钩藤、代赭石等。

4. 水不涵木证　见于禀赋不足，素体阴虚的患儿。患儿挤眉，眨眼，耸肩摇头，伸臂握拳，手指抽动，时发时止，抽动无力，喉中时有吭吭声，伴眩晕耳鸣，注意力不集中，面红，盗汗，舌淡苔白，或舌红苔少，脉细数。治以升清降浊，滋阴潜阳。方用升降制动汤加生地黄、生龙牡、生龟甲等。

【病案举例】

1. 张某，男，7 岁，2008 年 10 月 13 日初诊。

主诉：眨眼、耸鼻 1 年。

病史：患儿 1 年前不明原因出现眨眼、耸鼻、喉中发出吭吭怪声，在当地医院诊为多发性抽动症，服用硫必利，疗效不显，求郑教授诊治。刻下：眨眼频繁，甩头，耸肩，抽动有力。喉中异声，秽语连连，心烦口渴，冲动易怒，坐立不安，大便干。平素喜食汉堡、炸鸡等肥甘油腻之品。患儿系因饮食不知自节，损伤脾胃，脾胃为气机升降之枢纽，气机失调，升降失常，清气不升，浊气不降，清浊相干，化生痰浊，阻滞经脉，郁而化火，痰火胶结，横窜经络，上扰心神，引动肝风所致。舌红，苔黄，脉弦滑。诊断为肝风证。西医诊断为多发性抽动症。辨证为升降失常，痰火扰心。治宜升清降浊，清心平肝。方选升降制动汤加减。

处方：炒僵蚕 10g，蝉蜕 10g，姜黄 6g，生大黄 6g，制白附子 6g，全蝎 6g，生白芍 15g，穿山龙 10g，莲子心 6g，黄连 6g，胆南星 3g，生甘草 6g。7 剂，每日 1 剂，水煎服。

二诊：2008 年 10 月 20 日。秽语消失，眨眼、耸鼻、甩头及烦躁明显减轻，大便通畅，舌转淡红，苔薄白，脉弦。上方加柴胡 6g，生大黄减为 3g，再进 7 剂。

三诊：2008 年 10 月 27 日。甩头基本消失，眨眼、耸鼻仍作，守法再调。

处方：炒僵蚕 10g，蝉蜕 6g，姜黄 3g，制大黄 3g，白附子 6g，全蝎 6g，柴胡 6g，生白芍 15g，桔梗 6g，陈皮 10g，生白术 15g，甘草 6g。7 剂，每日

1剂，水煎服。

四诊：2008年11月5日。诸症消失。其母担心复发，要求继续服药，上方去大黄，改为散剂，每次3g，每日2次，连服3个月，患儿一切如常，停药观察。随访2年未见复发。

按语：患儿自幼饮食多膏粱厚味，脾胃易伤，升降失常，清浊相干，痰浊内生，郁而化火，痰火内扰，诸症丛生。郑教授投自拟升降制动汤加黄连、胆南星升清降浊，清热泻火，化痰息风，14剂痰火得清，抽动明显减轻。三诊去黄连、胆南星、穿山龙、莲子心，加桔梗、陈皮以调畅气机，加白术以杜生痰之源，7剂诸症消失。四诊改为散剂巩固疗效而收全功。

2. 刘某，女，9岁，2009年3月15日初诊。

主诉：腹部肌肉抽动3年。

病史：患儿3年前出现腹部肌肉不自主抽动，经北京某医院诊为多发性抽动症，给予氟哌啶醇治疗，抽动一度得到控制，半年后症状又出现，再加量服用无效，改求中医治疗。先后进镇肝熄风汤、羚角钩藤汤、柴胡加龙骨牡蛎汤、风引汤等1年余，曾有缓解，终未能控制，求郑教授诊治。刻下：患儿体瘦，面色萎黄，上腹部肌肉不自主快速上下抽动，每次抽动3～5秒，发作间隔10分钟、半小时、1小时不等，而抽动部位不移，纳呆食少，大便干，2～3日一行。舌质紫暗，尖边有瘀点，苔腻微黄，脉沉涩。诊断为肝风证。西医诊断为儿童抽动障碍。辨证为痰瘀阻络，升降失常。治宜升清降浊，化痰活瘀。方选升降制动汤加减。

处方：炒僵蚕10g，蝉蜕10g，姜黄6g，酒大黄10g，全蝎10g，生白芍30g，炒桃仁10g，红花10g，鸡血藤15g，升麻6g，葛根15g，炙甘草15g。7剂，每日1剂，水煎服。

二诊：2009年3月22日。抽动次数明显减少，大便日1次，饮食见增，舌苔薄白，脉较前缓，效不更方，上方酒大黄减为6g，生白芍改为酒炒白芍15g，再进7剂。

三诊：2009年3月29日。抽动基本消失，舌紫、瘀点均有改善。上方去升麻、葛根，全蝎减为6g，加生白术30g，隔日1剂，水煎服，连服2个月，未见抽动，停药观察。随访 1 年未见复发。

　　按语：患儿只有腹部肌肉一处抽动，似与多发性抽动症不符。郑教授对此例患儿多次讲到，这正是"怪"的表现，"怪病多由痰作祟"，越是固定在一处，越说明痰阻经络而升降失常，加之本例患儿为血瘀之体，"痰""瘀"交结而致久治不愈。故投升降制动汤去白附子、莲子心，加桃仁、红花、鸡血藤活血化瘀通络，加升麻、葛根以助升阳明之清阳，7 剂而症大减，方中大黄、白芍改为酒制，意在增强活血化瘀之力，14 剂抽动消失，可谓药切病机，见效亦捷。三诊加生白术 30g，郑教授说，脾胃为后天之本，气机升降之枢，脾主肌肉，重用白术意在健脾以防复发。

第六节　论小儿体质"三说"

　　郑启仲教授十分重视小儿体质的研究，他认为小儿与成人最大的不同就是体质的差异。

一、小儿体质"三说"的提出与形成

　　小儿是指从胚胎形成到青春期结束这段时期。整个时期每个年龄阶段又有不同的机体特点，可划分为 7 个阶段：胎儿期、新生儿期、婴儿期、幼儿期、学龄前（幼童）期、学龄（儿童）期和青春期（少年）期。小儿时期，个体处于不断生长发育过程之中，有着不同于成人的体质特点。

　　关于小儿体质，古代医家早有论述。《灵枢·逆顺肥瘦》曰："婴儿者，其肉脆、血少、气弱。"隋·巢元方《诸病源候论·小儿杂病候》曰："小儿脏腑之气软弱，易虚易实。"唐·孙思邈在《备急千金要方》指出"小儿气势微弱""小儿始生，肌肤未成""少小新生，肌肤幼弱……"并认为小儿多有惊痫者，亦由少小"血脉不敛，五脏未成"及"五脉不流，骨怯不成"之故。以上文献认为"气血不足，脏腑柔弱"是小儿的基本体质特点。

　　我国第一部儿科专著《颅囟经》曰"孩子气脉未调，脏腑脆薄"及"凡孩子三岁以下，呼为纯阳，元气未散"，提出了小儿为"纯阳"之体的概念，清·吴瑭之前的医家多尊崇此说，影响久远。

宋·儿科名医钱乙在《小儿药证直诀》中说"小儿骨气未成，形声未正，悲啼喜笑，变态不常"，明确指出小儿"脏腑柔弱""五脏六腑，成而未全，全而未壮"的体质特点，还指出小儿"脏腑柔弱，易虚易实，易寒易热"的病理特点。金·张从正《儒门事亲》中也指出"小儿初生，肠胃绵脆，易饥易饱，易虚易实"。大大丰富了小儿体质学内容。

明·万全在《育婴家秘》中说"小儿血气未充……肠胃脆薄，精神怯弱"，更具体提出小儿"肝常有余，脾常不足，心常有余，肺常不足，肾常虚"的五脏有余及不足观点，丰富了小儿体质学说内容，为小儿疾病的治疗提供的辨体论治的依据，一直有效地指导着儿科的临床。万全还提出"儿之初生曰芽儿者，谓如草木之芽，受气初生，其气方盛，亦少阳之气方长未已"，成为小儿体质"少阳"学说的开山鼻祖。

明·张景岳在《景岳全书·小儿则》中提出"小儿元气未充"及"小儿之真阴未足"的观点。清朝温病大家叶天士在《临证指南医案·幼科要略·总论》中也说"再论幼稚，阳常有余，阴未充长……"为"稚阴稚阳"学说的提出打下了基础与铺垫。

清·吴瑭在《温病条辨·解儿难》指出小儿"稚阳未充、稚阴未长"，明确提出了小儿属"稚阴稚阳"之体的学术观点，指出小儿体质阴阳二气均较不足，较之"纯阳"观点更趋完善。此外，吴瑭还指出小儿"脏腑薄、藩篱疏，易于传变，肌肤嫩、神气怯，易于感触"的病理特点。

二、小儿体质"三说"的"是"与"非"

郑教授认为，小儿的体质特点决定疾病的产生、发展与转归。小儿体质"纯阳""稚阴稚阳""少阳"三说，在儿科发展史上对指导临床实践发挥了重要作用。正确认识小儿体质"三说"，对于小儿生理病理特点的理解和运用，对于提高临床疗效、指导预防保健、保障儿童健康等都具有十分重要的意义。

（一）"纯阳"说

《颅囟经·脉法》首先用"纯阳"一词称呼小儿，曰"凡孩子三岁以下，呼为纯阳，元气未散"。小儿为"纯阳"之体说由此而生，长期被后世多数医家所尊崇。由于对"纯阳"一词的概念未做详尽阐述，以至于后世医家对"纯阳"的理解各执己见，难免偏颇。

清·吴瑭之前，多数医家是从小儿患病后多表现为阳、热、实证的病证特点来理解"纯阳"的。由于小儿为"纯阳"之体，以阳为用，阳气抗邪的特点是温热、向上的，无论外感六淫之邪、时令疫毒，还是内伤饮食，在抵抗邪气的过程中，都易于阳（热）化，在疾病早期表现为阳、热、实证。

宋·钱乙在《小儿药证直诀·序言》说"小儿纯阳，无烦益火"。宋《圣济总录·小儿风热》曰"小儿体性纯阳，热气自盛……"金·刘完素《黄帝素问宣明论方·小儿门》说"大概小儿病者，纯阳，热多冷少也"。元·朱丹溪《格致余论·慈幼论》曰"小儿十六岁以前，禀纯阳气，为热多也"。清朝温病大家叶天士在《临证指南医案·幼科要略·总论》中说"襁褓小儿，体属纯阳，所患热病最多"及"小儿热病最多者，以体属纯阳，六气著人，气血皆化为热也"。清代著名医学家徐大椿在《医学源流论·治法》也说"小儿纯阳之体，最宜清凉"。在治疗小儿疾病时，力主清凉，力避温热，出现了明显的弊端。如清代儿科医家陈复正说"幼科论证，悉以阳有余阴不足立论，乖误相承，流祸千古，后人误以婴儿为一团阳火，肆用寒凉，伤脾败胃"。

那么，如何正确理解"纯阳"说呢？

郑教授认为，首先不能从字面意思理解"纯阳"。人是一个阴阳平衡的有机整体，阴平阳秘，机体功能才能正常。阴和阳是不能分割的，物质是功能的基础，功能是物质的具体表现。若将"纯阳"理解为阳亢阴亏或有阳无阴都是不正确的，不存在有阳无阴的盛阳，也没有阳盛阴微和阳气的绝对有余。正如吴瑭所言"古称小儿纯阳，此丹灶家言，谓其未曾破身耳，非盛阳之谓"。余梦塘在《保赤存真》中说小儿"真阴有虚，真阳岂有无虚，……此又不可徒执纯阳之论也"。《万氏秘传片玉心书》中又说"小儿纯阳之体，阴阳不可偏伤"。罗整齐在其《鲆溪医论选》中论及小儿机体特点时也说"小儿年幼，阴气未充，故曰纯阳，原非阳气之有余也，特稚阳耳……"徐小圃先生也认为小儿"阴属稚阴，阳为稚阳"，而绝非"纯阳"之体。

"纯阳"说是对婴幼儿时期小儿生机旺盛、发育迅速生理现象的高度概括。说明了小儿在生长发育、阳充阴长过程中，生机蓬勃、发育迅速的生理特点。从小儿总体的生长发育过程来看，小儿不断生长、发育逐渐成熟，这种蓬勃的生长趋势是绝对的，中医把这种积极向上的、不断完善的特性称为"阳"，而这种阳的趋势是绝对的，故理解为"纯阳"。"纯阳"是在阴平阳秘前提下，阳气相对偏旺的生理状态。由于小儿生长发育迅速，对各种营养物质需要迫切，而精血津液这些属"阴"的营养物质总显得相对不足。"纯阳"说着重强调了阳相对旺盛，阴相对不足。陈复正在《幼幼集成》中说："至云小儿阳火有余，不知火之有余，实由水之不足。"后世的"阳有余，阴不足"说是这种观点的注解和发展。

（二）"稚阴稚阳"说

随着对"纯阳"学说认识的深入，其片面性和局限性日益显露。清代温病学家吴瑭率先摆脱了纯阳学说的禁锢，在《温病条辨·解儿难》中指出"古称小儿纯阳，此丹灶家言，谓其未曾破身耳。非盛阳之谓，小儿稚阳未充，稚阴未长也"，正式提出了小儿为"稚阴稚阳"之体的新说。郑教授认为，"稚阴稚阳"说的确立，从功能和物质的角度对小儿体质的认识趋向全面，几乎被中医界所公认，直至中华人民共和国成立后的教科书都为之推崇，并做了正确的解释和运用。

"稚阴稚阳"的体质学说认为，小儿的阴和阳都是幼稚的、不充实的。也就是说，小儿体内精、血、津液及脏腑、四肢、百骸等有形物质尚未发育成熟（稚阴），脏腑的各项生理功能尚未完善（稚阳），仍处于生长发育的动态过程中。该学说深刻阐明了小儿最基本的生理本质，对中医小儿体质学说产生了深远的影响，已经成为临床共识。

郑教授认为，"稚阴稚阳"说的提出是长期以来对"纯阳"说不同认识进行争鸣的产物，也有其深厚的历史渊源。《灵枢·逆顺肥瘦》曰："婴儿者，其肉脆、血少、气弱。"《颅囟经》说："孩子气脉未调，脏腑脆薄。"钱乙在《小儿药证直诀·变蒸》也说："五脏六腑成而未全，全而未壮。"明·张景岳《景岳全书·小儿则》认为"小儿元气未充""小儿之真阴未足"。明·王肯堂《证治准绳》说："盖小儿初生襁褓，未有七情六欲，只是形体脆弱，血气未定，脏腑精神未完。"

江育仁对"稚阴稚阳"作了较全面的解释："这里的阴，一般是指体内精、血、津、液等物质；阳，是指体内脏腑的各种生理功能活动，故稚阴稚阳的观点更充分说明了小儿无论在物质基础与生理功能上，都是幼稚不完善的。"根据"稚阴稚阳"总结出的小儿"脏腑娇嫩，形气未充；生机蓬勃，发育迅速"的生理特点和"发病容易，变化迅速；脏气清灵，易趋康复"的病理特点，有效地指导着儿科临床实践。

（三）"少阳"说

明代万全在《育婴秘诀·五脏证治总论》云："春乃少阳之气，万物之所以发生者也。小儿初生曰芽儿者，谓如草木之芽，受气初生，其气方盛，亦少阳之气方长未已……"是小儿体禀"少阳"之说最早的较明确的记载。近代医家张锡纯在《医学衷中参西录》中说"小儿少阳之体，不堪暑热"及"盖小儿虽为少阳之体，而少阳实为稚阳"，明确提出了小儿为"少阳之体"的说法。今人安效先、徐荣谦对小儿体质的"少阳"学说进行了较全面的论述与阐发。

郑教授认为，"少阳"说强调小儿时期的阴阳平衡是动态发展的，小儿的阴阳平衡是阳气占主导地位的阴阳平衡，是处于不断发展变化中的阴阳平衡。随着阳气不断迅速生长，阴气亦随之生长，即所谓"阳生而阴长"。小儿时期阴阳平衡更迭的速度主要取决于阳气的生发速度。阳气占主导地位的阴阳平衡是"少阳"说的核心。不可仅从字面上认为"少阳"说只强调了"阳"而并未提及"阴"。"纯阳"说和"稚阴稚阳"说分别体现了小儿生理特点的两个不同侧面。"纯阳"说体现的是小儿生机蓬勃、发育迅速的一面；"稚阴稚阳"说体现的是小儿脏腑娇嫩、形气未充的一面。少阳学说概括了小儿生机旺盛的特点，又隐含了小儿各方面发育不成熟，阴阳二气皆稚嫩的特点。《素问·阴阳类论》云："一阳也，少阳也。"王冰注曰："阳气未大，故曰少阳。"少阳"说不仅避免了"纯阳"说对于小儿阴阳二气稚嫩和不足阐述的不够，也避免了"纯阳"说之"纯阳"易被误解为"纯阳无阴"的不足，还避免了"稚阴稚阳"说单纯强调小儿脏腑嫩弱，对小儿生机蓬勃、发育迅速生理特点强调不够的缺陷，是"纯阳"说和"稚阴稚阳"说的补充和完善。

（四）"三说"的历史地位和局限性

郑启仲教授认为，任何一门科学，在它形成和发展的过程中，无不是在继承前人的基础上，不断创建新的理论、学说而得以丰富发展的。小儿体质"三说"见仁见智，对小儿体质的认识不断深化，如张宝林在《现代中医新生儿学》中指出："总之，纯阳之体学说，不能完整地解释小儿体质的生理特点，其作为一个学说，没有统一的含义……稚阴稚阳学说，概念统一、明确，反映了中医学的整体观点。"根据"稚阴稚阳"总结出小儿"脏腑娇嫩，形气未充；生机蓬勃，发育迅速"的生理特点和"发病容易，变化迅速；脏腑清灵，易趋康复"的病理特点，有效地指导着儿科临床实践。"少阳"说又从小儿生长发育阶段的生理特点认识上，对"稚阴稚阳"说作了某些补充和阐发。

"三说"虽然对儿科的临床实践有很大的指导意义，但也有其一定的局限性。《内经》把人的体质从"阴阳五行""形体肥瘦及年龄壮幼""性格刚柔勇怯""形态苦乐"等四个方面进行了分类研究，其内容包括性别、年龄、地区、禀赋、体态、性格、心理活动、皮肤、社会地位、生活条件、对自然界的适应能力及药物针刺的反应等方面，并通过描述个体的特殊性即个体的差异性，提示诊断治疗原则。从《内经》体质分类看小儿体质"三说"，郑教授认为，"三说"只是《内经》体质分类中的一个方面，"纯阳""稚阴稚阳"或是"少阳"，都是阐述小儿这一人体生长发育阶段生理体质特点的共性，而不能用以说明不同小儿体质的差异性，即个体体质。比如，同为1岁婴儿，均属"稚阴稚阳"之体，在同一环境中感受外邪，由于其阴阳强弱的个体差异，有的表现为发热、无汗、脉浮紧的表实证，有的则表现出发热、自汗、脉浮缓的表虚证，临床只能针对每一小儿的不同见症施治，而不能因同属"稚阴稚阳"之体而用一方治之。"稚阴稚阳"说显然无法解决小儿个体体质差异的问题，故需对小儿体质进一步研究。中医体质学说的创建人王琦教授，在中国人九种体质的研究基础上，对小儿体质 1～2 岁、2～7 岁、7～14 岁进行了分段研究，这一研究成果的面世，将把小儿体质研究推向历史新阶段。

第七节 论小儿面色望诊与应用

郑启仲教授常说，儿科俗称"哑科"，闻诊、问诊、切诊均易受干扰，望诊诊查的结果一般比较客观可靠。正如《幼科铁镜·望形色审苗窍从外知内》言："望闻问切，固医家之不可少一者也，在大方脉则然，而小儿科则惟以望为主。"小儿肌肤柔嫩，反应灵敏，凡外感六淫，内伤乳食，以及脏腑功能失调，气血阴阳盛衰，易从面色表现于外。郑教授在望闻问切四诊合参的基础上，重点对"面上证"进行临床验证，然后总结出规律，用以指导临床实践，不断丰富儿科望诊内容。

一、面部五色与五脏

面部望诊是小儿望神色中的重要组成部分。《灵枢·邪气脏腑病形》说："十二经脉，三百六十五络，其血气皆上于面而走空窍。"《灵枢·师传》也说："五脏之气阅于面。"说明面部色泽是人身气血的反映，望面色可以了解脏腑气血的盛衰，以及邪气之所在。观察面部气色的好坏，主要在有神无神。所以喻嘉言《医门法律·望色论》说："察色之妙，全在察神。"《素问·五脏生成》谓："生于心，如以明润光泽，内含隐隐而不外露为有神，枯槁、晦暗、暴露者则为失神。"常用的面部望诊方法有五色主病和五部配五脏（图 1），其中五色主病是望神察色诊病的主要方法。

面部五色配五脏，是根据面部不同部位出现各种色泽变化来推断脏腑病变的面部望诊方法。《灵枢·五色》曰："五色各见其部，察其浮沉，

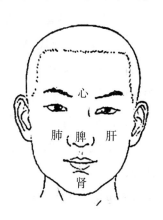

图 1 面部五脏部位图

以知浅深；察其泽夭，以观成败；察其散抟，以知远近；视色上下，以知病处。"《素问·刺热》首先提出："肝热病者，左颊先赤；心热病者，额先赤；脾热病者，鼻先赤；肺热病者，右颊先赤；肾热病者，颐先赤。"按五脏气机上下升降机理划分面部部位：左颊属肝，右颊属肺，鼻属脾，额属心，颐属肾。宋·钱乙则明确提出"左腮为肝，右腮为肺，额上为心，鼻为脾，颏为肾"（《小儿药证直诀·面上证》）。明·王肯堂提出"左颊属肝，东方之位，春见微青者平，深青者病，白色者绝；右颊属肺，西方之位，居右，秋见微白者平，深白者病，赤色者绝；额上属心，南方之位，火性炎上，故居上，夏见微赤者平，深赤者病，黑色者绝；鼻上属脾，中央之位，故居中，而四季见微黄者平，深黄者病，青色者绝；下颏属肾，北方之位，水性润下，故居下，冬见微黑者平，深黑者病，黄色者绝"（《幼科证治准绳·初生门·察色》）。对这五个部位的色泽变化用五行学说做解释，吴谦指出"欲识小儿百病原，先从面部色详观。五部五色应五脏，诚中形外理昭然。额心颏肾鼻脾位，右腮属肺左属肝。青肝赤心黄脾色，白为肺色黑肾颜……"（《医宗金鉴·幼科心法要诀》）。

二、面部五色的临床意义

五色，即按面色红、青、黄、白、黑五种不同颜色的偏向表现来诊察疾病。五脏六腑之生理病理均在机体呈现特定的颜色，如《素问·举痛论》曰："五脏六腑，固尽有部，视其五色，黄赤为热，白为寒，青黑为痛，此所谓视而可见者也。"《万氏秘传片玉心书·观形察色总论》说："凡看小儿疾病，先观形色，而切脉次之。""五位青色者惊积不散，欲发风候。五位红色者，痰积壅盛，惊悸不宁。五位黄色者，食积敛伤，疳候痞癖。五位白色者，肺气不实，滑泄吐痢。五位黑色者，脏腑欲绝，为疾危恶。"《育婴家秘·幼科发微赋》更概括为"青惊赤热，黄积白疳，如煤之黑兮，必中乎恶毒，似赭之紫兮，斯感乎风寒"。古代儿科医家对于五色主病，一方面出自五行理论，另一方面也是临床实践观察、经验积累的结果。

（一）面色白

面呈白色，是气血不荣，络脉空虚所致，多为虚证、寒证。小儿感冒初起，面色苍白，无汗者，多为外感风寒；久病面白少华，唇色淡白，多为血虚；突然面色苍白，四肢厥冷，大汗淋漓者多为阳气暴脱；若面色㿠白，颜面四肢浮肿者，为阳虚水泛，常见于阴水。

（二）面色红

面色赤红，因热盛而血液充盈所致，多为热证，又有虚实之分。若面红、咽痛、咽部红肿为风热外感；小儿面红目赤，壮热不退，口渴引饮，便干尿赤者，为里热炽盛；午后颧红潮热，口唇红赤伴盗汗为阴虚内热，虚火上炎；若两颧艳红如妆，面白肢厥，冷汗淋漓为虚阳上越，是阳气欲脱的危重证候。

（三）面色黄

面色黄而非常色者，常因脾虚失运，水谷、水湿 不化，气血不充所致，多为虚证或湿证。小儿面目色黄而鲜明，为湿热内蕴之阳黄；面目黄而晦暗，为寒湿阻滞之阴黄；出生后不久出现的黄疸为胎黄，有生理性与病理性之分。小儿面色萎黄，伴形体消瘦、腹胀纳呆为脾胃气虚，常见于疳证；面黄无华，伴脐周阵痛，夜间磨牙多为虫积。

（四）面色青

面色青，因气血不畅，经脉阻滞所致，多为寒证、痛证、惊痫、瘀证。若面色白中带青，表情愁苦皱眉，多为里寒腹痛；面青而晦暗，神昏抽搐，常见于惊风和癫痫发作之时；面青唇紫，呼吸急促，为肺气闭塞，气血瘀阻。大凡小儿面呈青色，病情一般较重，应注意多加观察。

（五）面色黑

面色黑，常因阳气虚衰，水湿不化，气血凝滞所致，多为寒证、痛证、瘀证、水饮证。若面色青黑，手足逆冷多为阴寒里证；面色黑而晦暗，兼有腹痛呕吐，可为药物或食物中毒；面色青黑晦暗为肾气衰竭，不论新病久病，皆属危重。若小儿肤色黑红润泽，体强无病，是先天肾气充沛的表现。

郑教授在继承《内经》、钱乙、王肯堂、吴谦等小儿望诊的基础上，对面部的望诊，强调：①患儿情绪、光线强弱及环境温度等对其色泽会有一定影响，所以要在安静未哭之前，尽量利用自然光线抓紧时间细心诊察；②对其异常色泽要详细询问其时间及变化情况；③要紧密结合闻问切诊，正确判断异常变化的病位、病性、病因病机，不论五色主病，或五部配五脏的面部望诊方法，都要抓住五色特殊变化，四诊合参，综合分析，作出正确诊断。实为经验之谈。

三、典型医案

1. 面呈白色案　张某，女，6 岁，1977 年 12 月 10 日初诊。

主诉：咳嗽、发热、喉鸣 2 月余。

病史：2 个月前感寒而发，发热、咳嗽、喘鸣，某医院诊为支气管肺炎，给予青、链霉素及麻杏石甘汤等，药后热退，咳喘不愈，来院求诊。刻下：面色白，神倦，心悸气短，自汗恶风，咳嗽喘鸣，痰多色白，食少便溏。听诊右下肺可闻中等湿性啰音。舌质淡，苔薄白，脉浮缓无力。诊断为肺炎喘嗽。西医诊断为支气管肺炎。辨证为心肺气虚，营卫失和，正虚邪恋，肺气失宣。治宜益气和营，温肺化痰。方选黄芪建中汤加味。

处方：黄芪 12g，桂枝 6g，白芍 10g，炙甘草 3g，姜半夏 6g，白术 6g，生姜 3g，大枣 3 枚。3 剂，每日 1 剂，水煎服。

二诊：1977 年 12 月 13 日。咳减，喘鸣消失，自汗渐止，纳食增加，面色转为红润，肺部啰音消失，效不更方，守法再进 6 剂而愈。其父大悦，询问能否根治，调方如下。

处方：黄芪 9g，桂枝 6g，白芍 10g，炙甘草 3g，生姜 3g，大枣 2 枚，紫河车粉 2g（冲服）。3 日 1 剂，水煎服。

上方，连续进 28 剂停药观察，随访 3 年未见复发。

按语：患儿面呈白色，白色多是气血不荣，络脉空虚所致，多为虚证、寒证。本例患儿为支气管肺炎，"邪之所凑，其气必虚"，病邪久羁，正虚邪恋；营损于里，卫伤于外；中阳不振，脾湿生痰；寒痰内蕴，肺虚失宣，可谓本证缠绵难愈之源。"损者益之""劳者温之"，故投黄芪建中汤益气和营，温肺化痰，加白术、半夏健脾燥湿祛痰，方药合度，见效亦速。

2. 左腮发赤案   李某，女，4岁，2009年6月17日初诊。

主诉：咳嗽1个月。

病史：咳嗽呈阵发性剧咳，多在午后和夜间发作，咳后吐出白色黏痰，经用西药头孢类抗生素、镇咳化痰剂，中药止嗽散、葶苈大枣泻肺汤、麻杏石甘汤等治疗而咳不止。刻下：面部望诊突显左腮色赤且灼手。舌尖边红，苔黄微腻，脉弦有力。诊断为咳嗽。西医诊断为支气管炎。辨证为木火刑金，痰热蕴肺。治宜清肝泻火，化痰止咳。方选小柴胡汤合黛蛤散加减。

处方：柴胡6g，黄芩6g，姜半夏6g，青黛2g，海蛤壳10g，栀子6g，炒僵蚕6g，葶苈子6g，甘草3g。3剂，每日1剂，水煎服。

按语：该患儿咳嗽月余，久治不愈，应考虑到"五脏六腑皆令人咳，非独肺也"。而此患儿左腮发赤，结合舌红苔黄等，清肝泻火、化痰止咳而愈，实得益于面部望诊提示的病位、病因病机的指导用药。

3. 右腮发赤案   张某，女，7岁，2010年10月16日初诊。

主诉：低热2个月。

病史：患儿2个月前因感冒发热、咳嗽，经当地医院中西医结合治疗后热退咳止。几日后发现每天午后低热（37.1～37.7℃），夜半自退，别无不适，经多家医院检查排除心、肝、肾、肺疾患及结核病。中药青蒿鳖甲汤、知柏地黄汤、补中益气汤等均服过。视患儿精神振奋，表情活泼，体温37.4℃，唯右腮红赤。舌淡红，苔少微黄，脉浮微数。诊断为发热。西医诊断为发热原因待查。辨证为肺有蕴热。治宜养阴清肺。方选泻白散加味。

处方：桑白皮10g，地骨皮10g，杏仁10g，白薇6g，乌梅10g，甘草6g，粳米30g。3剂，每日1剂，水煎服。

二诊：2010年10月19日。面赤、低热减轻，其中第3日体温未达37℃。原方再进5剂，低热退，腮赤消，停药观察，随访半年未见复发。

按语：该患儿低热达2个多月，郑教授接诊即叫我们快看"这个患儿右腮发赤多么典型"，不用诊脉就知她有热在肺。遵钱乙"散肺虚热，少服泻白散"，方用泻白散加白薇、乌梅泻肺、敛阴而收功。

4. 面色发黄案   连某，女，10岁，河南许昌市许昌县人，2010年5月8

日初诊。

主诉：嗜食泥土半年余。

病史：患儿半年前出现不思饮食，嗜食泥土，不能自控，每天食 100g 左右，兼见困倦无力，身体消瘦。曾在某医院按钩虫病及蛔虫病治疗无效。刻下：面色萎黄，双气池色暗，精神倦怠，形体消瘦，心烦，失眠多梦，二便正常。舌淡红，苔黄而腻，脉濡数。诊断为嗜异症。西医诊断为异食癖。辨证为湿热内阻，中焦失和。治宜清利湿热，健脾和胃。方选三仁汤加减。

处方：杏仁 6g，白蔻仁 6g，薏苡仁 15g，法半夏 6g，厚朴 10g，滑石 10g，淡竹叶 10g，黄连 6g，远志 6g，夜交藤 15g，琥珀 2g（研极细末冲服）。5 剂，每日 1 剂，水煎，分 2 次服。

二诊：2010 年 5 月 13 日。患儿自述嗜异症减轻，见泥土能自控，睡眠好转，于前方去琥珀，加党参 10g、白术 12g、麦芽 20g，继服 15 剂，嗜泥土等症消失。

按语：本例嗜食泥土怪症历时半年余，久治少效。细究其因，实由湿热内阻，中焦失和所致。张景岳在《景岳全书·求本论》中说："直取其本，则所生诸病，无不皆退。"故用三仁汤清利湿热，宣畅三焦；配白术、党参、麦芽健运脾胃。全方标本兼顾，使湿去热清，脾胃和合，气机升降得复，其病得愈。

5. 面色发青案 关某，男，11 岁，河南濮阳市人，2011 年 6 月 2 日初诊。

主诉：发作性抽搐 4 年。

病史：4 年前无明显原因出现抽搐发作，在某大学附属医院行脑电图检查示异常儿童脑电图，诊断为癫痫。服用丙戊酸钠已 2 年余，仍有大发作，求郑教授诊治。刻下：每周发作 2～3 次，表现为突然仆倒，不省人事，醒后惊恐不安。面色萎黄，双气池紫暗，表情呆滞，饮食差，大便滞。舌尖边红，苔黄，脉弦。脑电检查：异常儿童脑电图。肝肾功能无异常。诊断为痫证，辨证为肝胆郁热，痰扰清窍。西医诊断为癫痫。治宜疏肝利胆，化痰息风。方选柴胡加龙骨牡蛎汤加减。

处方：醋柴胡 10g，姜半夏 6g，黄芩 10g，人参 6g，胆南星 6g，炒栀子

6g，远志 10g，郁金 10g，白矾 3g（化，兑服），石菖蒲 10g，生龙骨 15g（先煎），生牡蛎 15g（先煎），生姜 6g。15 剂，每日 1 剂，水煎服。

二诊：2011 年 6 月 18 日。服上药发作次数减少，效不更方，上方再进 15 剂，每日 1 剂，水煎服。

三诊：2011 年 7 月 5 日。服药期间发作 1 次，全身症状减轻，无吐沫，守法调方：醋柴胡 6g，姜半夏 6g，桂枝 3g，人参 6g，郁金 6g，白矾 3g（化），远志 6g，石菖蒲 6g，生龙骨 15g，生牡蛎 15g，生姜 6g，甘草 6g。30 剂，每日 1 剂，水煎服。

四诊：2011 年 8 月 6 日。服药期间发作 2 次，舌尖边红，苔白腻，上方去桂枝，加炒栀子 6g、白芍 15g、天麻 10g，30 剂，每日 1 剂，水煎服。

患儿抽搐未发作，复查脑电图明显改善，原方加减继服，西药用量自行减半，随访 1 年无发作。

按语：徐大椿曰："此方能治肝胆之惊痰，以之治癫痫必效。"张景岳云："癫狂二证，皆由情志过度……皆属火炽痰壅，但有缓急之分耳。"心藏神，为精神之所舍，火炽痰壅扰乱神明，则发狂为急；痰热闭阻，神明失用，只发癫为缓。此方诸药相配，散与敛、通与补、温与清共融于一方之中，郁热清而痰浊除，闭阻解而神明复，浮神敛而惊悸安，故收良效。

第八节　论小儿风池、气池望诊法

小儿风池、气池望诊是小儿面部望诊的一部分，有关内容散见于有关医籍，在理论和实践上未能形成一种独立的望诊方法。郑启仲教授从事儿科临床 50 余年，在诊断上特别重视望诊，尤其是对风池、气池望诊进行了深入研究，成为其望诊的一大特色。

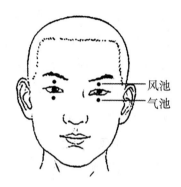

图 2　风池气池部位图

一、小儿风池、气池的部位与概念

风池，小儿面部望诊的部位，见《奇效良方》，即眼平视，瞳孔直上，当眉毛上缘处，即鱼腰穴的稍上方。气池，推拿穴位名，又名坎下，见陈氏《小儿按摩经》《幼科推拿秘书·穴象手法》，与风池同作望诊之处（图2）。

《小儿推拿广意·上卷》曰："风气二池黄吐逆，若黄青色定为风，惊啼烦躁红为验。"《医宗金鉴·幼科心法要诀》有"风气青惊紫吐逆"之论。刘弼臣教授注释说："这里的风，是指风池，在眉毛下面；这里的气，是指气池，在眼睛下面。"（《医宗金鉴·幼科心法要诀白话解》）也就是说，风池在上眼胞，气池在下眼胞。按照眼科五轮学说，"白晴属肺，曰气轮；乌珠属肝，曰风轮；大小眦属心，曰火轮；上下胞属脾，曰肉轮；神瞳属肾，曰水轮"（明·蒋示吉《望色启微》），风池、气池的部位与脾胃关系密切。

二、小儿风池、气池色泽变化与临证研究

《医宗金鉴·幼科心法要诀》曰："风气青惊紫吐逆。"郑教授发现，风池、气池的变化远不止"青惊紫吐逆"，而是可反映多种病证，且多为脾胃的病证。脾为后天之本，气血生化之源，小儿处在生长发育阶段，对营养物质的需求尤为迫切。脾与胃相表里，脾胃的受纳运化功能对促进小儿的健康成长十分重要。郑教授认为，风池属脾，气池属胃，风池、气池的异常变化可以反映小儿脾胃的病理变化；脾为后天之本，气血生化之源，风池、气池的异常变化又可反映全身气血的虚实、病邪之进退。按照全息律"任何一个局部都可以反映它所在整体"的理论，小儿风池、气池的异常变化可以反映全身的变化，对诊断儿科疾病具有重要的意义，且便于观察，少有干扰，简单易行。郑教授研究"风气望诊"多年，总结出风池、气池青、赤、黄、白、黑五色变化的临证意义。

（一）风池、气池色青

小儿风池、气池色青，是儿科临床常见的一种异常变化。青为木色，病多系肝。主风、主惊、主寒、主痛及血瘀等。淡者属虚，重者为实。病机多

为痰热动风，肝风内动，肝亢乘脾，寒凝经脉，肝血瘀阻等。常见于小儿惊风，多发性抽动症，多动症，癫痫，脑炎，痛症，肝病等。治法常用化痰息风，平肝息风，疏肝解郁，散寒止痛，温经通络，活血化瘀等。

【病案举例】

张某，女，2岁6个月，2010年5月20日初诊。

主诉：腹泻2个月。

病史：近2个月来每天腹泻3～4次，大便清稀不臭，量中等，呈蛋花样，夹未消化食物残渣，偶有抽搐。刻下：面色苍白，风池、气池及印堂色青。精神萎靡，肢冷，腹部柔软略胀，纳呆，腹痛，夜眠不安，时有肢体抖动。舌质淡红苔白，指纹红而淡紫，透气近命。诊断为慢脾风。证属脾阳虚衰，土虚木乘，虚风内动。治宜温中祛寒，健脾温阳，暖肝息风。方选附子理中汤加减。

处方：制附子3g，人参6g，白术6g，干姜3g，全蝎1g，煅龙骨10g（先煎），炙甘草6g。2剂，每日1剂，水煎服。

二诊：2010年5月22日。患儿精神明显好转，腹泻次数减为日1～2次，肢体抖动停止，纳增，遂以原方续进3剂，诸症悉平，风池、气池青色消退。

按语：《小儿药证直诀》曰："小儿慢惊，因病后或吐泻，或药饵伤损脾胃……此脾虚生风无阳之证也。"此患儿风池、气池及印堂色青，为木乘脾土，结合舌质淡，苔白，指纹红淡紫透气近命，俱属虚寒之象，考虑日常饮食不节，喂养不当，损伤脾胃，脾阳大虚则泄泻、抽搐诸症变生。故用理中汤加全蝎、煅龙骨温运脾阳、镇惊息风，令土实生金，金实制木则木无所乘，诸症自除。

（二）风池、气池色赤

小儿风池、气池色赤，是风池、气池常见的异常变化。赤为火色，病多系心，主热、主火，多为阳证、实证。病机多为心火上炎、心脾积热、毒热内蕴、阴虚火旺等。常见于口舌生疮、积滞化热、各种传染病等。治法常用清心泻火、通腑泄热、凉血解毒、滋阴降火等。赤为红之甚，红与赤常相兼而见，淡红为寒为虚热，临证当细辨之。

【病案举例】

韩某，女，2岁，2011年10月15日初诊。

主诉：反复发热1周。

病史：患儿1周前出现发热，以中高热为主，热峰39℃，伴唇周及口腔黏膜、咽峡部较多疱疹及溃疡，周围有红晕，口唇周围可见较多黄色分泌物，流涎较多，无鼻塞流涕，无寒战抽搐，偶咳，无痰，无气促、发绀，大便偏干，小便黄。风池、气池色赤。舌红苔白，舌面见较多溃疡，指纹紫滞达风关。诊断为口疮。辨证为脾胃湿热，阳明火盛。治宜清热利湿，解毒祛火。方选泻黄散加减。

处方：藿香6g，山栀子10g，防风6g，滑石10g，黄芩6g，牡丹皮6g，蒲公英6g，薄荷5g，升麻5g，生地黄6g，淡竹叶6g。1剂，水煎，2日服完。

二诊：2011年10月17日。患儿体温降至正常，流涎仍较多，无咳，精神、胃纳好转，大便正常，舌淡红，苔白，指纹淡红，口腔及咽峡部疱疹、溃疡较前减少，唇周部分已愈合。咽稍红，双扁桃体不大。目前热象较前明显减退，脾虚之象显露，守上方加减。

处方：藿香6g，防风6g，白术6g，山栀子6g，升麻6g，薏苡仁10g，苍术6g，薄荷6g，淡竹叶6g，砂仁6g，鸡内金6g，太子参6g。3剂，每日1剂，水煎服。

三诊：2011年10月20日。服上方3剂后，流涎较少，一般情况尚可，体温稳定，胃纳好转，大小便正常，舌淡，舌面少许溃疡，不红，指纹淡红达风关，风池、气池赤色已退。咽稍红，热象已退，脾胃虚弱明显。

处方：白术6g，苍术6g，生薏苡仁6g，藿香6g，升麻6g，砂仁6g，防风6g，淡竹叶6g，鸡内金6g，山栀子3g。3剂，每日1剂，水煎服。

按语：《素问·至真要大论》云："诸痛痒疮，皆属于心。""少阳之复，大热将至……火气内发，上为口糜……"疮疡的发生虽与心经关系密切，但此小儿饮食不节，恣食肥甘，脾胃受伤，聚湿生热，"脾开窍于口""舌为脾之外候"，加之望诊该患儿气池、风池皆赤，考虑为阳明胃经、太阴脾经积热所致，故予泻黄散治之效佳。

（三）风池、气池色黄

小儿风池、气池出现色黄，也是儿科比较常见的一种异常变化。黄为土色，病多属脾，主湿、主虚。病机多为湿邪困脾，脾失健运。常见于小儿泄泻、厌食、积滞、疳证、血虚、肝病等。治法常用运脾化湿、健脾消积、健脾止泻、疏肝健脾等。

【病案举例】

宋某，男，6 岁，河南开封人，2012 年 9 月 3 日初诊，时值处暑。

主诉：厌食、纳呆 1 年余。

病史：患儿为独生子女，平素甜食、零食较多，近 3 个月来纳食减少，食欲明显下降，时有恶心呕吐，头晕，寐差，便干不调。经几家医院诊治不效，且日见消瘦而慕名求诊。刻下：形体消瘦，面黄白，风池、气池色黄。神疲乏力，厌食，纳呆，口淡恶心，寐差倦卧，小便长，大便偏干，舌质红，苔白腻，脉弱。诊断为厌食。辨证为脾胃虚弱，纳运失司。治宜益气健脾，化湿和胃。方选七味白术散加减。

处方：人参 6g，炒白术 10g，茯苓 10g，木香 6g，藿香 6g，葛根 10g，焦山楂 10g，陈皮 6g，佛手 10g，砂仁 6g，生姜 6g，甘草 3g。中药配方颗粒，6 剂，每日 1 剂，分早晚 2 次冲服。

二诊：2012 年 9 月 9 日。服上方后有思食感，大便通畅，守方再进 6 剂。

三诊：2012 年 9 月 15 日。食量明显增加，精神和悦，二便调，改异功散善后而愈，风池、气池黄色消失。

按语：《素问·痹论》云："饮食自倍，脾胃乃伤。"若饮食过度，乳食内停，气机不畅，则脾胃升降失常，运化无力，浊阴不降，清阳不升，而见厌食、纳呆，故投七味白术散扶脾化湿，配砂仁、陈皮、佛手芳香醒脾，生姜温胃止呕，焦山楂化湿开胃。脾为阴土，喜燥而恶湿，胃为阳土，喜润而恶燥，一阴一阳，一升一降，脾胃调和，才能使枢纽运转正常。该患儿舌质红，苔白腻，脉弱无力，风池、气池色黄，为胃阳失展，湿邪困脾之象，故予七味白术散加减治之而愈。

（四）风池、气池色白

小儿风池、气池出现色白，也是儿科比较常见的一种异常变化。白为金色，病多属肺，主寒、主虚。病机多为气虚血亏，土不生金，阳气虚弱，中焦虚寒，寒邪束表等。常见于咳嗽、哮证、气虚血亏、久泻、厌食、脱证等。治法常用温肺散寒、益气养血、培土生金、温中散寒、温阳固脱等。

【病案举例】

姚某，女，7岁，河南新乡市人，2010年3月12日初诊，时值惊蛰。

主诉：遇冷咳嗽、哮喘发作3年余。

病史：患儿3岁时因受凉而发哮喘，反复发作已3年余，经西医、中医多方治疗未能控制，求郑教授诊治。刻下：面浮黄，风池、气池色白，喉中痰鸣，呼吸喘促，畏寒怕冷，时自汗出，大便稀，小便清。体温37.2℃。舌淡，苔白，脉浮。诊断为哮证。西医诊断为支气管哮喘。辨证为营卫失和，土不生金。治宜调和营卫，化饮平喘。方选桂枝加厚朴杏子汤加减。

处方：桂枝9g，白芍9g，姜厚朴6g，杏仁6g，炙甘草6g，生姜3片，大枣3枚。2剂，每日1剂，嘱遵桂枝汤煎服法。

二诊：2010年3月14日。哮止喘平，脉静身凉，唯大便稀薄，每日2次，上方加白术、茯苓以培土生金。

处方：桂枝6g，白芍6g，姜厚朴3g，杏仁3g，炒白果仁6g，炒白术10g，茯苓10g，炙甘草6g，生姜3片，大枣3枚。3剂，每日1剂，水煎服。

三诊：2010年3月17日。诸症消失，风池、气池色白已消。为防复发，拟善后之方。

处方：黄芪12g，肉桂6g，白芍6g，炒白术6g，五味子3g，当归6g，肉苁蓉3g，紫河车2g，生姜6g，大枣10g，炙甘草3g。中药配方颗粒，每日1剂，水冲服。

上方服30剂后去肉桂、白芍，加熟地黄10g、芥子6g，改为隔日1剂，又服 3 个月，停药观察，随访 3 年未复发。

按语：郑教授对此方治小儿哮喘倍加推崇，常用此方治疗小儿支气管哮喘。表虚者加黄芪；脾虚者加白术、茯苓；肾气不足者加白果仁；肾阳虚加制附子，桂枝易肉桂；血虚者加当归；肾精亏虚者加熟地黄、肉苁蓉、五味子、紫河车，每收良效。本例风池、气池色白，乃气虚金弱之故，经上方调理而收全功。

（五）风池、气池色黑

小儿风池、气池出现色黑，临床比较常见。黑为水色，病多属肾，主寒、水饮、瘀血证，亦主痰热证。病机多为寒水上犯，水饮内停，瘀血内阻，久病伤肾，痰火内扰等。常见于哮证、肾病、肝病日久、抽动症、癫痫等。治法常用温阳利水、温肺化饮、温补肾阳、活血通络、平肝息风、化痰清热等。

【病案举例】

王某，男，6 岁，河南济源市人，2012 年 11 月 3 日初诊。

主诉：咳喘反复发作 3 年余。

病史：患儿于 3 年前每遇寒冷即发咳喘，秋冬较重，每年可发 10 余次，经多家医院住院治疗未能控制发作。近日咳喘加重，动则加剧，来院求郑教授诊治。刻下：风池、气池色黑而暗，喘息，咳嗽，咯吐痰涎，四肢欠温，畏寒怕冷，鼻流清涕，纳差，舌质淡胖，苔白，脉沉细。肺功能检查异常。诊断为哮证。西医诊断为支气管哮喘。辨证为寒饮内停，上凌于肺。治宜温阳化饮，补肾纳气。方选阳和汤加减。

处方：熟地黄 10g，鹿角霜 10g，芥子 3g，麻黄 3g，制附子 3g，巴戟天 6g，肉桂 3g，茯苓 10g，炒白果仁 6g，炮姜 3g，细辛 2g，炙甘草 3g。3 剂，每日 1 剂，水煎服。服药期间忌食辛辣、生冷、油腻之品。

二诊：2012 年 11 月 6 日。家长诉患儿服药 1 剂后，喘愈其半，痰亦大减，四肢转温，面色见红润。续进 2 剂，喘咳渐平，饮食亦佳，风池、气池黑色变浅，效不更方，原方再服 3 剂。

三诊：2012 年 11 月 9 日。诸症基本控制，虑其病根已深，非旦暮能除，更书一方嘱其缓解期常服。

处方：人参 6g，茯苓 9g，白术 9g，鹿角胶 9g，淫羊藿 9g，肉桂 3g，炮姜 3g，芥子 3g，炙麻黄 3g，炙甘草 3g。中药配方颗粒，隔日 1 剂，连服 3 个月，随访半年，喘未复发，风池、气池色黑消失。

按语：《谦斋医学讲稿》载有阳和汤治疗顽固性痰饮咳喘病案：久喘患者病情缠绵反复，正气溃散，故易致六淫之邪侵袭，六淫之邪，又以寒邪居多，寒邪袭肺，气失升降，痰浊内生，而阳和汤温、宣、补三法并用，用其治疗哮喘频发之本虚标实者甚为合拍。方中以炮姜、肉桂辛温助阳；鹿角胶、熟地黄填补精血，更有阴中求阳之妙，使肺中沉寒得温，痰滞易散；麻黄宣肺平喘，芥子利气化痰，二药直捣巢穴；甘草乃止咳良药，又可调和诸药；加细辛以温肺化饮；加茯苓以健脾治本；加白果以补肾纳气。全方配伍，补而不腻，使全身精血充足，阳气温煦，一切阴寒痰浊凝结之证得温补通散之力而消散，风池、气池黑色亦随之消失。

第九节　论"舌诊为儿科之要"

郑启仲教授特别重视小儿舌诊。他十分推崇杨云峰之论，"不独伤寒发热有胎可验，即凡内外杂证，也无一不呈其形、著其色于舌……据舌以分虚实，而虚实不爽焉；据舌以分阴阳，而阴阳不谬焉；据舌以分脏腑、配主方，而脏腑不差、主方不误焉……危急疑难之顷，往往证无可参，脉无可按，而唯以舌为凭；妇女幼稚之病，往往闻之无息，问之无声，而唯有舌可验"（《临症验舌法》）。郑教授常讲，儿科自古称为"哑科"，神识未发，语言未通，脉又难凭，望闻问切以望为主，然哭闹拒诊、惊恐不安，又多以假象而难为凭，唯舌象无以遁形，最能辨其邪之进退、正之盛衰，故儿科医生必精舌诊，舌诊为儿科之要。

一、舌的生理概念

舌是口腔中一个重要的肌性器官，它附着于口腔底、下颌骨、舌骨，呈扁平而长形。舌的上面称舌面，下面称舌底，舌面又分为舌体与舌根两部分，以人字形界沟为分界。伸舌时一般只能看到舌体，它是中医舌诊的主要部位。习惯上将舌体的前端称为舌尖，舌体的中部称为舌中，舌体的后部、人字形界沟之后称为舌根，舌两边称为舌边。舌体的正中有一条纵行沟纹，称为舌正中沟。

舌面覆盖着一层半透明的黏膜，黏膜皱褶呈许多细小突起，称为舌乳头。人体有病，何以能反映在舌头上？这与舌的特殊构造和生理功能密切相关。正常舌乳头的浅层上皮有轻度的角化脱落现象，脱落的上皮与唾液、食物碎屑和细菌混在一起，共同形成一层薄薄的白色舌苔。舌内血管、神经分布丰富，且有较多的腺体，它是食物进入消化道的必经器官之一，也是机体内环境与外环境接触的要道。血氧浓度、血红蛋白含量及舌上皮厚度均可影响舌质的变化。当体内上述成分发生改变时，即可从舌头反映出来。

舌的正常组织结构决定了正常舌象特点：舌色淡红鲜明，舌质滋润，舌体大小适中，柔软灵活，舌苔均匀，薄白而润。简称"淡红舌，薄白苔"。

二、舌象与脏腑的关系

在脏腑中，以心和脾胃与舌的关系最为密切，因为舌为心之苗窍、为脾之外候。其他脏腑则通过心和脾间接影响舌象的变化。《灵枢·脉度》说："心气通于舌，心和则舌能知五味矣。"心主血，所以察舌可以了解卫气营血和脾胃消化功能的病变，同时可以了解病之表里、寒热、虚实。《幼幼集成·舌病证治》云："舌为心之苗，胃之根，小儿多生舌病，以心脾之积热也，故有重舌、木舌、弄舌、舌胎等证，宜辨其虚实而治之。"

脏腑病变多反映于舌面，且具有一定的分布规律。《伤寒指掌·察舌辨证法》中"舌尖属上脘，舌中属中脘，舌根属下脘"的说法，即舌尖部多反映上焦心肺的病变，舌中部多反映中焦脾胃的病变，舌根部多反映下焦肾的病变，舌两侧多反映肝胆的病变。根据临床观察，提示某些脏腑病变在舌象变化上有一定的规律，但并非绝对，还需结合其他症状，加以分析辨别。

三、小儿舌诊与疾病特点

《医门棒喝》说："观舌质可验其病之阴阳虚实，审苔垢即知邪之寒热深浅也。"正常小儿舌象表现为舌体灵活，活动自如，舌质淡红，舌苔薄白质润。小儿舌质较成人红嫩。新生儿舌红无苔和哺乳婴儿的乳白苔，均属正常舌象。食后或服药后对舌苔有一定影响，应予注意。儿科除内科舌诊内容外，还要注意一些特殊舌象，如木舌、重舌、舔舌、连舌、吐舌、弄舌、霉酱苔、花剥苔、染苔等。郑教授认为，望舌主要从三个方面进行，包括舌体、舌质、舌苔。这三个方面既要分看，又要合看，才能结合其他诊法，作出正确的判断。

（一）望舌体和舌形

即观察舌的形质、动态等。舌体胖嫩、边有齿痕，多为脾肺气虚；舌体瘦薄而色赤者，多为热病伤津。舌形胖嫩为脾气不足；舌肿色赤为心脾热盛；舌起芒刺多为热入营血；舌生裂纹多属阴伤液耗。舌体强硬多为痰浊阻滞；舌战伸缩多为热盛风动；舌体歪斜为风邪中络；舌体痿软为脾气衰弱。舌常伸出口外，久不回缩，称为吐舌；舌反复伸出舐唇，旋即回缩，称为弄舌。吐舌常因心脾有热，弄舌可为惊风先兆，二者又均可见于先天禀赋不足、智能低下者。

（二）望舌质

主要观察的内容包括颜色、质地、舌下络脉等，其主要反映脏腑气血津液的盛衰。舌质色淡者，为气血亏虚；舌色红赤者，为里热炽盛；舌红绛者，为热入营血；舌尖红者，为心经有热；舌边红者，为肝胆有热；舌质紫暗者，多为血瘀。察舌质，要观察舌色、舌形和舌态。舌色淡红明润，表明脏腑气血功能正常，即使有病亦轻浅。舌色淡白不荣，多因气血不足，主虚主寒。舌色鲜红主热证，实热证舌老红，多见于急性热病；舌红干为热伤阴津，舌尖红为上焦温病或心火上炎，舌边红为肝胆有热；虚热证，舌嫩红，伴质干不润者为阴虚内热。舌色红绛主热入营血、瘀热互结，红绛质干为热灼阴津，舌色深绛为血瘀夹热。舌质紫暗为气滞血瘀。

（三）望舌苔

包括苔质和苔色。中医认为舌苔是由胃气上熏于舌而成，在病理情况下，是由胃气夹病邪之气上熏于舌而成，不同的邪气造成不同的舌苔改变，所以望舌苔可以辨别病邪的寒热、邪正的消长。

舌苔薄而白、不滑不燥为正常。舌苔色白，为邪浅而轻，白而润者为外感风寒，白而干者为外感风热；苔黄者，为邪已入里化热；苔花剥如地图者，多为脾胃气虚。正常舌苔由胃气所生。新生儿亦多见薄白苔，少数舌红无苔者常于 48 小时内转为淡苔，所以新生儿舌苔情况可作为观察其胃气生发的指标之一。

舌苔薄主正常或病轻浅，如外感初起；舌苔厚主病在里或病深重，如食积痰湿。苔质滋润为有津；苔质滑润为湿滞；苔质干燥为津伤；苔质腐垢为胃浊；苔质黏腻为痰湿。舌苔白主正常或寒湿，薄白为外感风寒或风热初起，白腻主痰湿内蕴。舌苔黄主热证、里证，薄黄为风热在表、风寒化热或热邪传里，黄腻苔主脾胃湿热或肺家痰热，老黄干燥主热甚，耗伤气阴。舌苔灰黄而干为热炽津伤；舌苔色灰而润为痰湿内停。舌苔花剥如地图主脾胃病，脾胃气虚者兼舌质淡、胖嫩、有津，脾胃阴虚者兼舌质红、苔少、少津，也有因体质因素而产生者。舌面光而无苔，主阴伤液竭或胃气将竭。而儿童易出现染苔，如吃橘子、蛋黄、核黄素等可使舌苔染黄，吃橄榄、乌梅、铁剂等可使舌苔染黑，服未包之黛蛤散（青黛）可使舌苔染青，喝牛奶、豆浆等可使舌苔染白等，均不能误认为病态。

郑教授经常强调观察舌象应结合以上三方面，综合判断，还应注意其动态变化。例如舌质由淡红转红、转绛，是热证由浅入深，舌苔由白转黄、转灰，是热证由轻转重。舌苔由无到有，说明胃气逐渐来复；舌苔由薄转厚，说明食积湿滞加重；舌苔由厚转薄，说明食积湿滞渐化。

舌诊是中医望诊的重要组成部分，在疾病发生发展过程中，脏腑的虚实、气血的盛衰、病邪的深浅，以及预后转归等，都能从舌象上反映出来。尤其哺乳婴儿不会言语，小儿不能正确诉说病情，加之就诊时啼哭叫嚷，给诊断造成困难。所以，望舌就显得更加重要。

四、舌诊的临证经验

（一）察舌首重技巧，方有正确判断

郑教授指出，儿科与内科不同，小儿临诊多惧怕而且常哭闹不安，情绪、光线等直接引起小儿舌质的变化而失去其本来面目，给医生以错误的信息。所以提出察舌首先要重视方法和技巧。强调察舌要在患儿情绪稳定、在自然光线下、自然张口伸舌为准，若哭闹不安则舌充血变红、变紫；若室内光线昏暗则舌色也变为暗红，若在灯光下察舌，不同的灯光则会出现不同的假象，非灯光不可时要用日光灯，以免假象导致错误诊断。

在侍诊中，我们常常看到郑教授接诊患儿首先望诊，同时与患儿逗乐，稳定患儿情绪，然后让患儿自然伸舌进行舌诊。有时把患儿抱到室外，有时反复多次，并将患儿不同情绪、不同光线舌诊的差异示范给学生，教导我们对每一位患儿的舌诊作出判断时都要综合考虑各方面因素的影响，作出正确的判断。郑教授总结出"望舌体舌质以观正气之盛衰，望舌苔变化以察病邪之进退，质苔互参以把握病机之转归"的舌诊经验。

【病案举例】黄厚燥苔泄泻，通因通用获效

韩某，男，1岁2个月，河南内黄人，1972年5月17日初诊。

主诉：呕吐、腹泻9天。

病史：患儿混合喂养，因呕吐、泄泻、发热2天，于5月11日按"急性胃肠炎"住院治疗。患儿住院后，急予静脉补液、静滴抗生素等。发热渐退，呕吐减轻，又配合中药葛根芩连汤、五苓散加减治疗4天，腹泻不见明显好转，于5月17日请郑教授会诊。刻下：患儿形体瘦弱，泄泻每日5～6次，呈水样夹有不消化食物残渣，量不大，味腥臭，伴哭闹、拒食，腹部稍胀。舌质红，舌中部黄厚燥苔，指纹紫滞。诊断为积滞。辨证为宿食内滞，胃失和降。治宜和胃消积，运脾止泻。方选小承气汤加减。

处方：制大黄 2g，炒枳实 3g，炒厚朴 3g，炒槟榔 3g，焦山楂 3g，炒麦芽 3g，炒神曲 3g。1 剂，水煎频服。

二诊：1972 年 5 月 18 日。服药后下黏稠污便 2 次。患儿哭闹渐止，腹胀减轻，吃奶入睡。次日精神好转，吃奶增加，未再呕吐，大便日 2 次，为黄色稀便，舌苔退去大半。原方去制大黄、炒槟榔，加炒白术 6g、砂仁 3g，再进 2 剂，痊愈出院。

按语："治病必求于本"。该患儿已腹泻 9 日，脾虚可知，然舌中黄厚苔不退者，宿食内滞不化也，据此予以消导通下，滞去泻止而胃气自复。如吐泻日久，再进益气健脾之剂，恐有"沙滩建楼"之弊。

（二）知常还要达变，谨防诊察有误

郑教授强调，小儿为"稚阴稚阳"之体，舌诊首先要熟悉其正常舌象，不能与成年人同观，知常方能达变。正常小儿的舌体柔软，活动自如，颜色淡红，舌面上布有一层薄白均匀的白苔，干湿适中，新生儿则舌红无苔，婴幼儿舌苔薄白而滑。"观舌质可验其病之阴阳虚实，审苔垢即知邪之寒热深浅也"（《医门棒喝》）。

【病案举例】口疮唇裂似阳，温阳反治收功

李某，女，11 岁，河南清丰人，1974 年 3 月 15 日初诊。

主诉：口唇干裂疼痛 3 天。

病史：患儿平素脾胃不健，于一周前自觉咽喉痛，某医给予牛黄解毒丸，每次 1 丸，日 3 次，连服 3 天不觉减轻。其母又给生鸡蛋清 1 个，蜂蜜约 30g，水冲服，日 2 ～ 3 次，连用 3 天，虽咽痛渐觉减轻，但出现口唇干裂疼痛，脘腹冷痛，不能进食而求诊。刻下：患儿形体瘦弱，面色白而无华，表情痛苦，上下口唇肿胀干裂，涂着芝麻油，口腔黏膜不充血，咽部黏膜有一黄豆大表浅溃疡，心肺听诊无异常。舌质淡，苔薄白滑润，脉沉迟。诊断为口疮。辨证为脾阳不振，寒凝中焦。治宜温中祛寒，益气健脾。方选附子理中汤加减。

处方：制附子 9g（先煎），炒白术 9g，干姜 9g，砂仁 6g，炙甘草 3g。3

剂，每日 1 剂，水煎服。

二诊：1974 年 3 月 18 日。口唇肿胀消退，干裂减轻，腹痛已止，食纳增加，口腔溃疡较前缩小，舌质转淡红、苔薄白，脉沉缓。原方制附子、干姜减为 6g，再进 3 剂，诸症平。最后给予香砂六君子汤 3 剂以善其后。

按语：该患儿平素脾胃不健，因虚火上炎而致口疮，先服牛黄解毒丸已苦寒伐胃，又进大量蛋清、蜂蜜等寒凉腻胃之品，以致药过病所，寒凝中焦，冰伏胃阳，脾阳被困，故出现舌质淡白、苔薄白滑润、脘腹冷痛等一派脾胃虚寒之证。口唇肿胀干裂乃寒极迫胃中虚阳外越所致，故以舌质淡、苔薄白滑润为主要诊断依据，不为口唇肿胀干裂之假象所迷惑，投附子理中汤治之而收捷效。如不辨舌，见口唇干裂，再进寒凉，势必导致一弊再弊，造成不良后果。

（三）察舌质知正气，观舌苔明病邪

郑教授认为，舌质是舌之本质，反映患儿脏腑气血的虚实、津液的存亡，察舌质可知患儿正气的虚实。舌苔是脾胃之气上熏，胃中津液上潮，凝聚于舌而成，可随病邪而变化，察舌苔可明病邪之浅深、部位、寒热等疾病之标。所以，郑教授强调要将舌质、舌苔的变化互参，方可辨明正气之虚实、病邪之盛衰。

【病案举例】久痢苔黄燥黑，承气急下起沉

谷某，女，8 岁，河南清丰人，1974 年 8 月 6 日初诊。

主诉：间断下痢 4 月余。

病史：患儿于 4 个月前大便脓血，经某医院诊断为"急性细菌性痢疾"，给予西药治疗，脓血便消失，数日后又发，改服中药为主治疗，病情时轻时重，缠绵不愈。4 天前某医生投真人养脏汤合桃花汤 2 剂，症状加重而求诊。刻下：患儿肌体消瘦，精神疲倦，面色萎黄，表情痛苦，大便日 5～6 次，量少，有脓血，里急后重，腹部胀满，呕恶不食。郑教授寻思良久，8 岁小儿下痢 4 个月之久，白头翁汤、香连丸已多次服用，湿热何以不除？近日误投真人养脏汤、桃花汤能致变如此乎？详询其因，其父乃一营业食堂厨师，女

常随其饮食，病前即以肉食伤胃，数日纳呆，遂发为痢。舌质红，苔黄厚而燥中黑，脉滑数。诊断为痢疾。西医诊断为细菌性痢疾。辨证为积滞内停，邪滞阳明。治宜荡积通腑，升清降浊。方选大承气汤加减。

处方：大黄 6g，玄明粉 6g（化），炒枳实 6g，姜厚朴 6g，炒莱菔子 9g，槟榔 6g。1 剂，水煎服。

二诊：1974 年 8 月 8 日。患儿家长来诉，服药后患儿腹痛加剧，翻滚哭闹，随即泻下灰黑色水样便两次，夹有粪块数粒，臭秽难闻，腹痛渐减，至半夜又泻两次，量渐少，痛止入眠，次日患儿精神大振，开始进食。郑教授嘱其饮食调养，停药观察，不日而愈。

按语："初痢宜泻，久痢宜补"乃治痢之常法。本案久痢不止，黄厚燥苔不除，妄投真人养脏汤致病情加重者，乃不辨舌、证，墨守成规之弊也。郑教授辨舌求因，以积为患，故峻下荡积，通因通用，法切病机，方药适度，4 月之苦一剂而除，可知舌诊之要。

（四）望舌辨证立法，随机施治效佳

郑教授认为，小儿神识未发，语言未通，切脉难凭，闻、问、切三诊又难以实施，唯有望诊反映疾病的信息较为可靠，而舌诊又是望诊中十分重要的诊断立法依据。以小儿脾胃病为例，饮食内伤的变化可在舌上鲜明地体现出来。有时甚至在诊断无证可循的情况下，舌上反映出的疾病先兆，可以给医者见微知著的启示，如乳食内伤、脾胃气虚、阴虚火旺、湿热内阻的舌象各有不同。乳食内伤的患儿舌质淡红，苔白厚腻。若尚未化热则舌质多无变化，仅有舌苔堆于舌面。而小儿脏气清灵，随拨随应，随消导之剂进之，则舌苔随退，非常明显。郑教授在临证中把舌诊作为立法施治的主要依据，舌质舌苔的变化也是施治过程中调整治疗方案、辨证用药的重要依据，且越是重症、急症越显舌诊价值。

【病案举例】暑温发热月余，舌诊三仁立功

宋某，男，4 岁，河南范县人，1969 年 9 月 24 日初诊。

主诉：发热 1 月余。

病史：患儿于 8 月 12 日按"流行性乙型脑炎"住院治疗。先后投以银翘散、白虎汤、羚角钩藤汤、清营汤、紫雪丹、安宫牛黄丸等，配合西药对症治疗 1 月有余。虽病情几经好转，但发热一直不退，于 9 月 24 日邀郑教授会诊。刻下：体温波动在 38 ～ 39℃之间，精神萎靡，神志模糊，腹胀纳呆，口不渴，大便日 2 ～ 3 次，呈稀糊状，小便黄。舌红，舌面满布白腻厚苔，脉细濡。诊断为暑温。西医诊断为流行性乙型脑炎。辨证为湿邪弥漫三焦。治宜宣畅气机，清利湿热。方选三仁汤加味。

处方：杏仁 3g，白蔻仁 6g，薏苡仁 12g，滑石 6g，姜厚朴 6g，姜半夏 6g，白通草 6g，竹叶 3g，藿香 6g，佩兰 6g，石菖蒲 6g，郁金 6g。3 剂，每日 1 剂，水煎服。

二诊：1969 年 9 月 28 日。患儿连进 3 剂，神志转清，腹胀减轻，食纳始进，体温降至 38℃以下，舌苔退为薄白，病情急转向愈。辨证守法调理 12 剂，体温正常，诸症悉平，痊愈出院。

按语：本例乙脑，湿邪弥漫三焦，湿热胶结，久郁不化达 1 月有余，临床亦非多见，屡药不解者，湿邪为患也。舌苔白腻满布为辨证的重要依据之一，故投三仁汤为主方宣畅气机、清利湿热，3 剂而诸症大减，可见舌诊在温病治疗中地位之重要。若不详辨舌，只以病程之长短推其邪之进退，贻误病机实难免也。

第十节　论小儿冷秘辨治"三法"

小儿便秘是儿科的常见病证，发病率为 0.3% ～ 8.0%。随着疾病谱的改变，便秘逐渐成为影响儿童身心健康及生长发育的常见问题。便秘一般分为热秘、气秘、虚秘、冷秘四类。小儿为纯阳之体，临床以食积、燥热便秘较多，然而，近年来随着社会发展、膳食结构、生活方式的改变及用药的偏颇等，冷积便秘（简称冷秘）的发生率明显升高，而临床又常被忽略。郑教授对小儿冷秘的病因病机、治法方药进行了深入研究，提出了"温通、缓急、宣降"三法论治。

一、对小儿冷秘病因病机的见解

（一）贪食生冷，阴寒内生

《小儿药证直诀·虚实腹胀》指出："小儿易为虚实，脾虚不受寒温，服寒则生冷，服温则生热，当识此勿误也。"当今家庭冷藏冷冻食品样样俱全，超市街头冷饮凉食到处皆有，鲜冷瓜果四季盈市，如果不加处理和节制，任孩子食用，日久必伤脾胃阳气而阴寒内生。阴寒内结，脾运失常，糟粕内停而成冷秘。正如《证治要诀·大便秘》云："冷秘由冷气横于肠胃，凝阴固结，津液不通，胃道秘塞。"

（二）药过病所，伐伤中阳

《灵枢·逆顺肥瘦》说："婴儿者，其肉脆、血少、气弱。"脏腑柔弱，易虚易实，易寒易热。小儿感受外邪或内伤饮食多从热化，故临证用药也多以寒凉为主，特别是对于便秘的治疗，消积导滞、苦寒泻下者屡屡投用，以致药过病所，伐伤中阳，脾阳失温，冷结于下，而成冷秘。

（三）肾阳不足，阴寒凝结

肾司二便。《杂病源流犀烛·大便秘结源流》曰："大便秘结，肾病也。"先天不足，或早产儿，或体弱多病儿，或素体肾阳不足者，肾失温煦，脾阳失运，阴寒凝结而成冷秘。

冷秘又称阴结。综上所述，冷秘的主要病机正如《景岳全书·秘结》所说："凡下焦阳虚，则阳气不行，阳气不行则不能传送而阴凝于下，此阳虚而阴结也。"脾肾阳气虚弱，温煦无权，不能蒸化津液，温煦肠道，于是阴寒内结，糟粕不行，凝滞肠道而成冷秘。

二、小儿冷秘的临床特征

郑教授总结出小儿冷秘的 5 个临床特征。

1.阳虚体质。

2.病程长，大便间隔时间长，一般 3～5 天，有的可达 7 天，甚有 10 天以上者。

3. 大便或如羊屎，或硬如算子，或硬软夹杂，排出困难，小便清长。

4. 面色青白，手足欠温，喜热怕冷，腹中隐痛，舌质色淡苔白水滑，脉沉迟，指纹淡红或淡青，不少患儿常伴反复感冒。

5. 苦寒通腑、滋阴润下法用后病情加重。

三、小儿冷秘辨治经验

郑教授治疗冷秘从肾、脾、肺三脏辨证，用温通、缓急、宣降三法施治。

（一）阴寒凝结，温通为要

大便秘结，伴见面色青白，四肢欠温，畏寒怕冷，腰冷腹凉，舌淡苔滑，脉沉迟，偏肾阳虚者，用大黄附子汤加减治之。

【病案举例】

周某，女，8 岁，2008 年 12 月 6 日初诊。

主诉：大便干硬如算子，排便困难已 3 年余。

病史：患儿 3 年多来，大便常 7 天不排，每次必用开塞露导之，此次已 6 天未大便。伴四肢发凉，畏寒怕冷，腰冷腹凉，食少神疲。舌淡，苔灰白水滑，脉沉迟无力。诊断为冷秘。西医诊断为便秘。辨证为阳虚冷积，肠腑阻滞。治宜温阳通便。方选大黄附子汤加减。

处方：制附子 10g（先煎），酒大黄 6g，玄明粉 6g（化）。3 剂，日 1 剂，水煎，分 2 次空腹服。

服药第 2 剂后自行排便，下硬便如算子 6 ～ 7 枚。服药第 3 剂后又下 2 枚。

二诊：2008 年 12 月 10 日。饮食见增，舌苔转白薄，脉见缓象。原方继进 3 剂，又大便 2 次，为不成形软便。原方去玄明粉，大黄减为 3g，加生姜 6g、大枣 3 枚，再进 3 剂。

三诊：2008 年 12 月 15 日。其母甚喜，患儿手足转温，饮食大增，大便能自行排出，请求根治之方。

处方：制附子 3g（先煎），酒大黄 3g，炒白术 10g，陈皮 6g，炙甘草 3g。中药配方颗粒，每日 1 剂，分 2 次冲服。10 天后改为隔日 1 剂，1 个月后停药观察，嘱其禁食冷冻、冷藏食品。随访 2 年未见复发。

按语：小儿冷秘日益增多，已成为一个趋势，囿于小儿为"纯阳之体"，有病多从热化，冷秘常被视而不见，甚至见亦少用温下之法，当然原因种种。郑教授用温下法的满意疗效启发了我们，同时经温通之后患儿整体健康水平的提高，使我们对温通法有了更深刻的认识。当然，小儿为稚阴稚阳之体，易寒易热，易虚易实，郑教授谆谆告诫：温通之法，十去七八，中病即止，不可过剂。

（二）冷秘腹痛，温通缓急

大便秘结，伴见少腹挛痛，大便硬如算子或羊屎，腹凉喜温，舌淡苔白，脉迟缓或沉紧者，用桂枝加大黄汤加减治之。

【病案举例】

李某，男，13 岁，2008 年 10 月 10 日初诊。

母代诉：腹痛、大便干已 4 年。

病史：下腹痉挛性疼痛，发无定时，或日发多次，或数日一次，疼痛剧烈时可出冷汗，喜温喜按。大便干如算子，3～5 天 1 次，或 7～8 天 1 次，排出困难，排便后腹痛发作减少，经多家医院应用中西药、多种方法治疗无效。来诊时已 5 天未排便。舌淡，苔白，脉缓无力。诊断为冷秘腹痛。辨证为肝脾失和，冷积于下。治宜温阳通下，缓急止痛。方选桂枝加大黄汤加减。

处方：桂枝 10g，酒白芍 10g，酒大黄 6g，制附子 6g（先煎），生姜 10g，炙甘草 10g，大枣 3 枚，玄明粉 3g（化）。2 剂，每日 1 剂，水煎服。

二诊：2008 年 10 月 13 日。服上药后排大便 1 次，硬便兼有稀便，腹痛 1 次，较轻。上方去玄明粉，再进 3 剂。

三诊：2008 年 10 月 16 日。腹痛未发，大便无硬结。调方如下。

处方：桂枝 10g，酒白芍 10g，酒当归 10g，酒大黄 3g，生姜 6g，大枣 3 枚，炙甘草 6g。每日 1 剂，水煎服。

上方连进 15 剂，大便 1～2 天 1 次，腹痛未发，停药观察，嘱其禁食生冷。随访 1 年未见复发。

按语：本例患儿腹痛 4 年，多方治疗不愈，郑教授遵仲景之旨，辨证为桂枝加大黄汤证，方用桂枝加大黄汤和里缓急而止痛，加附子配大黄以温下；加玄明粉软坚以通便，通则不痛，寒邪去而便自通，腑气通而痛自止。4 年之苦，一举而除。

（三）下秘上治，宣而通之

大便秘结，伴反复感冒咳喘，肺失宣降者，在温通剂中加宣肺之品，方可使疗效持久，用麻黄附子细辛汤加减治之。

【病案举例】

田某，女，6 岁，2009 年 3 月 6 日初诊。

主诉：大便秘结兼咳喘已 3 年余。

病史：3 年多来，患儿大便 5～6 天 1 次，干如羊屎，排便困难，遇冷咳喘每月必发，不发热，缠绵难愈。此次大便已 5 天未行，气促咳喘，畏寒怕冷。舌质淡，苔白水滑，脉沉迟。诊断为冷秘、咳喘，辨证为冷积于下，肺失宣降。西医诊断为支气管哮喘。治宜温阳通便，宣肺定喘。方选麻黄附子细辛汤加减。

处方：炙麻黄 3g，制附子 6g（先煎），细辛 1g，艾叶 3g，苏子 9g，枇杷叶 6g，玄明粉 3g，炙甘草 3g。3 剂，每日 1 剂，水煎服。

二诊：2009 年 3 月 9 日。服上药 1 剂大便行，3 剂而咳喘明显减轻，上方再进 3 剂，大便已为软便，咳喘已止，舌质淡红，苔变薄白。调方如下。

处方：炙杷叶 6g，制附子 3g（先煎），桂枝 6g，白芍 6g，杏仁 6g，生姜 6g，肉苁蓉 6g，炙甘草 3g。5 剂，每日 1 剂，水煎服。

三诊：2009 年 3 月 14 日。大便 1～2 天 1 次，咳喘已止。守上方调理月余停药，嘱其禁食冷凉，避受寒凉。随访 1 年，不但大便未再秘结，咳喘发作已显著减少，体质明显改善。

按语：肺与大肠相表里。本案素有哮喘，而便秘已 3 年余。辨证属寒哮兼冷秘，故选麻黄附子细辛汤加味治之，加杷叶、玄明粉宣肺平喘，软坚通便获效，继用桂枝加附子汤调理而愈，药切病机，疗效显著。郑教授每遇此类病证，叹当今儿科苦寒伤阳而致冷秘之弊。

第十一节　论经方辨治发作性睡病"五法"

发作性睡病是一种白天不可抗拒的短期发作性睡眠，伴猝倒、睡眠瘫痪、入睡前幻觉，部分患者伴有夜间睡眠紊乱的一种睡眠障碍性疾病。自儿童至老年人均可发病，严重影响患者的生活质量，甚至会酿成意外事故而危及生命。本病属中医的"嗜睡""嗜卧""多寐""善眠""饭醉""昏厥"等范畴。郑启仲教授从中医辨证求本入手，运用经方治疗发作性睡病，取得了较好的疗效。现将其运用经方辨治发作性睡病的经验介绍于下。

一、调和营卫、燮理阴阳法

人的睡眠状态是以阴阳和调为基础的。如《灵枢·大惑论》曰："夫卫气者，昼日行于阳，夜行于阴，故阳气尽则卧，阴气尽则寤。"指出当卫气行于阳分已尽，由表入里，人便入睡；卫气行于阴分已尽，由里出表，人便觉醒。郑教授认为，若营卫失和，卫阳出入无序，卫气不能日出于阴而行于阳，则多寐。此类患者平素易患感冒，致营卫失调，日久易患发作性睡病。表现白天嗜睡时发，面色淡白，神倦乏力，易自汗出，夜间易惊，舌质淡红，苔白薄或白腻，脉多浮缓等。治宜调和营卫，燮理阴阳。以桂枝汤为主方。

【病案举例】

李某，男，8岁，山东省莘县人，2009年4月9日初诊。

主诉：上课易睡2年。

病史：早产儿，自幼体弱多病，反复感冒，从6岁入学起发现常在上课时伏案而睡，呼之可醒，不时又睡，引起家长注意，经某省医院诊为"发作性睡病"，经多家医院治疗未能控制而求郑教授诊治。刻下：体稍胖，面色淡白，神疲乏力，自汗时出，日发睡眠 10 余次，夜卧不宁，多梦易惊，纳呆便溏，舌淡苔白腻，脉弦而细。诊断为多寐。西医诊断为发作性睡病。辨证为营卫失和，阴阳失调。治宜调和营卫，燮理阴阳。方选桂枝汤加减。

处方：桂枝 10g，白芍 10g，生姜 10g，大枣 3 枚，炙甘草 6，黄芪 15g，茯神 10g，石菖蒲 6g，远志 6g。7 剂，每日 1 剂，水煎分早晚 2 次服。

二诊：2009 年 4 月 16 日。其母诉比原来有精神，夜间睡眠较前平稳。守法再进 14 剂。

三诊：2009 年 4 月 30 日。白天睡眠明显减少，听课注意力较前集中，反应较前敏捷，舌淡红苔白薄，脉平缓。守法出入又 2 个月，诸症悉平而愈。随访 3 年未见复发。

二、和解少阳、疏肝利胆法

唐容川曰："（少阳）居半表半里之间，界内阴外阳之际，故《内经》以枢机比之。"（《伤寒论浅注补正》）郑教授认为，如果少阳枢机不利，气机壅滞，升降出入无序，则会出现白天阳气不能发于外而嗜睡，夜间阳气不能入于阴而失眠。若少阳枢机不利，肝气郁滞，日久化火，胆府被扰，亦可导致发作性睡病的发生。正如《圣济总录》云："胆热多睡者，胆府清净，决断所自出，肝胆俱实，荣卫壅塞，则清净者浊而扰，故精神昏愦，常欲寝卧也。"此类患者多由反复发热，治不如法，少阳枢机不利；或情志抑郁，肝郁气滞，日久化火生痰，痰热内扰所致。表现为白天睡眠频发，与人争吵或发怒时易猝倒，头晕目眩，口苦纳差，大便滞而不畅，小便黄，舌尖边红，苔多白腻或黄腻，脉弦数等。治宜和解少阳，疏肝利胆，以小柴胡汤为主方。

【病案举例】

宋某，男，16 岁，河南省商丘市人，2010 年 5 月 10 日初诊。

主诉：患发作性睡病 1 年余。

病史：1 年前出现上课瞌睡，不可抗拒，一节课可出现 2～3 次，升学压力大，病情日重，曾猝倒 2 次，经北京某医院诊为"发作性睡病"。先后进温胆汤、导痰汤、黄连阿胶汤等未见明显好转。刻下：体瘦，面色黄而透青气，日发睡眠 7 ～ 8 次，每次几分钟至半小时不等，心烦易怒，易猝倒，口苦纳呆，胁胀不舒，噩梦纷纭，夜间惊醒，大便滞，舌质边红，苔白腻微黄，脉弦数。诊断为多寐。西医诊断为发作性睡病。辨证为少阳枢机不利，肝胆郁热。治宜和解少阳，疏肝利胆。方选小柴胡汤加减。

处方：柴胡 12g，清半夏 9g，黄芩 12g，瓜蒌 15g，栀子 10g，淡豆豉 10g，生牡蛎 15g（先煎），生龙骨 15g（先煎），石菖蒲 10g，炙远志 6g，生甘草 6g。7 剂，每日 1 剂，水煎分早晚 2 次服。

二诊：2010 年 5 月 18 日。面黄减轻，口苦消失，大便调畅，夜卧平稳，白天睡眠趋减少。守法再进 14 剂。

三诊：2010 年 6 月 2 日。白天睡眠发作次数明显减少，唯仍感头晕，夜梦较多，易惊醒，舌淡红，苔薄黄，脉弦数。上方去生龙骨、生牡蛎，加胆南星 6g、生白芍 15g、生龙齿 15g，14 剂。

四诊：2010 年 6 月 18 日。诸症平息，其父恐复发，请求再药。

处方：醋柴胡 6g，生白芍 10g，枳实 6g，佛手 10g，玫瑰花 10g，茯苓 12g，石菖蒲 10g，炙远志 6g，炙甘草 6g。14 剂，隔日 1 剂，以善其后。随访 2 年未复发。

三、升清降浊、和胃醒脾法

《灵枢·大惑论》曰："黄帝曰：人之多卧者，何气使然？岐伯曰：此人肠胃大而皮肤涩，而分肉不解焉。肠胃大则卫气留久，皮肤涩则分肉不解，其行迟……留于阴也久，其气不精，则欲瞑，故多卧矣。"指出阳明胃经气机不利，升降失常，卫气出入无序，则致多卧。此类患者或由积滞日久，中焦痞满，化热酿痰；或由寒热错杂，中焦痞塞，致升降失常，营卫失和，阴阳失调。表现为白天嗜睡，体胖怠惰，心下痞满，厌食纳呆，口臭泛恶，夜卧不宁，睡中龂齿，大便秘结，舌质红苔黄腻，脉多弦滑等。治宜升清降浊，和胃醒脾，以半夏泻心汤为主方。

【病案举例】

张某，女，9 岁，山西省运城市人，2008 年 8 月 2 日初诊。

主诉：患发作性睡病 1 年余。

病史：患儿 1 年前暑假期间，暴饮暴食，肥甘不节，贪凉饮冷，作息紊乱，日夜颠倒，体重快速增加。暑假后出现白天多睡，夜卧不宁，噩梦纷纭，学习成绩下降，性情急躁，伴猝倒。经当地医院诊为"发作性睡病"。西药、中药、针灸、推拿等治疗均未能控制，且近半年来加重。刻下：体胖，面黄唇赤，心烦易怒，精神不振，白天嗜睡频发，纳呆腹满，时有腹痛，遇冷加重，夜卧不宁，多梦易惊醒，大便秘结，舌质红苔腻而垢，脉弦滑。诊断为多寐。西医诊断为发作性睡病。证属升降失常，营卫失和。治宜升清降浊，调和营卫。方选半夏泻心汤加减。

处方：姜半夏 9g，黄连 6g，黄芩 10g，干姜 3g，瓜蒌 15g，枳实 6g，姜厚朴 6g，酒大黄 6g，片姜黄 6g，炙甘草 3g。7 剂，每日 1 剂，水煎分早晚 2 次服。

二诊：2008 年 8 月 10 日。腹满消，大便畅，饮食增，舌红转淡，垢苔变薄，脉见缓象。上方去大黄、姜厚朴，加砂仁 6g、石菖蒲 9g、炙远志 6g，7 剂。

三诊：2008 年 8 月 18 日。白天睡眠发作减少大半，精神明显好转。守法出入调理 3 个月而症状消失。2012 年 10 月因患过敏性紫癜来诊，喜告发作性睡病 3 年来未复发。

四、利湿化饮、温振脾阳法

《脾胃论》云："病怠惰嗜卧……湿胜。"《丹溪心法》曰："脾胃受湿，沉困无力，怠惰好卧。"脾属土，喜燥恶湿，主运化，升清降浊。郑教授认为，此类患者多因冒雨涉水，坐卧湿地，或内湿素盛，或过食生冷，损伤脾胃，脾失健运，水湿内聚，湿困脾阳，清阳不升，浊阴不降，痰饮内停，上扰清窍，而致嗜睡发生。表现为白天困倦多睡，面色萎黄，体多肥胖，心悸气短，四肢欠温，夜卧鼾眠，大便溏薄，小便不利，脉多濡细等。治宜利湿化饮，温振脾阳，以苓桂术甘汤为主方。

【病案举例】

周某，女，12岁，河南洛阳人，2011年8月24日初诊。

主诉：患发作性睡病3年。

病史：患者白天不可抗拒睡眠频发已3年余，经某医院诊为"发作性睡病"，经中药补中益气汤、温胆汤等治疗未见明显好转。刻下：体胖面白，体重51kg，倦怠嗜卧，每日睡眠发作7～8次，畏寒怕冷，夜卧打鼾，大便不调，舌体胖质淡苔白滑，脉濡细。诊断为多寐。西医诊断为发作性睡病。辨证为水湿内停，脾阳被困。治宜利湿化饮，温阳醒脾。方选苓桂术甘汤加减。

处方：茯苓15g，桂枝10g，炒白术15g，藿香10g，炒薏苡仁15g，益智仁10g，石菖蒲10g，芥子10g，生姜10g，炙甘草6g。7剂，每日1剂，水煎分早晚2次服。嘱其控制饮食，加强锻炼，减少体重。

二诊：2011年8月31日。服药后困倦减轻，尿量增加，舌苔见退。上方茯苓、炒白术加至30g，再取14剂。

三诊：2011年9月18日。诸症减，睡眠发作基本控制，体重降至47kg。

处方：炒苍术15g，炒白术15g，茯苓15g，炒薏苡仁15g，荷叶15g，砂仁6g（后下），石菖蒲10g，芥子6g，丝瓜络10g。隔日1剂，巩固疗效。3个月后来诊，发作性睡眠在劳累时偶有发作。上方加黄芪15g，3日1剂，服15剂停药。随访2年未见复发。

五、温肾暖肝、开窍醒脑法

《灵枢·寒热病》曰："阳气盛则瞋目，阴气盛则瞑目。"《类证治裁》云："多寐者，阳虚阴盛之病。"《伤寒论》曰："少阴之为病，脉微细，但欲寐也。"郑教授讲，此类患者大多阴阳失调，阴盛阳虚，但阳虚并不仅仅是脾肾阳虚，也包括常被忽视的肝阳虚。肝为刚脏，内寄相火，相火是生命活动的原动力，外可温养皮毛，内可鼓动十二经气血，使之敷布全身。肝为少阳之脏，应阳升之方，行春升之令，其气以升发为用，能启迪诸脏之气，主人体一身阳气之升腾。若肾阳亏虚，不能温煦肝脉，或寒邪直中，损伤肝阳，致肝阳亏虚，形成肝肾阳虚，则可出现精神不振，嗜睡多寐，形寒肢冷，腰膝酸软，爪甲不荣，意志消沉，惊恐易惧，疑人将捕，夜间多梦易惊，大笑、生气等情绪会导致猝倒等发作性睡病的典型症状。治宜温肾暖肝，开窍醒脑，以麻黄细辛附子汤合吴茱萸汤为主方。

【病案举例】

秦某，男，9岁，河南省三门峡人，2011年11月7日初诊。

主诉：发作性睡眠、猝倒3年。

病史：患者3年前出现白天发作性睡眠，伴有猝倒，经某儿童医院诊断为"儿童发作性睡病"，经用补中益气汤、二陈汤、香砂六君子汤治疗1年余，未见明显好转。刻下：委顿困倦，嗜睡难抑，肢体震颤，重则猝倒，淡漠懒言，意志消沉，思维迟钝，夜间多梦易惊，畏寒怕冷，四肢欠温，面白而青，纳呆便溏，舌淡苔白而滑，脉沉迟无力。诊断为多寐。西医诊断为发作性睡病。辨证为肝肾阳虚，脑失所养。治宜温肾暖肝，益智醒脑。方选麻黄细辛附子汤合吴茱萸汤加减。

处方：吴茱萸3g，生麻黄3g，细辛3g，制附子6g，干姜3g，人参6g，茯神15g，鹿角胶10g，枸杞子10g，益智仁10g，石菖蒲6g，炙甘草6g。7剂，每日1剂，水煎分早晚2次服。

二诊：2011年11月15日。精神好转，惊悸减轻，仍畏寒嗜睡。上方麻黄加至6g，制附子加至12g（先煎），再取7剂。

三诊：2011年11月22日。睡眠发作次数减少，夜卧平稳，舌见淡红，白滑苔见退，脉现缓象。守法随症调理5个月，诸症悉平，停药观察。随访2年未见复发。

第二章 略论"医"与《周易》

郑启仲教授苦嗜中医经典，探究《周易》之学，认为《周易》是一部具有哲学价值的著作，多方面反映了古代社会的状况，涉及宇宙问题和人生问题，含有辩证法思想，影响深远。中医学的基础理论和《周易》的哲学思想有很多共通之处。

一、从恒动观看"医"与《周易》

《乾卦·象辞》："天行健，君子以自强不息。"《恒卦·象辞》："天地之道，恒久而不已者也。"认为万物都在永恒地运动。《豫卦·彖辞》："天地以顺动，故日月不过而四时不忒。"说明运动是有规律的。这种恒动观在《内经》中有进一步的发展。如《素问·气交变大论》："五运更始，上应天期，阴阳往复，寒暑迎随，真邪相薄，内外分离，六经波荡，五气倾移。"《素问·六节藏象论》："五运相袭，而皆治之，终期之日，周而复始；时立气布，如环无端。"不难看出，《内经》和《周易》在恒动观上认识是一致的。又如《易·系辞》："吉凶悔吝者，生乎动者也。"而《素问·六微旨大论》亦说："成败倚伏生乎动，动而不已，则变作矣。"其恒动观如出一辙。

二、从系统论看"医"与《周易》

《易·系辞》："古者包牺氏之王天下也，仰则观象于天，俯则观法于地，观鸟兽之文与地之宜，近取诸身，远取诸物，于是始作八卦，以通神明之德，以类万物之情。"说明了作八卦者仰观俯察，综天地人一切变化现象，进行概括、分类。《乾卦·文言》："同声相应，同气相求，水流湿，火就燥，云从龙，风从虎，圣人作而万物睹。本乎天者亲上，本乎地者亲下，则各从其类也。"作《易》者利用同声相应、同气相求的自然感应之理，引申触类，进行归纳。这种朴素的系统论观点，在中医学里更得到发挥和演绎，凡日月、星辰、季节、气候、五色、五味、五声、五臭、五谷，人体五脏、五体、五窍、五志等，都按不同的系统进行了更为细致的划分。如《素问·阴阳应象大论》说："东方生风，风生木，木生酸，酸生肝，肝生筋，筋生心，肝主目。其在天为玄，在人为道，在地为化；化生五味，道生智，玄生神。神在天为风，在地为木，在体为筋，在脏为肝，在色为苍，在音为角，在声为呼，在变动为握，在窍为目，在味为酸，在志为怒。怒伤肝，悲胜怒；风伤筋，燥胜风；酸伤筋，辛胜酸。"阐述了外在环境与人体内环境之间的联系，从系统论的观点把人体生理、病理进行科学的系统的分类，为辨证论治提供了依据。

三、从气化论看"医"与《周易》

《易·系辞》曰："在天成象，在地成形，变化见矣。"这与《素问·天元纪大论》所说"在天为玄，在人为道，在地为化……故在天为气，在地成形，形气相感而化生万物矣"，同为一理。《易·系辞》说："天地氤氲，万物化醇，男女构精，万物化生。"又说："天地感而万物生。"认为人的生命是由天地间正常气化而产生的，如果天地间没有正常的气化，人的生命就不会产生，一切生命活动也不会出现。正如朱熹所说："人物之始，以气化生矣，气聚成形，则形交气感，遂以形化，而人物生生，变化无穷矣。"《素问·天元纪大论》说："太虚寥廓，肇基化元，万物资始，五运终天……生生化化，品物咸章。"也阐述了天地气化是一切生命现象产生的基础和源泉。

四、从时空观看"医"与《周易》

古人认识到时间是随天体的运行而永无休止地更递变迁，万物和人体的生理活动则受时间和所处地理位置的影响。《易·系辞》说："广大配天地，变通配四时，阴阳之义配日月，易简之善配至德。"说明了"《易传》也像阴阳五行那样把八卦配四方四时，从空间和时间两方面立世界图式"（《中国哲学史新编》）。国内学者研究证明，先天八卦图是研究天体运行的周期图，图的内卦之初爻表示太阳在一周年的周期运动，中爻表示太阳运行一天的周期图像，三爻表示月亮运行一周的图像和太阳在四季的经天运动。先天八卦的内容可以看作年月日的符号，所以《周易略例》说："夫卦者时也，爻者适时之变也。"《易·系辞》说："万物皆出乎震，震东方也，齐乎巽，巽东南也。"把八卦在空间上进行了划分。《内经》在《周易》时空观的基础上进一步推而广之，引申触类，把五脏、五行、五色、五味、五官与方位、星宿、河洛之数进行了归属。如《素问·金匮真言论》说："南方赤色，入通于心，开窍于耳，藏精于心。故病在五脏，其味苦，其类火，其畜羊，其谷黍，其应四时，上为荧惑星，是以知病之在脉也，其音征，其数七，其臭焦。"《素问·八正神明论》说："月始生，则血气始精，卫气始行；月郭满，则血气实，肌肉坚；月郭空，则肌肉减，经络虚，卫气去，形独居。是以因天时而调血气也。"依月亮的盈亏而调身治病和因天时而调血气的时间医学观念更为明显。

综上所述，不难看出《周易》对中医学的影响极为深远。历代医家取《周易》之理，医易结合，创立了许多新观点、新学说，使中医学理论不断得以发展。近年来医易研究方兴未艾，引起广大学者的兴趣，它必将推动中医学术的新发展。

下 篇

跟师临证

第三章 时行病证

第一节 麻 疹

麻疹是由外感麻毒时邪引起的一种急性出疹性时行疾病。以发热、咳嗽、流涕、眼泪汪汪、全身布发红色斑丘疹及早期口腔两颊黏膜出现麻疹黏膜斑为特征。因其疹点如麻粒大，故名"麻疹"，我国南方地区称为"痧""痧疹"。西医学亦称本病为"麻疹"。

【辨治思路】

郑启仲教授认为，麻疹以外透为顺，内传为逆，前人有"麻宜发表透为先，形出毒解便无忧""麻不厌透"之说。透疹宜取辛凉，辛凉透邪解热，不可过用苦寒之品，以免伤正而外邪内陷。还要根据其不同阶段辨证论治，一般初热期以透表为主，见形期以凉解为主，收没期以养阴为主，同时注意透发防耗伤津液，清解勿过于寒凉，养阴忌滋腻留邪。若已成逆证，治在祛邪安正。麻毒闭肺者，宜宣肺化痰解毒；热毒攻喉者，宜利咽化痰解毒；邪陷心肝者，宜平肝息风开窍；出现心阳虚衰之险证时，当急予温阳扶正固脱。

【典型医案】

病例1 高某，女，7岁，1996年3月11日初诊。

［主诉］发热、咳嗽7天。

［病史］患儿于7天前发热、咳嗽，当地诊所以感冒给予三九感冒颗粒、止咳糖浆服2天。咳嗽加剧，体温增至39℃以上，急赴某医院急诊科，诊为"上呼吸道感染"，给予静脉补液、抗生素（不详）、地塞米松等，发热退，咳嗽减轻，停药后又高热，且咳喘加重而求郑教授诊治。

［现症］高热，体温39.7℃，无汗，咳嗽声重，目赤怕光，呼吸急促，烦躁不安，面红，咽红，口腔黏膜粗糙，麻疹黏膜斑明显，耳后、胸前疹点隐隐，大便稀，日2～3次，小便黄赤。舌质红，苔白腻兼黄，脉数有力。听诊：两肺可闻中小湿啰音。

> 问题
>
> （1）患儿发热、咳嗽，为哪一脏腑发病？
>
> （2）麻疹患儿为何目赤怕光，面红，咽红，口腔黏膜粗糙，麻疹黏膜斑明显？
>
> （3）患儿大便稀，小便黄赤为何故？
>
> （4）患儿高热数天，为何只是耳后、胸前疹点隐隐？
>
> （5）舌质红，苔白腻兼黄，脉数有力，为哪一脏腑发病？
>
> （6）根据脏腑辨证，本案主要涉及哪个脏腑发病？应采取何种治法？可选用哪些方剂配伍治疗？

［治疗过程］

初诊：1996年3月11日。葛根10g，升麻10g，赤芍10g，蝉蜕10g，薄荷6g，炙麻黄5g，生石膏15g，杏仁10g，紫草6g，黄芩10g，甘草6g。1剂，水煎频服。同时给予胡荽酒搽浴（鲜胡荽1把，30%酒精），加热，或50°以上白酒加等量白开水，将胡荽揉成团蘸酒后搽浴患儿皮肤，从四肢至躯干，快速搽，面部及会阴部不搽，随后覆被令汗出。停用激素及退热药。

二诊：1996年3月12日。全身皮疹满布，手足掌面已见疹点，热退神静，咳减喘定，大便日2次，体温36.4℃，舌红，苔变薄而微黄，两肺啰音消失大半，父母口口称绝。炙麻黄6g，杏仁10g，石膏15g，黄芩10g，金银花10g，浙贝母6g，僵蚕10g，葶苈子10g，赤芍10g，甘草6g。2剂，日1剂，水煎服。

三诊：1996年3月14日。咳喘基本停止，饮食增，腹泻止，脉静身凉，两肺啰音基本消失。守法调理1周而愈。

问题

（7）处方中选用的主方是什么？如何理解处方配伍？

（8）胡荽酒搽浴的目的是什么？

病例2 杨某，男，6岁，1967年3月2日初诊。

［主诉］发热、咳嗽、喘促11天。

［病史］患儿于11天前开始发热、咳嗽、流涕，按风热咳嗽治疗3天。发热咳嗽渐重，以"上呼吸道感染"住院治疗。经用青霉素、地塞米松等及中药桑菊饮、麻杏石甘汤治疗，高热渐退而喘促加重。3天前见身有皮疹，疑为药物疹。病情进一步加重而邀请郑教授会诊。

［现症］嗜睡神疲，面色青灰，喘促痰鸣，口唇发绀，面部及胸背散在灰色疹点隐隐，四肢欠温，呕恶不食，下利清谷，日10余次。体温35.5℃，心率127次/分，呼吸43次/分。舌淡紫，苔白水滑，脉细数而微弱。两肺可闻及细小湿啰音及痰鸣音。腹部凹陷，肝大，脾未触及。

问题

（1）患儿发热、咳嗽、喘促，为哪一脏腑发病？

（2）患儿面部及胸背散在灰色疹点隐隐，为哪一脏腑发病？

（3）患儿四肢欠温，呕恶不食，下利清谷，为哪一脏腑发病？

（4）患儿为何会嗜睡神疲，面色青灰，口唇发绀？

（5）患儿舌淡紫，苔白水滑，脉细数而微弱，属何脏腑发病？

（6）按脏腑辨证，本案主要涉及哪个脏腑发病？应采取何种治法？可选用哪些方剂配伍治疗？

[治疗过程]

初诊：1967年3月2日。肉桂6g，制附子10g（先煎），人参10g，炒白术10g，干姜6g，炙甘草6g。1剂，水煎，频频予之。

二诊：1967年3月3日。神振志清，面灰大减，四肢转温，喘轻泻减。体温36℃，心率90次/分，呼吸28次/分。两肺啰音及痰鸣音大减。上方再进2剂，诸症向愈，守法再调。桂枝6g，制附子6g，人参6g，炒白术6g，干姜6g，五味子6g，丹参10g，炙甘草6g。3剂，日1剂，水煎服。

三诊：1967年3月6日。神振身温，阳复脉通，喘平痰消，泻止纳食。体温36.5℃，心率82次/分，呼吸26次/分，两肺啰音基本消失，舌质淡红，苔见薄白，脉沉弱。人参6g，炒白术6g，茯苓6g，姜半夏3g，陈皮3g，五味子6g，炒白果仁6g，款冬花6g，炙甘草6g，生姜2片，大枣2枚。3剂，日1剂，水煎服。药后诸症悉平，痊愈出院。

问题

（7）处方中选用的主方是什么？如何理解处方配伍？

（8）二诊中为何加五味子、丹参？

【问题解析】

病例1

（1）麻毒由口鼻而入，首犯肺卫，邪郁于表，肺气不宣，故发热、咳嗽。

（2）热毒炽盛，上熏苗窍，故目赤怕光，咽红，口内发出麻疹黏膜斑。

（3）麻为阳毒，症以热象为主，故小便短赤。毒兴于脾，运化失职，故大便稀溏。

（4）患儿因误诊加之误用激素致麻疹由顺变逆，疹伏不出，毒邪陷肺，疹子暴收而疹点隐隐。

（5）舌质红，苔白腻兼黄，脉数有力为麻毒炽盛、邪陷肺胃之象。

（6）按脏腑辨证，本案主要为疹伏不出，毒邪陷肺，治疗当透疹解毒，宣肺平喘，可选升麻葛根汤、麻杏石甘汤加减。

（7）本案方选升麻葛根汤合麻杏石甘汤加减。方中升麻辛甘性寒，入肺、胃经，解肌透疹，清热解毒。葛根味辛甘性凉，入胃经，解肌透疹，生津除热。二药相配，轻扬升散，通行肌表内外，对疹毒欲透未透、病势向外者，能因势利导，故为透达疹毒的常用组合。方中赤芍味苦性寒而入血分，清热凉血之中兼能活血，用以解血络热毒。配以蝉蜕、薄荷透邪外出。合麻杏石甘汤宣肺定喘，麻黄能宣肺而泄邪热，是"火郁发之"之义。配伍辛甘大寒之石膏，使宣肺而不助热，清肺而不留邪，肺气肃降有权，喘急可平，是相制为用。杏仁降肺气，用为佐药，助麻黄、石膏清肺平喘。炙甘草既能益气和中，又与石膏合而生津止渴，更能调和于寒温宣降之间。

（8）《本草纲目》云："胡荽，辛温香窜，内通心脾，外达四肢，能辟一切不正之气，故痘疮出不爽快者，能发之。"配合胡荽酒外搽，既善透疹，又宣肺气。

病例 2

（1）肺主皮毛，属表，开窍于鼻，司呼吸。毒邪犯肺，早期邪郁肺卫，宣发失司，临床表现为发热、咳嗽、喘促。

（2）脾主肌肉和四末，麻毒入于气分，正气与毒邪抗争，驱邪外泄，皮疹透发于全身，并达于四末。

（3）患儿本为麻疹，见高热咳喘而投激素及中药寒凉之剂，误而未透，治上犯中，导致冰伏胃阳，疹毒内陷，阳衰正败之变证。

（4）患儿脾胃阳气衰败，土寒则不能生金，阳衰则寒水凌心，心主神明，神明失守则嗜睡神疲；心主血脉，其华在面，血脉失主则面色青灰，口唇发绀。

（5）患儿舌淡紫，苔白水滑，脉细数而微弱，为脾胃阳虚之象。

（6）按脏腑辨证，本病主要涉及肺、脾、心，即疹毒内陷，心脾阳衰，治疗当暖中补土，回阳救逆，方可选桂附理中汤合四逆汤加减。

（7）本案方选桂附理中汤合四逆汤温振脾肾之阳。此刻宣肺则难平其喘，化瘀亦难救其心；非温肾不能治其寒，非暖土不能救其金，此即"临证察机"之所在。方中附子辛甘大热，走而不守，能温肾壮阳以祛寒救逆，并能通行十二经，振奋一身之阳；干姜辛温，守而不走，与附子相配，可增强回阳之功；甘草甘缓，和中缓急，温养阳气，并能缓和姜附燥热之性。三药合用，功专效宏，可奏回阳救逆之效。人参甘而微温，健脾益气；白术苦温，健脾燥湿；肉桂温心肾之阳。

（8）二诊患儿病势虽然减退，但麻疹热毒多易耗伤肺胃之阴，加五味子以养阴；患儿疹色不鲜、面色紫暗者，加丹参以活血化瘀。

【学习小结】

从以上病案可以看出，麻疹因误诊加误用激素可由顺变逆，疹伏不出，毒邪陷肺，成为危候。郑教授讲，当务之急是透疹，疹不透则热难清，热不清则喘难平，疹透毒解则诸症自平。郑教授多次讲到胡荽酒的妙用，称其"解表透疹最简便廉验者也"。或者误而未透，见高热咳喘而投激素及中药寒凉之剂，治上犯中，导致冰伏胃阳，疹毒内陷，阳衰正败之变证。土寒则不能生金，阳衰则寒水凌心，暖中补土、回阳救逆乃救危之要，此刻宣肺则难平其喘，化瘀亦难救其心，非温肾不能治其寒，非暖土不能救其金，此即"临证察机"之所在。

【课后拓展】

1. 了解《麻科活人全书》麻疹相关内容。

2. 查阅"麻宜发表透为先，形出毒解便无忧"来源出处，如何理解？

3. 检索文献，了解西医学对本病的研究进展。

4. 通过对本病的学习，写出学习心悟。

5. 参考阅读　郑攀，郑宏. 郑启仲儿科医案 [M]. 北京：中国中医药出版社，2015：62–66.

第二节　奶　麻

　　奶麻是婴幼儿时期的一种急性出疹性疾病。因感受风热时邪疫毒所致，以哺乳期婴儿骤起高热，持续 3～4 天后体温骤降，热退后肌肤出现玫瑰色细散皮疹为主要表现。由于本病皮疹形态类似麻疹，故又得名"假麻"，患病后往往可获得持久免疫力。本病症状可见于西医学的"幼儿急疹"。

【辨治思路】

　　郑启仲教授认为奶麻的治疗，总以清热解毒为主。风热在表治以疏风清热，热退疹透治以凉血解毒；热盛动风治以清热止惊；热扰心神佐以清心除烦；热郁脾胃所致胃失和降，又当佐以和胃降逆，脾失健运则佐以健脾止泻或润肠通便。

【典型医案】

　　病例 1　华某，男，7 个月，2003 年 5 月 15 日初诊。

　　［主诉］发热 4 天。

　　［病史］患儿于 4 天前发热，发热第 1 天（38℃）给予温水搽浴后热退，第 2 天开始患儿反复发热，持续 5 天，发热特点为上午低热（< 38.5℃），下午 3 点左右开始体温升高，至夜间温度最高可达 40℃，曾查血常规无异常，胸部正位片无异常，外院予静脉输液 3 天无效而求郑教授诊治。

　　［现症］患儿发热，体温 39℃，偶有咳嗽，喉中有痰，稍有烦躁，食欲差，口腔溃烂，舌质红，苔少黄，指纹紫。

问题

（1）患儿高热、咳嗽，属三焦辨证中哪一焦发病？

（2）患儿食欲差、口腔溃烂，属三焦辨证中哪一焦发病？

（3）患儿舌质红，苔少黄，指纹紫，属哪一焦和脏腑发病？

（4）按三焦辨证，本案主要涉及哪几焦发病？应采取何种治法？可选用哪些方剂配伍治疗？

［治疗过程］

初诊：2003 年 5 月 15 日。金银花 3g，连翘 3g，淡豆豉 3g，荆芥 3g，薄荷 3g，桔梗 3g，芦根 3g，生地黄 3g，石膏 6g，知母 2g，甘草 2g。1 剂，水煎，频服。

二诊：2003 年 5 月 16 日。患儿热退后出现稠密细小疹点，呈玫瑰色，首先出现在头部，然后出现在躯干，最后在四肢出现。疹点稠密，高出皮肤，摸之碍手如砂纸。金银花 3g，连翘 3g，野菊花 3g，紫花地丁 3g，赤芍 3g，紫草 3g，防风 3g，生地黄 3g，麦冬 2g，牛膝 2g，知母 2g，白鲜皮 2g，甘草 2g。2 剂，日 1 剂，水煎服。并用药渣煎水外洗。

三诊：2003 年 5 月 18 日。疹退身安，仍有口腔溃疡。生地黄 3g，麦冬 3g，牛膝 2g，知母 2g，石斛 2g，沙参 2g，玉竹 2g，甘草 2g。2 剂，日 1 剂，水煎服。调理而愈。

问题

（5）处方中选用的主方是什么？如何理解处方配伍？

（6）患儿为何热退疹出？

（7）二诊处方中选用的主方是什么？

病例 2 曾某，男，11 个月，2008 年 3 月 22 日初诊。

［主诉］发热 5 天。

［病史］患儿 5 天前骤起高热，体温达 39.5℃，无咳嗽、喘息等不适。在某医院诊断为"急性上呼吸道感染"，予头孢曲松、利巴韦林、地塞米松等静脉滴注，仍身热不退，体温波动在 38 ～ 40℃之间。曾查血常规白细胞计数稍低，胸片无明显异常。

［现症］患儿发热，体温 39℃，偶有轻咳、流涕，烦躁面赤，前囟隆起，

舌质红，苔薄黄，指纹紫滞。

> 问题
>
> （1）患儿高热、轻咳、流涕，为哪一脏腑发病？
>
> （2）患儿烦躁面赤，为哪一脏腑发病？
>
> （3）患儿舌质红，苔薄黄，指纹紫滞，为何原因引起？
>
> （4）患儿为何高热不退？应采取何种治法？可选用哪些方剂配伍治疗？

［治疗过程］

初诊：2008年3月22日。金银花3g，连翘3g，淡豆豉3g，栀子3g，柴胡3g，升麻3g，葛根3g，牛蒡子3g，薄荷3g，甘草3g。1剂，水煎，频服。

二诊：2008年3月23日。患儿热退，全身遍布红疹，前囟恢复平软。原方加生地黄3g，赤芍3g。2剂，日1剂，水煎服。调服而愈。

> 问题
>
> （5）处方中选用的主方是什么？如何理解处方配伍？
>
> （6）二诊中为何加生地黄、赤芍？

【问题解析】

病例1

（1）患儿外受风温之邪袭入肺卫，肺卫失于宣发而发热、咳嗽，故属邪在上焦。

（2）邪郁化热，热邪郁于肺胃，胃火上炎而纳差、口腔溃烂，故属中焦发病。

（3）热邪由上而下，上、中两焦同时受累，肺胃热盛，症见舌质红，苔少黄，指纹紫。

（4）综合分析，患儿上、中两焦相继受累，肺胃热盛，治疗当疏风清热，解毒养阴，可选用银翘散、玉女煎等方剂加减。

（5）本案处方选银翘散为主方。银翘散最初出自《温病条辨》，是吴瑭论治温病所创第一方。《温病条辨·上焦篇》第四条："太阴风温、温热、温疫、冬温，初起恶风寒者，桂枝汤主之；但热不恶寒而咳者，辛凉平剂银翘散主之。"方中金银花、连翘辛凉轻宣，透泄散邪，清热解毒为君；薄荷辛凉散风清热，荆芥穗、淡豆豉辛散透表，解肌散风为臣；桔梗、甘草清热解毒而利咽喉为佐；芦根清热除烦，止咳化痰为使。诸药相合，辛凉解肌，宣散风热。石膏、知母、生地黄为玉女煎主方，加用石膏、知母以清泄胃热，生地黄增强清热凉血之功。两方合用使上焦之热得以疏散，中焦之热得以清泄。

（6）风热时邪，与气血相搏而发于肌肤，邪热得以外泄，则热退疹出。

（7）二诊患儿热退疹出，予五味消毒饮中金银花、野菊花、紫花地丁加连翘增强清热解毒之功。赤芍、紫草凉血活血，解毒透疹；防风、白鲜皮疏散风热，清热除湿止痒。并以上药外洗以外治，内外相合使热去、疹退、身安。而口腔溃疡则是胃火上炎所致，故继续予玉女煎清热养阴。

病例 2

（1）肺主皮毛属卫，风热时邪其性属温，温邪上扰，侵于肺卫，肺卫失于宣发而发热、咳嗽。

（2）赤为火热之色，属心，热扰心神则烦躁面赤。

（3）患儿舌质红，苔薄黄，指纹紫滞，为热邪侵犯心肺所致。

（4）风热时邪蕴于肌腠，本当因势利导，透邪外出，奈何用西药静脉滴注，凉遏而不得泄，阳热怫郁，久而不解，反而内郁之火冰伏，且有化燥伤津之弊。"火郁发之"，当透热疏散，开发郁火，方选银翘散合升麻葛根汤加减。

（5）本案方选升麻葛根汤为主方合银翘散加减。方中柴胡、葛根、升麻苦辛平，味之薄者，阴中之阳，引而上行，振动气机，以苦发之，配以辛凉解毒之金银花、连翘，宣发上焦之壅热，牛蒡子、薄荷疏散风热、利咽透疹；而郁火自能发于肌肤，淡豆豉、栀子清心除烦，热退疹出心安，甘草调和诸药。

（6）二诊患儿热退疹出，加赤芍、生地黄凉血活血，解毒透疹。

【学习小结】

《痘麻定论·卷之四分别各麻各样调治论》说："奶麻瘾疹之类，皆风热客于脾肺二经所致，用荆芥发表汤，此药大能疏风泄热清热。"指出了本病的病因、病位及治法。从以上病案可以看出，奶麻病因主要为风热之邪侵犯肺胃，当以因势利导、透邪外出、疏风清热为主，切不可使郁火内伏。

【课后拓展】

1. 熟读背诵银翘散方歌。
2. 查阅"火郁发之"来源出处，如何理解？
3. 检索文献，了解西医学对本病的研究进展。
4. 通过对本病的学习，写出学习心悟。

第三节 风 痧

风痧是由外感风热时邪所引起的一种较轻的发疹性传染病。临床以轻度发热、咳嗽、细小如沙的特殊皮疹、耳后及枕部淋巴结肿大为特征。5岁以内的小儿发病较多，常发生于冬春两季。西医学称风痧为"风疹"。

【辨治思路】

郑启仲教授认为，治疗风痧，首先要分辨表里。风痧轻证发热不高，鼻塞流涕，皮疹布发，肌肤作痒，疹稀色红，分布均匀，皮疹经2～3天自然消退，神情自如，食纳正常，为邪郁在表。如壮热不退，烦躁不宁，口渴欲饮，疹点稠密，疹色鲜红或紫暗，为邪热炽盛，多属入里重证。治疗风痧，总以疏风清热为基本法则，有偏于风盛者，治以辛散为主；有热邪偏重者，治以清热，或兼以凉血泄热。

【典型医案】

病例1　吕某，女，4岁，1998年5月16日初诊。

［主诉］发热2天，皮疹1天。

［病史］患儿昨日出现发热，体温最高38.5℃，头痛不适，鼻塞流涕，咳嗽无痰，今日出现头面红疹，很快遍布全身，社区医院查血常规白细胞计数不高。

［现症］发热，体温38.0℃，咳嗽，咽喉疼痛，口干，全身红疹，疹点细小，疹色鲜红，瘙痒难忍，纳差，小便黄，大便正常。舌质红，苔薄黄，脉数。耳后淋巴结轻度肿大，有压痛。

问题

（1）患儿发热、咳嗽，为何脏腑发病？

（2）患儿为何全身红疹，疹色鲜红，瘙痒难忍？

（3）患儿耳后淋巴结轻度肿大为何经病变？

（4）舌质红，苔薄黄，脉数，为何脏病变？

（5）按脏腑辨证，本案主要涉及哪个脏腑发病？应采取何种治法？可选用哪些方剂配伍治疗？

［治疗过程］

初诊：1998年5月16日。金银花10g，连翘10g，桑叶10g，菊花6g，炒牛蒡子6g，薄荷6g，桔梗6g，紫草6g，赤芍6g，甘草6g。1剂，水煎频服。

二诊：1998年5月17日。热减，皮疹暗红，较密集，咳嗽咽痛，苔黄脉数。上方加杏仁6g、山豆根3g、蒲公英10g、天花粉6g。2剂，日1剂，水煎服。

三诊：1998年5月19日。热退，皮疹渐退，咳嗽咽痛好转。原方加减，2剂，诸症消失而愈。

问题

（6）处方中选用的主方是什么？如何理解处方配伍？

（7）二诊中加杏仁、山豆根、蒲公英、天花粉的目的为何？

病例 2　夏某，女，5 岁，1987 年 6 月 2 日初诊。

［主诉］发热、皮疹 2 天。

［病史］患儿 2 天前出现发热，体温 37.5℃左右，很快头面部出现细小红色疹点，继而遍布全身，瘙痒，遂来就诊。

［现症］全身遍布细小红色皮疹，密集成片，瘙痒，颜面浮肿，低热，烦渴，舌质红，苔黄，脉洪数。

问题

（1）患儿发热、烦渴，按卫气营血辨证属何证？

（2）患儿疹点鲜红，密集成片，按卫气营血辨证属何证？

（3）患儿舌质红，苔黄，脉洪数，按卫气营血辨证属何证？

（4）按卫气营血辨证，本案主要辨为何证？取何种治法？可选用哪些方剂配伍治疗？

［治疗过程］

初诊：1987 年 6 月 2 日。生地黄 10g，牡丹皮 6g，赤芍 6g，生石膏 15g，知母 6g，金银花 10g，连翘 6g，大青叶 10g，黄芩 6g，板蓝根 10g，紫草 6g，甘草 6g。2 剂，日 1 剂，水煎服。

二诊：1987 年 6 月 4 日。患儿疹退身凉，诸症悉平，竟获痊愈。

问题

（5）处方中选用的主方是什么？如何理解处方配伍？

【问题解析】

病例 1

（1）风邪侵犯肺卫，腠理开阖失司，故发热；风邪上受，肺气失宣故轻微咳嗽。

（2）邪在卫表与气血相搏，发于皮肤，故肌肤皮疹布发。风性善动，故疹出遍及四肢，瘙痒不宁。

（3）风邪在表，未能入里，留于半表半里之间，因少阳之脉循耳后，经脉壅滞，气血郁阻，引起耳后及枕部淋巴结肿大。

（4）舌质红，苔薄黄，脉数为风热之邪侵犯肺卫之象。

（5）按脏腑辨证，本案主要为风热时邪侵犯肺卫所致，治当疏风清热，可选银翘散加减。

（6）本案方选银翘散为主方。方中金银花、连翘清热宣解，桑叶、菊花疏散肺中风热，薄荷、牛蒡子疏风清热，桔梗宣肺利咽，赤芍、紫草清热凉血，解毒透疹，为儿科痘疹之要药，甘草清热解毒，调和诸药。上药合用，共奏疏散清解之效，风痧之邪得祛而愈。

（7）二诊中加杏仁宣肺止咳，山豆根消肿利咽，蒲公英清热解毒，天花粉清热泻火，四药合用，加强清肺利咽之功。

病例 2

（1）风热邪毒，袭于肺卫，邪毒炽盛，邪直入里，气分热盛，则发热、烦渴。

（2）热邪入里，迫伤营血，营分热炽，则见疹点鲜红，密集成片，风盛则痒重。

（3）舌质红，苔薄黄，脉洪数为气营两燔之象。

（4）综合分析，患儿为感邪炽盛，邪直入里，燔灼气营所致，故治宜清热解毒凉血，佐以透疹，方选清营汤加减。

（5）本案方选清营汤为主方。清营汤来源于《温病条辨》，主治热入营血证。方中生地黄、牡丹皮、赤芍、紫草均为清热凉血之品，诸药合用有清营分热邪之功；金银花、连翘为清热解毒之品，患儿气分热邪犹盛，故又加大青叶、板蓝根之属，增强清热解毒之力。同用功专力猛，解毒清热之力更强，且清热解毒之品和清热凉血之品合用，共奏清营护阴、凉血解毒之效。石膏、知母、黄芩均清气分实热，与清热凉血药如生地黄、牡丹皮同用，有解毒化斑、气血两清之效，甘草清热解毒，调和诸药，加白蒺藜、蝉蜕增强祛风止痒效果。故诸药合用，既能清气分、营分之热邪，又能凉血解毒透疹。

【学习小结】

从以上病案可以看出，本病属于中医学温热病的范畴，发病与风热时邪有关。由于感受风热时邪，从口鼻而入，郁于肺卫，蕴于肌腠，与气血相搏，邪毒外泄于肌肤所致。病变主要在肺脾二经。应用中药治疗，采用疏风清热之法，可以因势利导，达到驱邪外出的目的。少数邪热炽盛者，治以清热凉血，佐以透疹。

【课后拓展】

1. 了解《临证指南医案·幼科要略》风痧相关内容。
2. 查阅"温邪上受，首先犯肺，逆传心包"来源出处，如何理解？
3. 检索文献，了解西医学对本病的研究进展。
4. 通过对本病的学习，写出学习心悟。

第四节　水　痘

水痘是由外感时行邪毒引起的急性发疹性时行疾病。以发热，皮肤分批出现丘疹、疱疹、结痂为特征。因其疱疹内含水液，形态椭圆，状如豆粒，故称水痘。本病传染性强，易感儿童发病率可达 95%，且易造成流行，一年四季均可发生，但以冬春两季最多，1～6 岁小儿多见。本病中医学又称"水花""水疱""水赤痘"。西医学亦称本病为"水痘"。

【辨治思路】

郑启仲教授认为水痘的辨证要点在于辨别轻症和重症。轻证痘形小而稀疏，色红润，疱内浆液清亮，或伴有轻度发热、咳嗽、流涕等症状，病在卫分。重症水痘邪毒较重，痘形大而稠密，色赤紫，疱浆较混，伴有高热、烦躁等症状，病在气营，易见邪毒闭肺、邪陷心肝变证。郑教授对本病的治疗，无论是在出疹期和疹后期，都主张以清热利湿解毒为总的原则。轻症以肺卫受邪为主，治以疏风清热解毒，佐以利湿；重症邪炽气营，治以清热凉营，解毒渗湿。对邪毒闭肺、邪陷心肝之变证，当治以开肺化痰、镇痉开窍、清热解毒等法。

【典型医案】

病例 1　周某，男，6 岁，2008 年 5 月 8 日初诊。

［主诉］发热、全身疱疹 3 天。

［病史］患儿 3 天前无明显原因出现发热，第二天皮肤又出现疱疹，当地医院诊断为水痘，予抗病毒治疗，家长为求中医药治疗而至我院。

［现症］发热，体温 38.7℃，全身丘疹、疱疹、结痂并见，面部及躯干稠密，四肢较少，盘根红晕较重，疱疹红赤紫暗，疱浆浑浊而赤。烦躁易怒，口渴欲饮，口舌生疮，大便干结，小便黄赤，舌红，苔黄，脉滑而数。查血常规：白细胞 $5.5×10^9$/L，中性粒细胞 28%，淋巴细胞 65%。

问题

（1）患儿发热，按卫气营血辨证属何病证？按三焦辨证属何病证？

（2）患儿烦躁易怒，口渴欲饮，口舌生疮，大便干结，小便黄赤，按卫气营血辨证属何病证？按三焦辨证属何病证？

（3）患儿疱疹红赤紫暗，疱浆浑浊而赤，盘根红晕较重，按卫气营血辨证属何病证？

（4）患儿舌质红，苔黄，脉洪数，按卫气营血辨证属何病证？

（5）按卫气营血辨证，本案主要辨为何证？取何种治法？可选用哪些方剂配伍治疗？

［治疗过程］

初诊：2008年5月8日。黄连6g，黄芩6g，黄柏6g，栀子6g，升麻6g，生石膏30g，生地黄10g，牡丹皮6g，金银花10g，蒲公英10g，甘草3g。2剂，日1剂，水煎服。嘱其清淡饮食，避受风寒。

二诊：2008年5月10日。体温下降至38℃以下，精神好转，疱疹红赤减轻，口疮见消，大便日1次，舌红减，黄苔见退。上方石膏减为15g，再进2剂。

三诊：2008年5月12日。热退身凉，疱疹大多结痂，纳增便畅，舌红苔薄，脉沉微数。生地黄10g，玄参10g，赤芍6g，当归6g，金银花10g，黄柏6g，甘草3g。3剂，日1剂，善后而愈。

问题

（6）处方中选用的主方是什么？如何理解处方配伍？

病例2　马某，男，2岁3个月，1971年3月3日初诊。

［主诉］发热2天，抽搐半小时。

［病史］患儿2天前不明原因发热（体温39.1℃），就近医院按发热待查给予解热剂，热暂退，晨起发现全身皮疹，发热又起，半小时前出现抽搐，急来院诊治。

［现症］发热（体温38.9℃），抽搐已止，神昏，面部红赤，全身丘疹，疱疹较密，根盘红晕，疱浆混浊，大便2日未行，舌尖边红赤，苔黄腻，脉洪数。脑膜刺激征（－）。实验室检查：白细胞计数$10.7×10^9$/L，中性粒细胞46%，淋巴细胞51%。

问题

（1）患儿高热，为哪一脏腑发病？

（2）患儿疱疹较密，根盘红晕，疱浆混浊，为哪一脏腑发病？

（3）患儿抽搐、神昏，为哪一脏腑发病？

（4）患儿舌尖边红赤，苔黄腻，脉洪数，为哪一脏腑发病？

（5）按脏腑辨证，本案主要涉及哪个脏腑发病？应采取何种治法？可选用哪些方剂配伍治疗？

[治疗过程]

初诊：1971年3月3日。生石膏15g，生地黄6g，黄连3g，栀子4.5g，黄芩4.5g，连翘6g，钩藤6g，蝉蜕4.5g，薄荷4.5g，甘草3g，羚羊角粉1g（冲），犀角粉1g（冲服。现用水牛角）。1剂，水煎，分3次服。另紫雪散1g，日3次服。

二诊：1971年3月4日。发热退，大便畅，痘红晕减轻，神清，舌红转淡，苔黄见退。上方去羚羊角、犀角，加滑石6g、生薏苡仁6g，停服紫雪散。

三诊：1971年3月6日。上方服2剂，未再发热，水痘大多结痂，新痘未再出，纳增玩耍。守法善后。金银花6g，连翘6g，生薏苡仁9g，土茯苓9g，黄连1.5g，黄柏3g，当归3g，甘草3g。3剂，日1剂，水煎，分3次服。

问题

（6）处方中选用的主方是什么？如何理解处方配伍？

（7）加用紫雪散的目的是什么？

【问题解析】

病例1

（1）水痘时行邪毒从口鼻而入，邪犯肺卫，肺卫失于宣发而发热，故按卫气营血辨证属邪在卫分，按三焦辨证属上焦病变。

（2）热毒炽盛，燔灼气营。邪毒内传气营，气分热盛，故壮热不退、烦躁；时邪内犯中焦，运化失健，故口渴、口舌生疮等；热伤津液，故大便干结、小便黄赤。

（3）毒传营分，与内湿相搏，外透肌表，故见水痘密集，根盘色红，疹色紫暗，疱浆混浊。

（4）患儿舌质红、苔黄、脉洪数均为热毒燔灼气营之象。

（5）综合分析，患儿为毒邪炽盛、气营两燔之证，治疗当清气凉营，清热解毒，可选用黄连解毒汤合清胃散加减。

（6）本案方选黄连解毒汤合清胃散为主方。黄连解毒汤方出自《肘后备急方》卷二，名见《外台秘要》卷一引《崔氏方》。具有清热解毒之功效，主治三焦火毒证。《医方集解》说："此手足阳明、手少阳药也。三焦积热，邪火妄行，故用黄芩泻肺火于上焦，黄连泻脾火于中焦，黄柏泻肾火于下焦，栀子泻三焦之火从膀胱出。"加生石膏以增强清热泻火之功，金银花、蒲公英清热解毒，升麻清宣透发郁遏之伏火，有"火郁发之"之意，与黄连配伍，则泻火而无凉遏之弊，升麻得黄连，则散火而无升焰之虞。生地黄凉血滋阴，牡丹皮凉血清热，当归养血和血。诸药合用，共奏清胃凉血之效。病情迅速稳定而愈。

病例 2

（1）外感时行邪毒由口鼻而入，蕴郁于肺，肺卫失于宣发而发热。

（2）病邪郁于肺脾，肺主皮毛，脾主肌肉，时邪与内湿相搏，外透于肌表，则发为水痘。

（3）时行邪毒毒热化火，内陷心肝，出现神昏、抽搐。

（4）患儿舌尖边红赤、苔黄腻、脉洪数为热邪侵犯肝脾所致。

（5）患儿因外感时行邪毒，上犯于肺，下郁于脾而发病，毒热炽盛，引动肝风，其病在肺、脾、肝三经。治疗当解毒凉血，平肝息风。方可选清瘟败毒饮合羚角钩藤汤加减。

（6）本案方选清瘟败毒饮合羚角钩藤汤为主方。清瘟败毒饮是清代著名温病学家余师愚所创制的名方，载于其所著的《疫疹一得》一书中，是综合白虎汤、犀角地黄汤、黄连解毒汤三方加减而成，其清热泻火、凉血解毒的作用颇强。方中重用生石膏直清胃热。因胃是水谷之海，十二经的气血皆禀于胃，所以胃热清则十二经之火自消。石膏配知母、甘草是白虎汤法，有清热保津之功，加以连翘、薄荷、蝉蜕，轻清宣透，驱热外达，可以清透气分表里之热毒；再加黄芩、黄连、栀子（即黄连解毒汤法）通泄三焦，可清泄气分上下之火邪，目的在大清气分之热。犀角、生地黄共用，为犀角地黄汤法，专于凉血解毒，养阴化瘀，以清血分之热。羚角钩藤汤是治疗肝经风热的一首方剂，羚羊角、钩藤凉肝息风，清热解痉，治疗患儿神昏抽搐症状。两方合用，直折热毒之势，1 剂见功，守法调理，顺利痊愈。

（7）紫雪散为开窍剂，加用紫雪散以增强清热解毒、止痉开窍之功效。

【学习小结】

水痘病因为外感时行邪毒，上犯于肺、下郁于脾而发病，其病在肺脾两经。若毒邪尚轻，病在卫表者，则疱疹稀疏，点粒分明，全身症状轻浅，治以疏风清热解毒，佐以利湿。少数患儿素体虚弱，感邪较重，邪毒炽盛，内犯气营，则治以清热凉营，解毒渗湿。甚者毒热化火，内陷心肝，出现神昏、抽搐，也有邪毒内犯，闭阻于肺，出现气喘、鼻煽等重症，当治以开肺化痰、镇痉开窍、清热解毒等法。

【课后拓展】

1. 了解《幼幼集成·水痘露丹证治》中水痘相关内容。

2. 查阅"卫气营血辨证"的相关资料。

3. 检索文献，了解西医学对本病的研究进展。

4. 通过对本病的学习，写出学习心悟。

5. 参考阅读　郑攀，郑宏 . 郑启仲儿科医案 [M]. 北京：中国中医药出版社，2015：74–78.

第五节 痄 腮

痄腮是因感受风温邪毒，壅阻少阳经脉引起的时行疾病，以发热、耳下腮部漫肿疼痛为临床主要特征。本病一年四季都可发生，冬春易于流行。西医学称为"流行性腮腺炎"。

【辨治思路】

郑启仲教授认为，痄腮为机体邪热内伏，感受四时邪毒，邪毒侵犯三阳、厥阴经脉，毒邪蕴结，郁而不散，气滞血瘀而发病。辨证上不拘于六经辨证，根据患儿病情，或予脏腑辨证，或予三焦辨证。故在治疗上，着重于清热解毒，通腑泄热。对于病情严重出现变证，如邪陷心肝，或毒窜睾腹，则按息风开窍或清肝泻火等法治之。

【典型医案】

病例1 张某，男，10岁，2009年5月25日初诊。

[主诉] 两腮部肿痛，饮食困难3天。

[病史] 患儿3天前不明原因出现两颊肿痛，饮食困难，伴发热，体温38℃，经当地医院诊为"流行性腮腺炎"，给予利巴韦林片、抗病毒口服液治疗2天，不见减轻而来诊。

[现症] 两腮部肿胀，疼痛拒按，质软，左侧肿甚，局部皮肤紧张、发亮，进食时嘴嚼觉颊痛，发热，体温38.4℃，食欲较差，精神不振，口臭，小便短赤，大便可。舌质红，苔白厚腻，脉数。血常规：白细胞$11×10^9$/L，中性粒细胞41%，淋巴细胞56%。

> 问题
>
> （1）患儿两腮肿胀，发热，按三焦辨证属哪一焦发病？
>
> （2）患儿口臭，食欲差，小便短赤，按三焦辨证属哪一焦发病？
>
> （3）舌质红，苔白厚腻，脉数，按三焦辨证属哪一焦发病？
>
> （4）按三焦辨证，本案主要涉及哪几焦发病？应采取何种治法？可选用哪些方剂配伍治疗？

［治疗过程］

初诊：2009 年 5 月 25 日。柴胡 9g，黄芩 6g，黄连 6g，连翘 9g，板蓝根 15g，玄参 9g，炒僵蚕 6g，马勃 6g，牛蒡子 10g，薄荷 6g，升麻 6g，桔梗 6g，甘草 3g。3 剂，日 1 剂，水煎服，同时给予青黄膏（院内制剂）敷患处。服药期间忌食辛辣、生冷、油腻之品。

二诊：2009 年 5 月 28 日。热已退，腮部肿痛明显减轻，食欲渐增，二便调，舌苔转薄。守上方再进 3 剂而愈。

> 问题
>
> （5）处方中选用的主方是什么？如何理解处方配伍？

病例 2 王某，女，8 岁，2012 年 6 月 22 日初诊。

［主诉］发热、腮部肿痛 1 天。

［病史］患儿 1 天前出现发热，体温最高 39℃左右，左侧腮部肿痛，皮色不红，求郑教授诊治。

［现症］发热，左侧腮部肿痛，疼痛拒按，进食困难，腹痛，时有呕吐，口有异味，大便干如羊粪，2～3 天 1 次。舌质红，颜色稍暗，苔黄厚腻，脉滑数。咽腔充血明显。

问题

（1）患儿发热，按六经辨证属何经病证？

（2）患儿腮部肿痛，疼痛拒按，按六经辨证属何经病证？

（3）患儿腹痛，时有呕吐，口有异味，大便干如羊粪，属何经病证？

（4）患儿舌质红，颜色稍暗，苔黄厚腻，脉滑数，为什么征象表现？

（5）按照六经辨证，本案共涉及哪几经发病？各采取何种治法？可选用哪些方剂配伍治疗？

［治疗过程］

初诊：2012 年 6 月 22 日。柴胡 12g，黄芩 10g，枳实 6g，厚朴 6g，连翘 10g，大黄 3g，白芍 15g，半夏 6g，大青叶 10g，薄荷 6g。2 剂，日 1 剂，水煎服。

二诊：2012 年 6 月 24 日。便通，汗出，热退，腮部肿痛减轻，胃和思食。舌红，黄厚苔变薄，脉滑稍数。守上方，大黄减量至 1g，继服 3 剂而愈。

问题

（6）处方中选用的主方是什么？如何理解处方配伍？

【问题解析】

病例 1

（1）患儿感受疫毒之邪，自口鼻而入，侵犯肺卫，郁而化热，壅阻上焦，上攻腮颊而发热，两腮肿痛。

（2）热毒入里，壅于中焦，脾胃热盛则纳差，口臭，小便短赤。

（3）舌质红、苔白厚腻、脉数为风热疫毒之邪壅于中焦所致。

（4）综上分析，本案主要因疫毒之邪侵袭，郁结上中两焦所致，治疗当疏风散邪，清热解毒。方选普济消毒饮加减。

（5）本案方选普济消毒饮为主方。普济消毒饮出自《东垣试效方》，方中黄连、黄芩清热泻火，祛上焦头面热毒，为君药；牛蒡子、连翘、薄荷、僵蚕辛凉疏散头面，为臣药。玄参、马勃、板蓝根加强清热解毒；甘草、桔梗清利咽喉；升麻、柴胡疏散风热，引药上行，为佐使药。3剂邪退，6剂而愈，可见东垣制方之妙。

病例2

（1）温毒初感，侵于太阳，正邪交争于肌表，营卫功能失调而发热。

（2）温毒入里，侵犯少阳，毒热循经上攻腮颊，与气血相搏，气滞血瘀，运行不畅，凝滞腮颊，故局部漫肿、疼痛。

（3）温毒入里，侵犯阳明，阳明热盛，食滞凝结，毒邪不散则腹痛，燥热相合成实，以致津液被耗，则口有异味，大便干如羊粪，时有呕吐。

（4）舌质红，颜色稍暗，苔黄厚腻，脉滑数，为温毒炽盛之象。

（5）综合分析，按照六经辨证，本案共涉及太阳、阳明、少阳三经发病，以少阳、阳明经为主，故治宜清解少阳，通腑泄热，方选大柴胡汤加减。

（6）本案方选大柴胡汤为主方。大柴胡汤出自《伤寒论》，为表里双解剂，具有和解少阳、内泻热结之功效，主治少阳阳明合病。方中重用柴胡为君药，配臣药黄芩和解清热，以除少阳之邪；轻用大黄配枳实、厚朴以内泻阳明热结，行气消痞，亦为臣药。芍药柔肝缓急止痛，与大黄相配可治腹中实痛，与枳实相伍可以理气和血，以除心下满痛；半夏和胃降逆，配伍大量生姜，以治呕逆，共为佐药。加大青叶增强清热解毒之功，连翘、薄荷宣散风热，引邪外出。全方共奏清解少阳、通腑泄热、解毒消肿之功。

【学习小结】

从以上病案可以看出，痄腮发病多为机体邪热内伏，再外受四时邪毒。对痄腮的治疗应根据病人具体情况，辨证施治。辨证上或六经辨证，或脏腑辨证，或三焦辨证。但在治疗上，郑启仲教授着重在清热解毒同时，多加用通腑泄热之法。内外同治，效果显著。

【课后拓展】

1. 了解《疮疡经验全书·痄腮》《外科正宗·痄腮》中痄腮相关内容。

2. 查阅"夫大头病者，是阳明邪热太甚，资实少阳相火而为之也"来源出处，如何理解？

3. 检索文献，了解西医学对本病的研究进展。

4. 通过对本病的学习，写出学习心悟。

5. 参考阅读 郑攀，郑宏.郑启仲儿科医案[M].北京：中国中医药出版社，2015：82–83.

第六节　烂喉痧

烂喉痧是因感受痧毒疫疠之邪所引起的急性时行疾病。临床以发热、咽喉肿痛或伴腐烂、全身布发猩红色皮疹、疹后脱屑脱皮为特征。本病一年四季都可发生，但以冬春两季为多。任何年龄都可发病，尤以 2 ～ 8 岁儿童发病率较高。西医学则称为"猩红热"。

【辨治思路】

郑启仲教授认为，烂喉痧属温疫性疾病，一般采用卫气营血辨证，其病期与辨证有一定规律。病在前驱期，发热恶寒，咽喉肿痛，痧疹隐现色红，病势在表，属邪犯肺卫。进入出疹期，壮热口渴，咽喉糜烂有白腐，皮疹猩红如丹或紫暗如斑，病势在里，属毒炽气营。病之后期，口渴唇燥，皮肤脱屑，舌红少津，属邪衰正虚，气阴耗损。治疗上应以温病卫、气、营、血辨证为纲领，疾病不同时期，应根据在气在营不同，辨证施治。

【典型医案】

病例 1 刘某，男，4 岁，1974 年 3 月 20 日初诊。

[主诉] 发热 3 天，全身出疹 2 天。

[病史] 患儿于 3 天前发热，伴咳嗽、不食，经某医院诊为"感冒"，给予柴胡注射液 2mL，肌注，日 2 次；小儿退热片 1 片，日 3 次，口服。次日面部出现皮疹，发热加重，皮疹渐及全身。其母恐为"麻疹"，来院就诊。

[现症] 烦躁不安，面部及全身遍布猩红色皮疹，压之褪色，皮肤皱襞处皮疹密集呈红线，口唇周围无疹。颌下淋巴结肿大、压痛。咽腔充血，扁桃体Ⅲ度肿大，有少量脓性渗出物。舌质红，根部白腻苔，尖部呈"杨梅样"，脉浮数有力。体温 39.3℃。心肺听诊无异常。腹软，肝于剑突下约 1cm，质软。血常规：白细胞 $15.6×10^9$/L，中性粒细胞 86%，淋巴细胞 24%。

问题

（1）患儿发热咳嗽，为哪一脏腑发病？

（2）患儿扁桃体肿大有脓，为哪一脏腑发病？

（3）患儿面部及全身遍布猩红色皮疹，为哪一脏腑发病？

（4）患儿为何舌尖部呈"杨梅样"？

（5）患儿舌质红，根部白腻苔，脉浮数有力，是何原因引起？

（6）按脏腑辨证，本案主要辨为何证？取何种治法？可选用哪些方剂配伍治疗？

[治疗过程]

初诊：1974 年 3 月 20 日。荆芥 6g，薄荷 6g，牛蒡子 6g，桔梗 6g，金银花 9g，连翘 9g，蝉蜕 6g，炒僵蚕 6g，马勃 3g，玄参 9g，甘草 3g。2 剂，日 1 剂，水煎服。

二诊：1974 年 3 月 22 日。体温稍有下降，精神不振，全身满布皮疹，色深红，舌质红绛起刺，呈"杨梅样"，扁桃体仍有脓性渗出物，脉数有力。金银花 12g，生地黄 9g，玄参 6g，牡丹皮 4.5g，赤芍 6g，黄连 3g，生石膏 15g，犀角粉（冲服。现用水牛角）1g，栀子 6g，甘草 3g。2 剂，日 1 剂，水煎服。另取紫雪散每次 1g，日服 2 次，珠黄散吹喉，日 2～3 次。

三诊：1974 年 3 月 25 日。精神好转，饮食增加。体温基本正常，皮疹开始脱屑，咽腔脓性渗出物消失，舌质红，舌刺减少，脉沉数。血常规：白细胞 10.2×10⁹/L，中性粒细胞 67%，淋巴细胞 33%。生地黄 6g，玄参 6g，麦冬 6g，牡丹皮 3g，赤芍 6g，黄柏 6g，知母 3g，生甘草 3g。3 剂，日 1 剂，水煎服。

3 日后，诸症平，守法调理，旬日而愈。

问题

（7）处方中选用的主方是什么？如何理解处方配伍？

（8）二诊中主方是什么，如何理解处方配伍？

病例 2 岳某，女，6 岁，1976 年 4 月 17 日初诊。

［主诉］发热 5 天，出疹 3 天。

［病史］患儿 5 天前突发高热，2 天后发现全身出红色皮疹，前医诊为"麻疹"，给予解表透疹之剂，3 天来病情逐渐加重，高热持续不退，头痛、呕吐、不能进食，今日突发惊厥而来诊。

［现症］急性重病容，烦躁不安，面部及全身皮肤满布深红色皮疹。两瞳等大，对光反射正常。颈部无明显抵抗。颌下、颈淋巴结肿大，咽部高度充血，扁桃体Ⅱ度肿大，有脓性渗出物。舌质红绛起刺，呈"杨梅样"，脉数有力。布鲁辛斯基征（－）、克尼格征（－）、巴宾斯基征（－）。体温 40℃。血常规：白细胞 18.6×10⁹/L，中性粒细胞 87%，淋巴细胞 13%。

问题

（1）患儿高热烦躁，为卫气营血辨证中哪一分发病？

（2）患儿皮疹深红，为卫气营血辨证中哪一分发病？

（3）患儿头痛惊厥，为六经辨证中哪一经发病？

（4）患儿咽喉充血，乳蛾肿大化脓，为何脏腑病变？

（5）舌质红绛起刺，呈"杨梅样"，脉数有力，为卫气营血辨证中哪一分发病？

（6）按卫气营血辨证，本案主要涉及哪几分发病？应采取何种治法？可选用哪些方剂配伍治疗？

[治疗过程]

初诊：1976年4月17日。生地黄12g，玄参9g，金银花9g，犀角粉1g（冲服。现用水牛角），牡丹皮6g，赤芍4.5g，黄连6g，栀子6g，蝉蜕6g，板蓝根12g，生石膏15g，生甘草3g。1剂，水煎服。另取紫雪散，每次1g，日3次；安宫牛黄丸，每日1丸，分3次服。

二诊：1976年4月18日。体温下降至38℃左右。精神好转，全身皮疹色变浅，大便日1次，咽部分泌物减少。上方再进2剂。

三诊：1976年4月20日。体温已基本正常，开始进食，皮肤出现脱屑，十指掌面欲脱之皮隆起。咽腔脓性渗出物基本消失，舌刺变小、减少。血常规：白细胞11×10^9/L，中性粒细胞78%，淋巴细胞22%。邪势已退，阴伤未复。

问题

（7）处方中选用的主方是什么？如何理解处方配伍？

（8）加用安宫牛黄丸的目的是什么？

【问题解析】

病例1

（1）痧毒由口鼻而入，首先犯肺，邪郁肌表，正邪相争，而见发热、咳嗽等肺卫表证。

（2）邪毒入里，蕴于肺胃。咽喉为肺胃之门户，咽通于胃，喉通于肺。肺胃之邪热蒸腾，上熏咽喉，而见乳蛾肿大有脓。

（3）肺胃之邪毒循经外泄肌表，则肌肤透发猩红色皮疹。

（4）邪毒内灼，心火上炎，加之热耗阴津，可见舌光无苔，舌生红刺，状如杨梅，称为"杨梅舌"。

（5）患儿舌质红，根部白腻苔，脉浮数有力，为肺胃热盛之象。

（6）综合分析，患儿为邪郁肺胃，痧毒弥漫之证，治疗当清热透邪，解毒利咽，方选用解肌透痧汤加减。

（7）本案方选解肌透痧汤为主方。解肌透痧汤出自近代丁甘仁的《喉痧症治概要》，是治疗烂喉痧毒的重要方剂。方中荆芥、薄荷、牛蒡子、蝉蜕辛透表郁以疏散热毒；金银花、连翘、甘草清热解毒；僵蚕、马勃、玄参、桔梗开结利咽。全方共奏解肌透痧、宣肺利咽之功。

（8）首诊2剂未能中的，邪毒入里，二诊予清瘟败毒饮加减用药，方中生石膏直清胃热，加黄连、栀子通泄三焦，可清泄气分上下之火邪。犀角、生地黄、赤芍、牡丹皮共用，为犀角地黄汤法，专于凉血解毒，养阴化瘀，以清血分之热。此外，玄参、金银花、甘草同用，能清润咽喉。全方清热解毒，凉血泻火，以遏其病势。

病例 2

（1）痧毒由口鼻而入，热毒炽盛，化火入里，邪毒燔灼气分，则见高热、面赤、烦躁。

（2）热毒炽盛，传入气营，内逼营血，则疹色深红或瘀点。

（3）邪毒炽盛，内陷厥阴，闭阻心包，肝风内动，则头痛、惊厥。

（4）热毒侵袭肺胃，胃火旺盛，上攻咽喉，则见咽喉红肿，乳蛾糜烂白腐。

（5）气分热盛，则舌生红刺，脉数有力；热盛津伤，营阴不足，胃阴亦耗，故舌光起刺，状如杨梅。

（6）综合分析，患儿为邪毒炽盛，热入营血所致，治疗当清营凉血，泻火解毒。方可选清瘟败毒饮加减。

（7）本案方选清瘟败毒饮为主方。此方为综合《伤寒论》白虎汤、《外台秘要》引《小品方》之芍药地黄汤、《外台秘要》引《崔氏方》之黄连解毒汤三方加减而成。方中犀角、牡丹皮、生地黄、赤芍专于凉血解毒化瘀；重用石膏合甘草以清阳明之热；黄连、栀子合用清热解毒；金银花、玄参、板蓝根、蝉蜕、甘草清热透邪利咽。诸药合用，既清气分之火，又凉血分之热，是治疗气血两燔的主要方剂。

（8）患儿高热、惊厥，加用紫雪散及安宫牛黄丸以增强清热解毒、镇惊开窍之功效。

【学习小结】

本病的发病原因为感受痧毒疫疠之邪，乘时令不正之气，寒暖失调之时，机体脆弱之机，从口鼻侵入人体，蕴于肺胃二经。若邪毒重者，可进一步化火入里，传入气营。治疗以清热解毒、清利咽喉为基本法则，结合邪之所在而辨证论治。病初邪在表，宜辛凉宣透，解表利咽；病中邪在里，宜清气凉营，解毒利咽；病后邪退阴伤，宜养阴生津，清热润喉。

【课后拓展】

1. 了解清·金保三《烂喉丹痧辑要》相关内容。

2. 查阅"在气在营，或气分多，或营分多。脉象无定，辨之宜确，一有不慎，毫厘千里"的来源出处，如何理解？

3. 检索文献，了解西医学对本病的研究进展。

4. 通过对本病的学习，写出学习心悟。

5. 参考阅读　郑攀，郑宏.郑启仲儿科医案[M].北京：中国中医药出版社，2015：66-68.

第七节　顿　咳

顿咳为小儿时期感受时行邪毒引起的肺系时行疾病，临床以阵发性痉挛咳嗽，咳后有特殊的鸡啼样吸气性吼声为特征。本病因其咳嗽特征又名"顿呛""顿嗽""鹭鸶咳"；因其具有传染性，故又称"天哮呛""疫咳"。顿咳好发于冬春季节，以5岁以下小儿最易发病，年龄愈小，则病情大多愈重，10岁以上则较少罹患。典型的顿咳与西医学的"百日咳"相符。

【辨治思路】

郑启仲教授早期对顿咳的认识，以肺脏病变为主，认为百日咳病因为内蕴伏痰，外感时疫。时行疠气首先犯肺，肺卫受邪，时邪与伏痰搏结，阻遏气道，肺失宣达，上逆为患。创立顿咳汤，治疗顿咳，疗效尚可。"治病必求于本"，对于百日咳痉咳期的治疗，郑启仲教授在继承前人的基础上，运用《素问·咳论》"五脏六腑皆令人咳"等理论，结合自己的临床实践，于1986年提出了"顿咳从肝论治"的见解，对其病因病机、发病季节、临床特征、病愈规律进行了深入研究，认为百日咳"其感在肺，其病在肝；木火刑金，风痰相搏；其咳在肺，其制在肝"，应"治从肝论，镇肝止咳"，并创拟了"镇肝止咳"法及"镇肝止咳汤"方，应用于临床取得了满意疗效。

【典型医案】

病例1　谢某，男，8岁，1977年3月7日初诊。

［主诉］阵发性咳嗽1月余。

［病史］患儿于1个月前因感冒而出现咳嗽，后逐渐呈阵发性，近半个月来咳嗽加剧，咳时面红目赤，两眼流泪，颈脉怒张，异常痛苦，每次咳嗽都呕出黏液痰及胃内容物，有时一夜就发作10余次，经某医院先后给予青霉素、链霉素、氯霉素、四环素、喷托维林等药治疗不见减轻而来院就诊。

[现症]精神疲倦，表情痛苦，颜面、眼睑浮肿，双目睛充血，口唇有血迹，右鼻孔塞着棉球。舌质深红，苔黄，脉数有力。听诊：两肺呼吸音粗糙，偶闻干性啰音。腹平软，肝于剑突下约 2cm、右肋缘下约 1cm，质软，触痛（±）。体温 37.1℃。化验检查：白细胞 $18.4×10^9$/L，中性粒细胞 33%，淋巴细胞 67%。

问题

（1）患儿为何每次咳嗽都呕出黏液痰及胃内容物？

（2）患儿为何咳时面红目赤，两眼流泪？

（3）患儿颜面、眼睑浮肿，为哪一脏腑发病？

（4）患儿为何口鼻出血？

（5）患儿舌质深红，苔黄，脉数有力，为什么征象表现？

（6）按照脏腑辨证，本案共涉及哪些脏腑发病？各采取何种治法？可选用哪些方剂配伍治疗？

[治疗过程]

初诊：1977 年 3 月 7 日初诊。炙麻黄 6g，炙百部 15g，炒杏仁 6g，生石膏 15g，胆南星 6g，炒僵蚕 6g，青黛 3g，白茅根 30g，栀子 9g，炙甘草 3g，硼砂 1.5g（溶化兑服）。3 剂，日 1 剂，水煎服。

二诊：1977 年 3 月 10 日。症状减轻，眼结膜下充血开始吸收。前方继进 3 剂。

三诊：1977 年 3 月 13 日。诸症大减，精神好转，眼睑浮肿见消，阵咳由治疗前的每天 10 余次减至 5～6 次，咳时已很少呕出胃内容物，舌见淡红，苔薄白。前方去石膏、青黛，百部减为 9g，白茅根减为 15g，加白术 10g、茯苓 10g，再进 3 剂。

4 月 15 日随访，因家长看其孩子病已大轻，将最后 3 剂药自行隔日 1 剂煎服，服后阵咳基本停止，颜面及眼睑浮肿消退，饮食恢复正常，唯右眼结膜下尚有少量充血未吸收，现已回校学习。

问题

（7）处方中选用的主方是什么？如何理解处方配伍？

（8）三诊为何去石膏、青黛，百部、白茅根减量，加白术、茯苓？

病例2　李某，女，4岁，2009年6月17日初诊。

［主诉］咳嗽1个月。

［病史］患儿1个月前出现咳嗽，社区医院按感冒治疗后咳嗽反而加重，渐呈阵发性剧咳，多在午后和夜间发作。经某儿童医院诊为"百日咳综合征"，用头孢类抗生素、镇咳化痰剂、中药止嗽散、葶苈大枣泻肺汤、麻杏石甘汤等治疗不效而求郑教授诊治。

［现症］神清，左腮色赤，阵发性剧咳，多在午后和夜间发作，咳后吐出白色黏痰。舌尖边红，苔黄微腻，脉弦数。

问题

（1）患儿反复咳嗽，按脏腑辨证，为何脏腑病变居多？

（2）患儿多在午后和夜间发作，是何原因？

（3）患儿左腮色赤，按脏腑辨证，为哪一脏腑发病？

（4）患儿舌尖边红，苔黄微腻，脉弦数，为哪一脏腑发病？

（5）按脏腑辨证，本案主要涉及哪些脏腑发病？应采取何种治法？可选用哪些方剂治疗？

［治疗过程］

初诊：2009年6月17日。柴胡6g，白芍10g，黄芩10g，代赭石10g，青黛2g，海蛤壳10g，栀子6g，僵蚕6g，姜半夏6g，胆南星3g，甘草3g。3剂，日1剂，水煎，分3次服。

二诊：2009年6月20日。咳大减，面赤消。原方再进3剂而愈。

问题

（6）处方中选用的主方是什么？如何理解处方配伍？

【问题解析】

病例 1

（1）患儿为内蕴伏痰，外感时邪。时行疠气首先犯肺，肺卫受邪，时邪与伏痰搏结，阻遏气道，肺失宣达，上逆为患。邪郁化火，痰火胶结，气道为之阻遏，肺逆更甚，故出现痉咳阵作，待痰涎吐出，咳嗽方可暂时缓解。

（2）患儿咳嗽反复发作，引动肝火，肝火上逆则面红目赤，两眼流泪。

（3）痰热蕴肺，肺失宣降通调，水液留于颜面，则颜面、眼睑水肿。

（4）肝火上逆，伤于血络，可见口鼻出血。

（5）患儿舌质深红，苔黄，脉数有力，为痰热蕴肺之象。

（6）综合分析，按照脏腑辨证，本案共涉及肝、肺两脏病变。痰热郁肺，肺失宣肃，故治以宣肺清热，化痰止咳，可选顿咳汤（郑启仲经验方）为主方。

（7）本案方选顿咳汤为主方。顿咳汤为郑启仲教授治疗顿咳早期经验方，由炙麻黄、胆南星、炙百部、炒僵蚕、硼砂、甘草6味组成，主治百日咳痉挛性咳嗽。方中麻黄宣肺、止咳、平喘，有缓解支气管痉挛的作用。胆南星系天南星配牛胆汁制成，能清热解毒、祛痰止咳，牛胆汁对百日咳杆菌有抑制作用。百部润肺止咳，对百日咳杆菌有较强的抑制作用，并能降低呼吸中枢的兴奋性。硼砂清热化痰，甘草清热解毒，调和诸药。其中三味药蜜炙，加强其清热润肺止咳之力。全方配伍，有宣肺化痰、清热镇咳之效。据郑启仲教授多年临床观察，硼砂内服能化痰止咳，且无任何不良反应，是顿咳汤中主药。加杏仁、石膏增强清肺止咳功效，青黛清泻肝火，僵蚕化痰息风止痉，白茅根、栀子清泄肺热。

（8）患儿经前方治疗，肝肺火热症状明显好转，故去清肺热之石膏、清肝火之青黛，百部、白茅根减量。咳嗽日久，耗伤肺气，且脾为生痰之源，肺为贮痰之器，加茯苓、白术以益气健脾化痰而收功。

病例 2

（1）咳嗽初起，一般为外感时行邪毒侵入肺系，夹痰胶结气道，肺失肃降所致。

（2）《素问·脏气法时论》曰："肝病者，平旦慧，下晡甚，夜半静。"患儿咳嗽午后至半夜为重，提示患儿病变部位在肝。

（3）中医面诊五部配五脏，一般以左腮主肝，右腮主肺，赤为火热上炎之色。患儿左腮发赤的特征，说明病位虽在肝，而病机为肝火过旺，灼金生痰，痰热蕴肺。

（4）患儿舌尖边红，苔黄微腻，脉弦数，为肝肺郁热之象。

（5）综上分析，本案主要为木火刑金，痰热蕴肺所致。病变主要在肝肺，治疗当清肝泻火，化痰止咳。方选镇肝止咳汤（郑启仲经验方）加减治之。

（6）本案方选镇肝止咳汤为主方。镇肝止咳汤为郑启仲教授学习前人经验，根据自己的临床体会而创制。方中柴胡疏肝以散肝热；白芍平肝缓急；代赭石重镇肝逆；青黛清泻肝火；僵蚕为治风痰之圣药，化痰息风止痉；胆南星清热化痰；甘草泻火并调和诸药。另外加海蛤壳、半夏加强清热化痰之功，栀子、黄芩清热泻火。诸药配伍，共奏清肝泻火、平肝降逆、镇痉息风、化痰止咳之效。

【学习小结】

小儿肝常有余，患病极易化火生风。顿咳初感在肺，继则化热化燥，引动有余之肝火，肝火循经犯肺，火灼肺金，炼液成痰；肝热则生风，风痰相搏，痰阻气机，气机不利，则痉咳剧作。阵咳之后，痰与胆汁呕出，则肝火得泄，气机暂畅，故咳休止。肝火再逆，风痰再动，则痉咳再作，这就形成了百日咳之典型见症。故治疗上"治从肝论，镇肝止咳"，效果显著。

【课后拓展】

1. 了解《本草纲目拾遗》顿咳相关内容。

2. 查阅"肝咳之状，咳则两胁下痛……肝咳不已，则胆受之，胆咳之状，咳呕胆汁"来源出处，如何理解？

3. 检索文献，了解西医学对本病的研究进展。

4. 通过对本病的学习，写出学习心悟。

5. 参考阅读

（1）郑攀，郑宏.郑启仲儿科医案 [M].北京：中国中医药出版社，2015：69-73.

（2）郑宏，郑攀.郑启仲教授从肝论治百日咳经验 [J].中华中医药杂志，2011，26（4）：748-750.

第八节 暑 温

暑温之名出自《温病条辨·上焦篇·暑温》，但源于《素问·热论》"凡病伤寒而成温者，先夏至日为病温，后夏至日为病暑"。因其系疫病类疾病，故又名暑瘟。暑温是指暑热疫毒随蚊子叮咬而进入人体，上犯于脑，扰乱神明，以暑季骤起高热，头痛，呕吐，项强，甚则神昏、抽搐为主要表现的疫病类疾病。本病相当于西医学所说的"流行性乙型脑炎"。

【辨治思路】

郑启仲教授认为暑热病邪炎热酷烈，侵犯人体每见发病急骤，热势亢盛，传变迅速。临床上邪在卫分阶段极为短暂而往往不易觉察，故一发病即出现高热、汗多、口渴、脉洪大等气分阳明胃热炽盛证候。若气分暑热病邪不解，可侵入营分而出现心营热盛或引动肝风。若暑热病邪进而侵入血分，则可迫血妄行，出现斑疹或各种出血证。暑热病邪极易耗伤人体津气，故在病程中常有背微恶寒、自汗、气促而喘、心烦口渴、肢倦神疲、脉芤等津气耗伤表现；甚则身热骤降、四肢不温、大汗淋漓、脉微欲绝等津气外脱的危重证候。若邪气猖獗而人体正气不足，则可见暑热病邪直入心脑、肝经而引起神昏、痉厥等危急证候。治疗要根据本病发展过程中的病机变化及证候表现，其治疗大法是：初起暑入阳明气分，治宜辛寒清气，涤暑泄热；暑热损伤津气，则宜清暑泄热，益气生津；暑热已解而津气损伤太过，甚至造成津气欲脱者，则应及时益气生津，敛汗固脱；若暑热化火内传营血，闭阻心包，引动肝风，则根据病情分别采用清营凉血、化痰开窍、凉肝息风等法；后期余邪未净，气阴未复，治以益气养阴，清泄余热。

【典型医案】

病例1 赵某，男，17岁，1993年8月2日初诊。

［主诉］高热7天，昏迷2天。

［病史］患儿于7天前突发高热、呕吐、头痛，前往中医院治疗，诊为流行性乙型脑炎。给予中药银翘散、白虎汤、清瘟败毒饮等及西药支持疗法，高热下降，呕吐减轻，于2天前突发昏迷，鼻饲安宫牛黄丸未见清醒而请郑教授会诊。

［现症］昏迷状态，面红赤，喉有痰声，体温38.3℃，腹胀，大便已4日未行。脑脊液检验异常。舌质深红少津，苔黄燥，脉沉数有力。

问题

（1）患儿高热、呕吐、头痛，按卫气营血辨证，属何分病变？

（2）患儿神昏、面赤，按卫气营血辨证，属何分病变？

（3）患儿腹胀、大便4日未行，按脏腑辨证，为哪一脏腑发病？

（4）患儿舌质深红少津，苔黄燥，脉沉数有力，为哪一脏腑发病？

（5）按卫气营血及脏腑辨证，本案主要辨为何证？取何种治法？可选用哪些方剂配伍治疗？

［治疗过程］

初诊：1993 年 8 月 2 日。生地黄 15g，玄参 15g，麦冬 15g，生大黄 6g（后下），石菖蒲 10g，郁金 10g，芒硝 6g（化）。1 剂，水煎，分 2 次服。同时配安宫牛黄丸 1 丸，分 2 次服。

二诊：1993 年 8 月 3 日。服上方后 6 小时大便通，泻下硬粪多枚，臭秽难闻，腹胀消，体温降。神经系统检查昏迷变浅。舌见有津，黄燥苔变薄，脉见缓和之象。调方：生地黄 15g，玄参 15g，麦冬 15g，竹叶 10g，丹参 15g，金银花 15g，连翘 10g，黄连 6g，石菖蒲 10g，郁金 10g，羚羊角粉 3g（冲）。3 剂，日 1 剂，每剂配安宫牛黄丸 1 丸。

三诊：1993 年 8 月 6 日。患儿神志已清，体温 38℃以下，大便通畅，日 1～2 次，守法调理 10 余日，痊愈出院且未留后遗症。

问题

（6）处方中选用的主方是什么？如何理解处方配伍？

（7）二诊中主方是什么？如何理解处方配伍？

病例 2 葛某，男，3 岁，2000 年 8 月 24 日初诊。

［主诉］反复高热、抽搐 1 月余。

［病史］患儿于 7 月 20 日因高热、抽搐入住某医院传染科，诊断为流行性乙型脑炎，给予清热、止痉、醒脑等中西药治疗，高热渐退，抽风渐止，昏迷渐清，但仍有低热、失语、四肢强硬等，求郑教授诊治。

［现症］神志不清，两目呆滞，失语，四肢强直，震颤抖动，消瘦，肌肤灼热，体温每日下午可达 37.5～38℃之间，皮肤干燥，无汗，靠鼻饲给予饮食，大便干如算子，数日 1 次。舌红，无苔少津，脉细数无力。

问题

（1）患儿早期高热、抽搐、神志不清，属何脏腑发病？

（2）患儿后期四肢强直、震颤、失语、消瘦，属何脏腑发病？

（3）患儿为何肌肤灼热、午后热甚？

（4）患儿舌红，无苔少津，脉细数无力，属何脏腑发病？

（5）按脏腑辨证，本案主要涉及哪几个脏腑发病？应采取何种治法？可选用哪些方剂配伍治疗？

［治疗过程］

初诊：2000 年 8 月 24 日。生白芍 10g，生龟甲 10g，生鳖甲 10g，生地黄 10g，麦冬 6g，五味子 6g，火麻仁 10g，生牡蛎 10g，石菖蒲 6g，郁金 6g，甘草 3g。7 剂，日 1 剂，水煎，留汁 200mL，每次 50mL，鼻饲，每 6 小时 1 次。

二诊：2000 年 9 月 1 日。热渐退，体温降至 37.5℃以下，大便 7 天排 3 次，目珠转动。四肢震颤抖动明显减轻，其父母大喜。原方再进 7 剂。

三诊：2000 年 9 月 8 日。热退身凉，四肢已能自主运动，舌质转淡红，脉平有神。守法调理，进药 28 剂，语言、肢体运动已恢复。改补阳还五汤善后而愈。随访 10 年生长发育正常。

问题

（6）处方中选用的主方是什么？如何理解处方配伍？

（7）加用安宫牛黄丸的目的是什么？

【问题解析】

病例 1

（1）暑热病邪酷烈，传变迅速，故病邪侵犯人体直接入气分，见壮热不退，热邪上蒸头目，则头痛且晕，面色红赤。阳明热盛，胃气不和则呕吐。

（2）若气分暑热病邪不解，侵入营分而出现心营热盛，内闭心包，则见昏迷不语。

（3）暑为火热之气，郁蒸于肠腑，并与糟粕相结，形成阳明腑实证。肠中热结，传导失司，腑气不通，故大便秘结而腹胀。

（4）舌红苔黄燥，脉沉数，乃热结阳明气分之征。舌深红少津为热灼营阴之征。

（5）综合分析，患儿为温邪伤阴，燥结阳明之证。急则治其标，治疗当滋阴增液，通便泄热，方选增液承气汤加减。

（6）本案方选增液承气汤为主方。增液承气汤原载于清代医家吴瑭的《温病条辨》。本方专为温病热结阴亏的便秘而设。方中重用玄参为君，滋阴泄热通便。麦冬、生地黄为臣，滋阴生津，君臣相合，即增液汤，功能滋阴清热，增液通便。大黄、芒硝泻热通便、软坚润燥。郁金辛苦而寒，功能解郁开窍、清心凉血。石菖蒲辛苦而温，功能开窍醒神、化湿豁痰。两药相合，既化湿豁痰，又清心开窍。

（7）患儿热入营血，1剂后大便通泻，缓则治其本，二诊予清营汤以清营解毒，透热养阴。方中羚羊角粉清解营分之热毒，为君药。生地黄凉血滋阴，麦冬清热养阴生津，玄参滋阴降火解毒，三药共用，既清热养阴，又助清营凉血解毒，共为臣药。金银花、连翘清热解毒，使营分之邪外达，即"透热转气"的应用。黄连清心解毒，丹参清热凉血、活血散瘀。石菖蒲、郁金化湿豁痰，又清心开窍。方药切证，使患儿顺利痊愈。

病例 2

（1）暑为阳邪，火热鸱张，最易内陷厥阴，引动肝风而致痉厥。薛生白说："外窜经络而为痉，内侵膻中则为厥。"故可见壮热、抽搐。风火相煽，侵扰心神则神志不清。

（2）暑热下劫肾阴，水不上承，肾水不能滋养肝木，则筋失濡养，故四肢强直。阴虚风动，则肢体震颤抖动，阴虚内热，耗气伤津，故体格消瘦。阴虚阳亢，阳亢化风，风痰上壅清窍而致失语。

（3）午后阳明经气主令，阳明为多气多血之经，当其主令时，阳气充盛，又加于阴虚之体，阴更虚，故午后热甚。阴津不足，身体呈缺水状态，以致皮肤粗糙、无汗，大便干如算子。

（4）舌红，无苔少津，脉细数无力，为肝肾阴虚之象。

（5）综合分析，患儿为肝肾阴虚，虚风内动所致，治疗当滋水涵木，养阴息风。方可选大定风珠加减。

（6）本案方选大定风珠为主方。大定风珠出自《温病条辨》，主要功用为滋阴息风。方中麦冬、生地黄、白芍滋阴增液，养血柔肝；生龟甲、生鳖甲、生牡蛎益阴潜阳，平肝息风，六者相配增强滋阴息风之效。佐以火麻仁养阴润燥，五味子酸收，收敛欲脱之阴。加石菖蒲、郁金开窍醒神。甘草调和诸药，与白芍配伍，酸甘化阴。诸药合用，峻补真阴，潜阳息风，使阴液得复，筋脉得养，则虚风自息，病证可痊。

【学习小结】

从以上病案可以看出，本病初起多见高热、汗多、口渴、脉洪大等阳明气分热盛证候，而邪在卫分阶段较短暂。临床上所见卫分表证者，多为暑热病邪兼夹其他病邪为患。暑热病邪深入营分、血分，临床多见气营（血）两燔或营血同病，要注意闭窍、动风、动血等危重证候的鉴别。暑温病总的治疗原则为清暑泄热。临床上还需根据病程中的不同阶段和不同证候，进行辨证施治，比如辛寒清气、涤暑泄热、清心凉营、凉血解毒、开窍息风、益气敛津等。

【课后拓展】

1. 了解《温病条辨》中暑温相关内容。

2. 查阅"暑病首用辛凉，继用甘寒，再用酸泄酸敛"的来源出处，如何理解？

3. 检索文献，了解西医学对本病的研究进展。

4. 通过对本病的学习，写出学习心悟。

5. 参考阅读　郑攀，郑宏.郑启仲儿科医案[M].北京：中国中医药出版社，2015：85-88.

第九节　疫斑热

疫斑热是温热疫毒之邪侵入血脉，伤及心肾所致的疫病类疾病，以骤起壮热、热退病反重、容易发斑出疹、血压低、小便先少后多为主要表现，亦称肾性疫斑热。本病相当于西医学的"流行性出血热"。

【辨治思路】

郑启仲教授认为疫斑热病因为温热疫毒，病机有二：一为瘟毒蕴结脏腑，浊邪壅盛，阻滞三焦，气化不行，故有发热、出血、血压下降及肾功能损害诸症。二为温热邪毒从卫、气深入营、血，而以气、营、血为病变重心。造成卫气营血四个阶段的邪正斗争转化。涉及肺、胃、心、肾等脏。病理表现极其复杂，每易出现三焦俱热、虚实夹杂的局面。因此，在本病各期的传变中，应按卫气营血结合三焦和六经辨证进行治疗。

【典型医案】

岳某，男，15 岁，1994 年 1 月 6 日初诊。

［主诉］头痛、发热 6 天。

［病史］患儿因头痛、发热入院，经化验检查确诊为"流行性出血热"。经输液及中药银翘散、清瘟败毒饮等方治疗病情不见缓解，邀郑教授会诊。

［现症］面赤如酒醉，高热（体温每天 39℃以上）汗出，头痛，腰痛，恶心呕吐，腹胀满，两胁胀痛，大便已 6 日未行，小便黄赤。舌质干红，苔黄燥，脉数有力。肝功异常：转氨酶增高。尿常规：蛋白（++）、红细胞（++）。

问题

（1）患儿高热汗出，按六经辨证属何经病证？

（2）患儿恶心、呕吐，腹胀满，大便6日未行，小便黄赤，按脏腑辨证属何经何腑病证？

（3）患儿面赤如酒醉，头痛，两胁胀痛，属何经何腑病证？

（4）患儿舌质干红，苔黄燥，脉数有力，为什么征象表现？

（5）按照六经辨证，本案共涉及哪几经发病？各采取何种治法？可选用哪些方剂配伍治疗？

［治疗过程］

初诊：1994年1月6日。柴胡15g，黄芩15g，半夏12g，枳实15g，赤芍15g，大黄12g，生姜5片，大枣5枚。1剂，水煎服。

二诊：1994年1月7日。体温38.2℃，大便未行，仍腹胀满，胁痛，舌质红，苔黄燥。上方加厚朴15g，玄明粉10g（化服）。1剂，水煎服。药后大便下青黑水样便，夹硬屎七八枚，量大，臭不可闻。

三诊：1994年1月8日。精神振作，热退身凉，腹胀消，胁痛减，开始进食，舌质红有津，苔转薄黄。尿蛋白（+）、红细胞（+），大便潜血（++）。柴胡12g，半夏12g，黄芩12g，茵陈15g，酒大黄9g，牡丹皮12g，赤芍15g，丹参30g，白茅根30g，甘草10g，大枣5枚。3剂，日1剂，水煎服。

四诊：1994年1月11日。体温37℃以下，尿蛋白（-），红细胞（+），肝功能恢复正常。舌红，苔薄黄，脉沉缓。守法调理数日，痊愈出院。

问题

（6）处方中选用的主方是什么？如何理解处方配伍？

（7）二诊中加用芒硝、厚朴的目的是什么？

（8）三诊中加用牡丹皮、丹参、白茅根的目的是什么？

【问题解析】

（1）患儿外感邪毒，经太阳经内传阳明，化热入里。由于阳明经为多气多血之经，里热炽盛，蒸腾于外，故见身热；邪热迫津外泄，则汗自出。

（2）邪毒阻滞气机，气机不畅，影响胃腑，胃失和降，则恶心呕吐；邪热与糟粕结于肠中，致使大便秘结，腑气不通，故脐腹胀满。

（3）邪毒内传少阳，肝胆疏泄不利则胸胁胀痛，火热上炎则头痛，面色如赤。

（4）患儿舌质干红，苔黄燥，脉数有力，为少阳、阳明热盛之象。

（5）综上分析，本案主要为少阳邪盛，热结阳明所致，治疗当和解少阳，通腑泄热。方选大柴胡汤加减。

（6）本案方选大柴胡汤为主方。大柴胡汤为表里双解剂，具有和解少阳、内泻热结之功效，主治少阳阳明合病。方中柴胡、黄芩和解少阳；枳实、大黄内泻热结；芍药助柴胡、黄芩清肝胆之热，合枳实、大黄治腹中实痛；半夏和胃降浊以止呕逆；生姜、大枣既助半夏和胃止呕，又能调营卫而和诸药。诸药合用，共奏和解少阳、内泻热结之功。

（7）患儿热结内盛，用大柴胡汤未能内泻热结，加用芒硝、厚朴取大承气汤之通腑泄热之功，1剂而大便得下，邪热得退。

（8）患儿邪热炽盛，瘀热不化，通腑泄热之后加用牡丹皮、丹参、白茅根以凉血活血，邪热得解，瘀血得化，邪去正安而愈。

【学习小结】

疫斑热病及多脏器，本案病情加重者，热结于里是关键。郑教授指出：疫斑热，热结于里、腑实不通是其危重阶段，应针对见症及早下之，通腑泄热至关重要。实践证明，病情加重，瘀热不化，导致大便下血者多与此有关。表里同病者大柴胡汤，腑实热结重者合大承气汤，腑气一通，邪热得解，瘀血得化，诸多矛盾迎刃而解。

【课后拓展】

1. 熟读、背诵《伤寒论》六经辨证相关内容。

2. 查阅"阳明之为病，胃家实是也"来源出处，如何理解？

3. 检索文献，了解西医学对本病的研究进展。

4. 通过对本病的学习，写出学习心悟。

5. 参考阅读 郑攀，郑宏. 郑启仲儿科医案 [M]. 北京：中国中医药出版社，2015：84-85.

第十节 手足口病

手足口病是感受手足口病时邪引起的急性发疹性传染病，临床以手足掌跖、臀及口腔疱疹，或伴发热为特征。本病一年四季均可发生，但以夏秋季节为多见，任何年龄均可发病，临床尤多见于 5 岁以下小儿，西医学又称本病为"手足口综合征"。

【辨治思路】

郑启仲教授认为手足口病的发生，是内外因共同作用的结果。小儿属稚阴稚阳之体，脾胃虚弱，嗜食肥甘厚腻之品，以致脾胃积热内伏，复感时毒温邪，内外搏结，上蒸口舌，而致口舌疱疹、溃疡；脾主四肢，脾胃积热，湿热壅盛，则外及四末而为手足丘疱疹。故对于本病治疗，以清热祛湿解毒为基本原则。重视脾胃，强调辨清小儿体质强弱及病程长短，体强者应先去其积、后扶助胃气，而体弱者反之。

【典型医案】

病例 1 段某，男，5 岁，2011 年 6 月 10 日初诊。

［主诉］发热、皮疹 1 天余。

［病史］患儿 1 天前出现发热，体温最高 39.5℃，自诉口腔疼痛，纳食加重，大便偏干，无其他伴随症状，当地医院诊断为"手足口病"，口服药物疗效不佳，而求郑教授诊治。

［现症］发热，手足、臀部可见少量红色疱疹，咽腔充血明显，扁桃体Ⅱ度肿大，咽部数个疱疹，大便干结。舌红，舌尖溃疡，苔黄厚，脉滑数。

> 问题
>
> （1）患儿发热、皮疹，为哪一脏腑发病？
>
> （2）患儿咽腔充血、疱疹，扁桃体肿大，舌尖溃疡，为哪一脏腑发病？
>
> （3）患儿大便干，按脏腑辨证，为哪一脏腑发病？
>
> （4）患儿舌红，苔黄厚，脉滑数，为哪一脏腑发病？
>
> （5）按脏腑辨证，本案主要辨为何证？取何种治法？可选用哪些方剂配伍治疗？

［治疗过程］

初诊：2011 年 6 月 10 日。大黄 3g，黄芩 6g，黄连 3g，五倍子 6g，薄荷 6g，金银花 10g。3 剂，日 1 剂，水煎分 2 次服。

二诊：2011 年 6 月 13 日。服用 2 剂后，患儿体温逐渐降至正常，口腔疼痛仍较剧，大便正常，手足及臀部疱疹消退，口腔疱疹破溃为溃疡，舌红，舌苔白腻，脉滑。姜半夏 6g，黄芩 6g，黄连 3g，甘草 6g，干姜 3g，党参 3g，大枣 5 枚。3 剂，日 1 剂，水煎分 2 次服，诸症消失而愈。

> 问题
>
> （6）处方中选用的主方是什么？如何理解处方配伍？
>
> （7）二诊中主方是什么？如何理解处方配伍？

病例 2 王某，女，5 岁，2011 年 6 月 17 日初诊。

［主诉］发热、皮疹 2 天。

[病史] 患儿 2 天前无明显诱因出现发热，体温波动于 38.0 ～ 39℃，自诉口痛，流涎，易烦躁哭闹，纳差，大便干结。在外院初诊为 "疱疹性咽峡炎"，予静滴头孢呋辛 1 天，效不显，手足出现疱疹，就诊于郑教授。

[现症] 发热，体温 38.8℃，手足疱疹，咽腔充血明显，咽颊部及口腔颊部可见多个红色疱疹及溃疡，纳食差，流涎，二便尚可。血常规：白细胞 7.2×10^9/L，中性粒细胞 38%，淋巴细胞 61%。舌红，苔黄白厚，脉滑数。

问题

（1）患儿发热，手足、口腔疱疹，为哪一脏腑发病？

（2）患儿流涎，纳差，便干，为哪一脏腑发病？

（3）患儿舌红，苔黄厚，脉滑数，为哪一脏腑发病？

（4）按脏腑辨证，本案主要辨为何证？取何种治法？可选用哪些方剂配伍治疗？

[治疗过程]

初诊：2011 年 6 月 17 日。藿香 6g，防风 6g，生石膏 15g，栀子 6g，黄连 3g，黄芩 6g，黄柏 6g，甘草 3g。2 剂，日 1 剂，水煎分 2 次服。

二诊：2011 年 6 月 19 日。服用 2 剂后，患儿热退，手足疱疹较前减少，口腔疼痛减轻，流涎减少，口腔内疱疹减少，少量溃疡，皮疹部分结痂。守上方继服 3 剂，疱疹消失而愈。

问题

（5）处方中选用的主方是什么？如何理解处方配伍？

【问题解析】

病例 1

（1）小儿心脾素有湿热内蕴，复感时行疫毒，由口鼻而入，口鼻为肺之呼吸通路，肺主皮毛，邪毒犯肺，出现发热。脾主四肢，邪透肌表，故疹发手足。

（2）舌为心之苗，足太阴脾经上行挟咽，连舌本，散舌下，邪毒循经上犯，则见口舌疱疹。

（3）邪毒炽盛，内伤脾胃，耗伤津液，则大便干燥。

（4）患儿舌红，苔黄厚，脉滑数，为湿热蕴蒸之象。

（5）综合分析，患儿为湿热郁蒸，邪入阳明之证，治疗当辛开苦降，清热解毒，可选用大黄黄连泻心汤加减。

（6）本案方选大黄黄连泻心汤为主方。大黄黄连泻心汤出自《伤寒论》。本方大黄泻营分之热，黄连泄气分之热，且大黄有攻坚破结之能，其泄痞之功即寓于泄热之内。黄芩苦寒，清泄上焦之火。佐以薄荷、金银花清热解毒，五倍子化腐收敛。

（7）手足口病一般皮肤皮疹易于消退，而口腔内疱疹易破溃形成溃疡，故疼痛不已，影响进食，二诊采用甘草泻心汤收功，效果良好。方中甘草补中益脾胃，使脾胃之气复职，既生化气血，又主持其功能。黄连、黄芩清热燥湿，使脾胃不为湿热所肆虐。半夏、干姜宣畅中焦气机，使湿热之邪无内居之机。党参、大枣补中益气，与甘草同用，以扶正祛邪，正气得复，不为邪虐，则诸症罢。诸药相合，以达苦寒泻邪而不峻，辛温温通而不散正气，甘药补而有序以和中固本。

病例 2

（1）小儿肌肤薄弱，腠理不密，极易感受时邪疫毒；又因患儿饮食不节，过食辛热肥甘，以致损伤脾胃，积滞不化，酿成湿热。时行疫毒与内蕴湿热相搏于气分，正邪相争则发热；正气抗邪外出，毒随气泄，邪达肌肤则出现丘疱疹；湿热蕴于脾胃，熏蒸于口，故口舌疱疹溃烂。

（2）湿热之邪蕴蒸于脾胃，脾失健运则纳差、流涎，热毒壅盛，耗伤津液则大便干结。

（3）患儿舌红，苔黄白厚，脉滑数，为湿热蕴蒸之象。

（4）综合分析，患儿为热毒壅盛，脾胃积热所致，治疗当泻脾化湿，清热解毒，方选泻黄散合黄连解毒汤加减。

（5）本案方选泻黄散合黄连解毒汤为主方。泻黄散出自《小儿药证直诀》，主要作用为清脾胃伏火。方中石膏、山栀泻脾胃积热，为君；防风疏散脾经伏火，为臣；藿香叶芳香醒脾，为佐；甘草泻火和中，为使。加用黄连解毒汤增加清热解毒作用，以清脾胃火热之邪。全方配伍，共奏泻脾化湿、清热解毒之功。

【学习小结】

从以上病案可以看出，手足口病的病因为外感时邪疫毒，内伤湿热蕴结，心火炽盛；其病位与肺、脾、心三脏相关；其基本病机为外感时邪疫毒，卫表被遏，肺气失宣，症见发热、咳嗽、流涕等，由于素体湿热内蕴，心经火盛，内外交争，心经之火上蒸于口舌，脾胃湿热熏蒸于四肢，则发为疱疹。中医治疗宜清热利湿，解毒透邪外出。

【课后拓展】

1. 熟读、背诵《温病条辨》中三焦辨证相关内容。

2. 查阅"温病之脉，行在诸经，不知何经之动也，各随其经所在而取之"的来源出处，如何理解？

3. 检索文献，了解西医学对本病的研究进展。

4. 通过对本病的学习，写出学习心悟。

5. 参考阅读　郑攀，郑宏．郑启仲儿科医案 [M].北京：中国中医药出版社，2015：79-81.

第四章　肺系病证

第一节　感　冒

感冒是由外感风邪引起的肺系疾病，临床以发热、头痛、流涕、咳嗽、喷嚏、全身酸痛为特征，又称"伤风"。本病相当于西医学的"急性上呼吸道感染"。

【辨治思路】

郑启仲教授认为感冒的病变脏腑主要在肺，可累及心、肝、脾等脏，常因四时气候骤变，冷暖失常，外邪乘虚而入发病。治疗原则以解表为法，根据寒、热、暑、湿的病因不同，治法亦有辛温解表、辛凉解表和祛暑解表之别。临床常选用麻黄汤、桂枝汤、银翘散、小柴胡汤等加减治疗。

【典型医案】

病例 1 李某，男，8 岁，2009 年 5 月 16 日初诊。

主诉：发热 4 天。

病史：患儿 4 天前因受凉而发热、头痛、咽痛，经社区门诊诊断为"感冒"，给予感冒清热颗粒服用 1 天，发热加重，体温 38.8℃，又静脉滴注头孢类抗生素而热退，1天后发热又加重而求郑教授诊治。

现症：发热，体温39.1℃，头痛，咽痛，大便2日未行，咽红，扁桃体Ⅰ度肿大、充血。舌尖边红，苔白而干，脉数。

> 问题
>
> （1）患儿发热为何脏腑发病？
>
> （2）患儿为何头痛？
>
> （3）患儿为何大便2日未行？
>
> （4）患儿的舌脉对辨证有何提示？
>
> （5）按脏腑辨证，本案主要涉及哪个脏腑发病？应采取何种治法？可选用哪些方剂配伍治疗？

[治疗过程]

初诊：2009年5月16日。牛蒡子6g，薄荷6g，金银花10g，连翘10g，淡豆豉6g，蝉蜕10g，炒僵蚕10g，生大黄3g，生石膏15g，甘草3g。2剂，日1剂，水煎分2次服。

二诊：2009年5月18日。服药1剂，热减，2剂便通、热解而愈。

> 问题
>
> （6）处方中选用的主方是什么？如何理解处方配伍？

病例2 苏某，男，14岁，1998年5月15日初诊。

[主诉] 恶寒发热5天。

[病史] 患儿5天前无明显原因出现发热，伴有恶寒，在本地诊所诊为"上呼吸道感染"，给予抗病毒及解热镇痛等药治疗无效，又服中药九味羌活汤等治疗不解，而求郑教授诊治。

[现症] 双气池色赤，恶寒发热（体温39.1℃），头痛，身痛无汗，骨节酸痛，表情痛苦，烦躁不安，时而轻咳。舌质淡红，苔白微黄，脉浮紧。血

常规无异常，胸部 X 光透视未见异常。

问题

（1）患儿恶寒、发热，属何经发病？

（2）患儿为何无汗出？

（3）患儿为何会出现头痛、身痛？

（4）患儿为何烦躁不安？

（5）按脏腑辨证，本案主要涉及哪个脏腑发病？应采取何种治法？可选用哪些方剂配伍治疗？

［治疗过程］

初诊：1998 年 5 月 15 日。麻黄 9g，桂枝 9g，生石膏 30g，杏仁 9g，甘草 6g，生姜 3 片，大枣 3 枚。1 剂，水煎服，令全身汗出。服药期间忌服辛辣、蛋奶、油腻之品。

二诊：1998 年 5 月 16 日。服上方后全身大汗出，热退身凉，咳止烦解。嘱停药观察。3 日后随访已愈。

问题

（6）初诊时选用的主方是什么？如何理解处方配伍？

（7）二诊为何停药观察？

【问题解析】

病例 1

（1）《素问·刺热》："肺热病者恶风寒，舌上黄，身热。"故在外感病中，外邪侵袭肌表，体内正气（阳气）奋起抗邪，邪正相争，郁于肌表，不得宣泄则发热。肺主一身之表，故患儿发热当属肺脏发病。

（2）患儿素体蕴热，风温时邪犯肺，引动内蕴郁热，循经上犯则头痛。

（3）《血证论·便闭》云："肺与大肠相表里，肺遗热于大肠则便结，肺津不润则便结，肺气不降则便结。"本案患儿感邪之后邪从热化，肺热移于大肠，热结津伤则大便干结而 2 日未行。

（4）小儿乃稚阴稚阳之体，故外感风邪，入里化热，患儿舌尖边红、脉数为风热证。

（5）本案发热重，咽痛，咽红，参考大便及舌脉征象，当属实证、热证、表证，按脏腑辨证主要涉及肺、胃、大肠发病。是故辨证为风热袭表，热郁三焦证。治当疏风清热，解毒利咽，通腑泄热。方选银翘散合升降散加减。

（6）本案方选吴瑭《温病条辨》银翘散合杨栗山《伤寒瘟疫条辨》升降散加减。方中薄荷、牛蒡子、蝉蜕、僵蚕、淡豆豉辛凉透表，宣肺利咽，金银花、连翘、生石膏、大黄、甘草清热解毒，通腑泄热，且甘草调和诸药。全方配伍，取两方之长，共奏辛凉解表、清热解毒、升清降浊、表里双解之效。

病例 2

（1）《伤寒论》第 3 条说："太阳病，或已发热，或未发热，必恶寒……"患儿恶寒、发热，当为太阳经证。

（2）因寒邪束表伤营，遏抑卫阳，腠理闭塞，故无汗。

（3）外邪从皮毛侵入，寒邪伤营，营阴郁滞，经气不利，故可见头痛、身痛。

（4）本案患儿内有郁热，表邪郁闭，热扰胸中而不得越，故烦躁不安。

（5）按六经辨证，本案主要涉及太阳经，即寒邪束表，郁热在里。治当发汗解表，清热除烦。方选大青龙汤加减。

（6）本案方选大青龙汤加减。大青龙汤出自《伤寒论》，具有发汗解表、清热除烦的功效。方中用麻黄、桂枝、生姜辛温发汗以散风寒，能使内热随汗而泄。甘草、生姜、大枣甘温补脾胃、益阴血，以补热伤之津，无津不能作汗，又可以充汗源。石膏甘寒清解里热，与麻黄配伍能透达郁热。杏仁配麻黄，一收一散，宣降肺气利于达邪外出。诸药配伍，一是寒热并用，表里同治；二是发中寓补，汗出有源，祛邪而不伤正。郑教授讲到，本案先服西药及前医用九味羌活汤而不解，主要是汗出不彻，表邪不解，郁热不清而烦热不除之故。大青龙汤是治寒邪束表而热不得越的一张名方，当今用者日少，从本案可看一看仲景制方之妙。用之得当，确是治外寒内热的一张良方。

（7）仲景明言"一服汗者，停后服"。临证时要把握病机，不可过剂，以防"汗多亡阳"。

【学习小结】

从以上病案可以看出季节和气候的变化与感冒的发生关系密切，六淫邪气均可致病。临证应根据发病节气、主要症状，以及伴随症状来判断表里寒热虚实。小儿感冒亦常累及肺、胃、肝等脏腑，易夹痰、夹滞、夹惊。治疗时以解表为主，有辛温解表、辛凉解表和祛暑解表之别。小儿感冒易寒从热化，或热为寒闭，形成寒热夹杂证，单用辛凉汗出不透，单用辛温恐有助热化火之虞，故常辛温辛凉并用，并根据不同证候而有所侧重。有兼夹证者，应佐以清热、化痰、消导、镇惊之品，方可收到理想疗效。

【课后拓展】

1.熟读杨仁斋《仁斋直指方》中有关感冒的内容。

2.检索文献，了解西医学对本病的研究进展。

3.查阅"脏腑薄，藩篱疏，易于传变，肌肤嫩，神气怯，易于感触"来源出处，如何理解？

4.通过对本病的学习，写出学习心悟。

5.参考阅读　郑攀，郑宏.郑启仲儿科医案[M].北京：中国中医药出版社，2015：111–113.

第二节　鼻　渊

鼻渊是以鼻流浊涕、鼻塞、头痛为主要表现的鼻窦黏膜的化脓性炎症，有急、慢性之分。本病相当于西医学的"鼻窦炎"。

【辨治思路】

郑启仲教授认为鼻渊发病主要涉及的脏腑为肺、脾、胆，病机为肺经风热、胆腑郁热、脾胃湿热、肺气虚寒、脾气虚弱等。治疗根据脏腑虚实不同，选用苍耳子散、川芎茶调散、麻杏石甘汤、龙胆泻肝汤、补中益气汤等加减。针对本病容易复发，缠绵难愈，郑教授主张急性期过后，辨体质给予玉屏风散、补中益气汤、四君子汤等预防复发。

【典型医案】

病例1 李某，女，6岁，2013年5月9日初诊。

[主诉] 鼻塞、流浊涕2个月，加重2周。

[病史] 患儿2个月前感冒后流涕、咳嗽，时轻时重，经中西医结合治疗，发热退，而鼻塞、流浊涕反复不愈，近半月前外感后出现流涕、喷嚏、鼻塞、咽干、咽痛、咳嗽，在省某医院抗感染治疗5天，效不显著而来诊。

[现症] 面色红，鼻塞，流浊涕，咽红，鼻腔充血，扁桃体Ⅰ度肿大，咳嗽，大便难，舌质红，苔薄黄，脉浮数。

问题

（1）患儿鼻塞、流浊涕属何脏腑发病？

（2）患儿为何鼻腔充血？

（3）患儿为何咳嗽、大便秘结？

（4）患儿舌质红，苔薄黄，脉浮数，对辨证有何提示？

（5）按脏腑辨证，本案主要涉及哪个脏腑发病？应采取何种治法？可选用哪些方剂配伍治疗？

[治疗过程]

初诊：2013年5月9日。炒苍耳子6g，辛夷6g，白芷6g，薄荷6g，桔梗6g，片姜黄6g，炒僵蚕6g，蝉蜕6g，生大黄3g。5剂，日1剂，水煎服。

二诊：2013年5月14日。服药5天，鼻塞、流浊涕明显减轻。效不更方，继服5剂。

三诊：2013年5月19日。药后鼻塞消失，大便通畅，浊涕明显减少，舌淡红，苔薄白，脉沉。调方如下：炒苍耳子6g，辛夷6g，白芷6g，薄荷6g，片姜黄6g，炒僵蚕6g，蝉蜕6g，桑白皮10g，白术10g，防风6g。7剂，日1剂，水煎服。药后症状消失。嘱其改服玉屏风颗粒2个月，以防复发。

问题

（6）处方中选用的主方是什么？如何理解处方配伍？

（7）症状消失后，为何还要服用玉屏风散善后？

病例2 何某，男，10岁，2011年11月23日初诊。

［主诉］反复头痛、鼻塞1年，加重3天。

［病史］患儿自述有"慢性鼻窦炎"病史1年，每因感冒而发作，且体虚易感冒，近日受凉感冒后致恶寒发热，头痛不舒，伴眉额胀痛，鼻塞，流黄浊脓涕，气臭，嗅觉减退。在当地治疗不效而求诊于郑教授。

［现症］鼻塞，流涕，头痛，以前额为主，纳差，低热，体温38℃，二便正常，舌质红，苔薄白，脉浮。CT检查提示鼻窦炎。

问题

（1）患儿鼻塞，流涕，属何脏腑发病？

（2）患儿前额头痛，属哪一经发病？

（3）患儿为何纳差？

（4）患儿舌脉征象对辨证有何提示？

（5）按脏腑辨证，本案主要涉及哪个脏腑发病？应采取何种治法？可选用哪些方剂配伍治疗？

［治疗过程］

初诊：2011 年 11 月 23 日。川芎 10g，荆芥 10g，薄荷叶 10g，防风 6g，细辛 3g，白芷 6g，羌活 6g，炙甘草 6g，紫苏叶 10g，生姜 6g，茶叶 3g。3 剂，水煎服，日 1 剂，服药期间忌服辛辣、蛋奶、油腻之品。

二诊：2011 年 11 月 26 日。服药 3 剂后低热退，鼻塞、头痛稍减。上方去苏叶，加辛夷 6g、藁本 6g。5 剂，日 1 剂，水煎服。

三诊：2011 年 12 月 2 日。诸症悉平，仍感嗅觉未复。患儿家长请求根治之方，调方如下：生黄芪 10g，炒白术 10g，防风 3g，苍耳子 6g，辛夷 3g，白芷 3g，川芎 6g，细辛 1g，甘草 3g。中药配方颗粒，每日 1 剂，分 2 次服以善后，连续服用 3 个月。并嘱患者平素加强体育锻炼，慎起居，适寒温，防感冒。随访 3 年，未见鼻渊复发。

问题

（6）初诊时选用的主方是什么？如何理解处方配伍？

（7）二诊为何去紫苏叶，加辛夷、藁本？

（8）三诊之善后方为何方？有何意义？

【问题解析】

病例 1

（1）肺开窍于鼻，外合皮毛，若卫外不固，风热上侵，肺热壅盛，循经上犯，而引起鼻塞、流浊涕等症，故鼻塞、流浊涕属肺脏发病。

（2）风热犯肺，肺热蒸灼，则鼻腔黏膜充血。

（3）肺为娇脏，其性肃降，上连咽喉，开窍于鼻，外合皮毛，主一身之气，而司呼吸。本案患儿肺脏发病，肺气失宣则咳；肺与大肠相表里，肺失宣降，大肠传导失司，故大便秘结。

（4）患儿舌质红、苔薄黄、脉浮数是外感风热之征，提示表证未解而化热。

（5）按脏腑辨证，本案主要涉及肺脏，即风热侵袭，肺窍失宣。治当疏风清热，宣肺通窍为要。方选苍耳子散合升降散加减。

（6）本案方选苍耳子散合升降散加减。苍耳子散出自《重订严氏济生方》，可疏风止痛、通利鼻窍。方中苍耳子宣通鼻窍，散风止痛；辛夷、薄荷散风通窍；白芷祛风宣肺。诸药配伍，具有散风邪、通鼻窍之功。升降散出自《伤寒瘟疫条辨》，方中僵蚕、蝉蜕宣散风热，升阳中之清阳；大黄、姜黄荡积行瘀，清邪热，解温毒，降阴中之浊阴。两两相伍，升清降浊，散风清热。与苍耳子散相合、加桔梗，疏风散热，宣通鼻窍，升清降浊，相得益彰。

（7）本病易反复发作，缠绵难愈，症状消失后，给予玉屏风散善后，益气固表，以防复发。

病例2

（1）《幼科释谜》："张涣曰：肺气通于鼻，气为阳。若气受风寒，停滞鼻间，则成鼻塞。气寒，津液不收，则多涕。若冷气久不散，脓涕结聚，使鼻不闻香臭……若夹热，则鼻干。皆能妨害乳食。"故鼻塞流涕属肺脏发病。

（2）足阳明胃经起于迎香，然后循头角至前额，前额痛属于胃经发病。

（3）患儿病久脾虚，脾虚失运，胃纳失司，则纳食不佳。

（4）患儿舌质红，苔薄白，脉浮，是肺脾气虚、风寒在表之征，提示表证未解。

（5）按照脏腑辨证，本案主要涉及肺脾两脏，即肺脾气虚，表证未解。治当疏风解表、通窍止痛为法，可选用川芎茶调散加减。

（6）本案选川芎茶调散为主方。川芎茶调散出自《太平惠民和剂局方》，为主治风邪头痛的常用方剂。本案应用此方治疗风邪引起的头痛、鼻塞之症，方中川芎祛风活血止痛，为"治诸经头痛之要药"，为君药；薄荷、荆芥辛散上行，清利头目，为臣药；羌活、白芷、细辛、防风辛散疏风，为佐药；甘草调和诸药，为使药。茶能上清头目，加紫苏叶、生姜以增辛温解表之功。诸药合用，共奏疏风止痛、宣肺通窍之功。

（7）二诊表证已解，故去紫苏叶；加辛夷以散寒通窍，加藁本以疏风止痛，以提高全方之功效。

（8）三诊诸症悉平，取玉屏风散益气固表，合小剂量苍耳子散，散剂缓服，以防复发。

【学习小结】

从以上病案可以看出鼻渊的主要特征是鼻塞、流浊涕，因此，宣通肺窍法是本病的基本治法。鼻渊的病情演变是一个由表入里的过程，治疗时应辨清表里虚实，属风寒者配合辛温宣肺，属风热者配合疏风清热，属胆经郁热者则配合清泄肝胆、利湿降浊，属肺脾气虚者则配合补中益气等。郑启仲教授认为肺为娇脏，小儿脏腑娇嫩，卫外不固，易为外邪所侵。病例1为风热犯肺，肺失宣肃，肺热移于大肠，表里同病，故选苍耳子散合升降散取效。病例2以头痛为著，故选川芎茶调散为主方而收功，体现了郑教授同病异治的丰富经验。

【课后拓展】

1.熟读《济生方·鼻门》有关苍耳子散的内容。

2.检索文献，了解西医学对本病的研究进展。

3.查阅"鼻渊者，流涕腥臭，此胆移热于脑"的来源出处，如何理解？

4.通过对本病的学习，写出学习心悟。

5.参考阅读　郑攀，郑宏.郑启仲儿科医案[M].北京：中国中医药出版社，2015：223-226.

第三节　乳　蛾

乳蛾又名喉蛾，是以咽痛、喉核红肿、化脓为特征的咽部疾患。以咽喉两侧喉核红肿疼痛、吞咽不利为主症，因其红肿，形状似乳头或蚕蛾，故称乳蛾。本病相当于西医学的"扁桃体炎"。

【辨治思路】

郑启仲教授认为乳蛾的病位在肺胃，病机主要为肺胃郁热，邪毒壅盛，痰瘀互结，阴虚火旺。咽喉为肺胃之门户，若外邪循口鼻入侵肺系，咽喉首当其冲，邪毒搏结于喉核，以致脉络受阻，灼腐肌膜，喉核红肿胀痛或有腐物脓液。故治疗根据早期、急性期和慢性期，分别采用解表利咽、清热解毒、养阴清肺等方法治疗，可选用银翘散、普济消毒饮、养阴清肺汤等。

【典型医案】

病例1 王某，女，4岁6个月，2014年4月5日初诊。

[主诉] 发热、咽痛5天。

[病史] 患儿于5天前受凉后发热、咽痛，曾在社区门诊治疗（用药不详），不见好转而求诊。

[现症] 发热，体温38.5℃，咽痛，扁桃体Ⅲ度肿大，有少量白色脓液渗出，纳差，睡眠不安，大便干，小便黄。舌红，苔黄厚，脉滑数。实验室血细胞分析：白细胞计数$12.5×10^9$/L，中性粒细胞76%。

> 问题
>
> （1）患儿咽痛，属何脏腑发病？
>
> （2）患儿咽痛的病机是什么？
>
> （3）患儿为什么大便干结？
>
> （4）患儿大小便及舌脉征象对辨证有何提示？
>
> （5）按脏腑辨证，本案主要涉及哪个脏腑发病？应采取何种治疗方法？可选用哪些方剂配伍治疗？

[治疗过程]

初诊：2014年4月5日。柴胡10g，牛蒡子6g，黄芩6g，玄参9g，连翘10g，板蓝根10g，石膏15g，桔梗6g，薄荷6g，僵蚕6g，蝉蜕6g，大黄3g，甘草 3g。3 剂，日 1 剂，水煎服。

二诊：2014 年 4 月 8 日。服上药 1 剂热减，大便通畅，咽痛减轻。3 剂热退痛止，扁桃体 I 度肿大，分泌物消失。舌质红，苔薄黄。沙参 10g，麦冬 6g，玄参 6g，天花粉 6g，白芍 10g，乌梅 6g，生地黄 10g，甘草 3g。3 剂，水煎服。药后诸症消失而愈。

问题

（6）处方中选用的主方是什么？如何理解处方配伍？

（7）为何合用升降散？

（8）二诊为何用滋阴去火药？

病例 2　吕某，男，3 岁，2014 年 3 月 4 日初诊。

［主诉］发热、咽痛 2 天。

［病史］患儿 2 天前因受凉引起头痛、发热（体温 38.5～39℃），咽部干燥灼痛，服用退热剂后热势稍减，但不久又增，咽痛逐渐加剧，痛连耳根及颌下，吞咽困难，遂来我院门诊治疗。

［现症］发热，体温 39℃，咽痛，纳差，大便干，小便量少，舌质红，苔黄厚，脉浮数，扁桃体 II 度肿大，上有脓性分泌物，实验室报告：白细胞计数明显增高，以中性粒细胞为主。

问题

（1）患儿乳蛾化脓的病机是什么？

（2）患儿脉浮数，提示什么？

（3）患儿大便干结，属何脏腑发病？

（4）患儿舌脉对辨证有何提示？

（5）按八纲辨证，本案共涉及哪几个纲？可选用哪些方剂配伍治疗？

[治疗过程]

初诊：2014年3月4日。柴胡10g，牛蒡子6g，薄荷6g，桔梗6g，升麻5g，蝉蜕6g，僵蚕6g，黄连3g，黄芩6g，连翘10g，栀子6g，板蓝根10g，玄参10g，甘草6g。中药配方颗粒剂，3剂，日1剂，水冲服。服药期间忌食辛辣、蛋奶、油腻之品。

二诊：2014年3月7日。服上药后，便通身凉，咽痛减轻，扁桃体缩小，脓性分泌物消失，黄苔变薄。原方加山慈菇8g，继服3剂，诸症消失而愈。

问题

（6）处方中选用的主方是什么？如何理解处方配伍？

（7）二诊为何加山慈菇？

【问题解析】

病例1

（1）明代方隅《医林绳墨·卷七》说："盖咽喉之证，皆由肺胃积热甚多，痰涎壅盛不已。"故患儿咽喉痛为肺胃发病。

（2）患儿外感风热，风热邪毒搏结于喉，则咽痛。

（3）肺与大肠相表里，肺热移于大肠则便干。

（4）患儿大便干，小便黄，舌红、苔黄厚，脉滑数，是肺胃热结之征，提示热毒炽盛。

（5）按照脏腑辨证，本病属于肺胃同病。肺胃积热熏蒸于咽喉，表现为咽喉肿痛，有白色分泌物。应采取疏风散邪、清热解毒之法，可选用普济消毒饮加减治疗。

（6）本案方选普济消毒饮合升降散加减。普济消毒饮出自《东垣试效方》，能清热解毒、疏风散邪；升降散升清降浊。方中黄芩、石膏清肺胃之热；桔梗、牛蒡子、板蓝根、连翘清热解毒利咽；薄荷、蝉蜕清咽利嗓；僵蚕消肿散结；玄参清热泻火养阴；柴胡解表退热，可引药上行；大黄通腑泄热；甘草调和诸药。

（7）宋元时期，以李东垣、张元素为代表的易水学派将药物按升降浮沉分为五大类，以治体内四时五脏之不平。在普济消毒饮中，黄芩、黄连、玄参、板蓝根列为"寒沉藏"类；连翘为"燥降收"类；僵蚕、柴胡、桔梗为"风升生"类；甘草为"湿化成"类，体现李东垣"一本升降浮沉之理，不拘寒热补泻"的立方之旨。本案乳蛾已化脓，发热 38.5℃，大便干，小便黄，热已至下焦。升降散善治表里三焦大热，郑教授用普济消毒饮合升降散以增强升清降浊、清热解毒之力，方切病机，疗效显著。

（8）本病为肺胃积热，热毒炽盛，热盛伤阴。患者服药后大便通畅，咽痛减轻，扁桃体Ⅰ度肿大，分泌物消失，舌质红，苔薄黄，提示热毒已解，阴液已伤，故后期予滋阴降火、清利咽喉之药。

病例 2

（1）《疡科心得集·辨喉蛾喉痛论》云："夫风温客热，首先犯肺，化火循经，上逆入络，结聚咽喉，肿如蚕蛾。"咽喉为胃之系，脾胃有热，胃火炽盛，热毒之气不得越泄，由胃上攻，搏结于喉核，灼腐肌膜，咽喉部化脓。

（2）脉浮数提示有外感风热。

（3）大便干结提示有胃肠热结。

（4）患儿舌质红，苔黄厚，诊其脉浮数，提示本病为表里同病，风热之邪入里，里热炽盛，内外热邪搏结于喉核。

（5）按照八纲辨证，本案属于表里同病、实证、热证，治当疏散风热、清热解毒，可选普济消毒饮加减治之。

（6）本案方选普济消毒饮为主方。方中黄连、黄芩清热解毒，为君药。牛蒡子、连翘、薄荷、僵蚕疏散头面、肌表风热，为臣药。玄参、板蓝根、栀子助君药加强清热解毒之力；桔梗、甘草清利咽喉；陈皮理气，疏散壅滞，以散邪消肿，共为佐药。升麻、柴胡疏散风热，引诸药上达头面，寓"火郁发之"之意，共为使药。方中芩、连得升、柴之引，可上行清头面之热；升、柴有芩、连之苦降，则不至于发散太过。如此配伍，有升有降，有清有散，相反相成，既清热解毒，又疏散风热。

（7）山慈菇可增加全方消痈散结之功效。

【学习小结】

从以上病案可以看出乳蛾的主要病机为外感风热或邪毒所致，里热炽盛，热毒之气不得越泄，由胃上攻，搏结于喉核，灼腐肌膜，咽喉肿痛，其病位主要在肺胃，病邪为热毒。郑教授抓住其主要病机，多用清热解毒之法，选普济消毒饮加减而获良效。

【课后拓展】

1.熟读《东垣试效方》中普济消毒饮的内容。

2.查阅"肺与大肠相表里"的来源出处，如何理解？

3.检索文献，了解西医学对本病的研究进展。

4.通过对本病的学习，写出学习心悟。

5.参考阅读　郑攀，郑宏．郑启仲儿科医案[M].北京：中国中医药出版社，2015：206-210.

第四节　咳　嗽

咳嗽是以咳嗽为主要症状的证候名。凡有声无痰谓之咳，有痰无声谓之嗽，有声有痰谓之咳嗽，可见于西医学"支气管炎""肺炎""喉炎""肺结核"等多种疾病中。

【辨治思路】

郑启仲教授认为小儿咳嗽的主要病位在肺，"五脏六腑皆令人咳"，一年四季均可发生，任何年龄小儿皆可发病。病因有外感、内伤之分，以外感咳嗽为多见。病机为肺失宣肃。对于本病的治疗，应当分清外感内伤、邪正虚实，辨明脏腑，辨证施治。临床常采用小青龙汤、华盖散、杏苏散、桑菊饮、小柴胡汤等加减治疗而获良效。

【典型医案】

病例 1　王某，女，9 岁，2013 年 10 月 22 日初诊。

［主诉］咳嗽 3 天。

［病史］患儿 3 天前出现流清涕，咳嗽，不伴发热、呕吐、腹泻等，在当地社区给予"小儿氨酚黄那敏颗粒""桔贝合剂"等药物治疗 3 天，症状无明显改善而来诊。

［现症］流清涕，咳嗽，咳声不重，咳吐白痰，纳食不佳，腹稍胀，舌淡红，苔白，脉浮紧。心肺听诊无明显异常。

问题

（1）患儿流清涕属何脏腑发病？

（2）患儿为何咳吐白痰？

（3）患儿纳食不佳，腹稍胀，属何脏腑发病？

（4）患儿舌淡红，苔白，脉浮紧，对辨证有何提示？

（5）按脏腑辨证，本案共涉及哪几个脏腑发病？各采取何种治法？可选用哪些方剂配伍治疗？

［治疗过程］

初诊：2013 年 10 月 22 日。苏叶 10g，杏仁 10g，荆芥 10g，姜半夏 6g，炙麻黄 6g，焦山楂 10g，桔梗 10g，生姜 6g，茯苓 10g，甘草 6g。3 剂，日 1 剂，水煎服。

二诊：2013 年 10 月 26 日。患儿流涕消失，咳嗽明显减轻，咳吐白痰减少，纳食增加，舌淡红，苔白稍腻，脉浮。上方去荆芥，加炒莱菔子 10g、细辛 3g，3 剂而愈。

> 问题
>
> （6）处方中选用的主方是什么？如何理解处方配伍？
>
> （7）二诊为何去荆芥，加炒莱菔子、细辛？

病例 2 周某，女，2 岁 6 个月，2014 年 8 月 12 日初诊。

［主诉］咳嗽 5 天，发热 1 天。

［病史］5 天前嗜食凉饮后出现咳嗽，有痰，1 天前发热，体温 37.9℃，经社区医院治疗无效且咳嗽较前加重而求诊于郑教授。

［现症］发热，咳嗽，以夜间为主，呈阵发性，多以子时加剧，纳食差，大小便基本正常。舌质红，苔黄，指纹紫滞。实验室报告：血常规、胸部正位片未见异常。

> 问题
>
> （1）患儿嗜食凉饮后出现咳嗽、有痰，属何脏腑发病？
>
> （2）患儿为何夜间咳嗽重？
>
> （3）患儿为何发热？
>
> （4）患儿舌质红，苔黄，指纹紫滞，对辨证有何提示？
>
> （5）按脏腑辨证，本案共涉及哪几个脏腑发病？各采取何种治法？可选用哪些方剂配伍治疗？

［治疗过程］

初诊：2014 年 8 月 12 日。柴胡 6g，黄芩 6g，法半夏 3g，甘草 3g，生姜 3g，川贝母 3g，杏仁 6g，前胡 6g，蝉蜕 3g，僵蚕 6g。中药配方颗粒，2 剂，日 1 剂，分 3 次水冲服。服药期间忌服辛辣、蛋奶、油腻之品。

二诊：2014 年 8 月 14 日。发热退，咳嗽次数较前减少，仍阵发性咳嗽，纳食改善，大便可，咽不红，舌红苔白，患儿整体病势好转，但余邪未除，守法再调。柴胡 3g，黄芩 6g，法半夏 3g，甘草 3g，生姜 3g，川贝母 6g、杏仁 6g，炒莱菔子 10g，薏苡仁 10g，代赭石 10g，旋覆花 3g。中药配方颗粒，3 剂，日 1 剂，分 2 次水冲服。药后诸症消失而愈。

问题

（6）处方中选用的主方是什么？如何理解处方配伍？

（7）二诊为何加代赭石、旋覆花？

【问题解析】

病例 1

（1）《诸病源候论·鼻涕候》中说："肺气通于鼻，其脏有冷，冷随气入乘于鼻，故使津液不能自收。"故鼻流清涕，为风寒之邪侵袭，属肺脏发病。

（2）外邪犯肺，肺脏娇嫩，不能敷布津液，凝聚成痰，痰阻气道，肺失宣降，气机不畅，则咳吐白痰。

（3）寒邪犯肺，损伤脾阳，使之运化失司，脾胃升降失调，故纳食不佳而腹胀。

（4）患儿舌淡红，苔白，脉浮紧，提示寒邪犯肺，肺失宣肃，表邪未解。

（5）按照脏腑辨证，本案共涉及肺脾两脏，即风寒夹湿，肺气不宣，治以疏风宣肺，化痰止咳。方选杏苏散等加减。

（6）本案方选杏苏散为主方。杏苏散出自《温病条辨》，遵《素问·至真要大论》"燥淫于内，治以苦温，佐以甘辛"之旨，治当轻宣凉燥为主，辅以理肺化痰。方中苏叶辛温不燥，发表散邪，宣发肺气，使凉燥之邪从外而散；杏仁苦温而润，降利肺气，润燥止咳，二者共为君药。桔梗助杏仁、苏叶理肺化痰，为臣药。半夏燥湿化痰，理气行滞；茯苓渗湿健脾以杜生痰之源；生姜滋脾行津以润燥，是为佐药。甘草调和诸药，合桔梗宣肺利咽，功兼佐使。本案在方中加麻黄、荆芥，以增强其疏风解表之力，患儿纳食不佳，腹稍胀，加焦山楂以消食健胃，行气散滞，方药切机，见效亦速。本方乃苦温甘辛之法，发表宣化，表里同治之方，外可轻宣发表而解凉燥，内可理肺化痰而止咳嗽。表解痰消，肺气肃降，诸症自除。

（7）二诊中表证已解，故去祛风散寒之荆芥。患儿仍有咳吐白痰，故加炒莱菔子、细辛温肺化饮，降气化痰。

病例 2

（1）患儿病初食用寒凉之品，伤及稚阳，使脾胃运化失司，诱生痰邪。痰邪伏肺，肺气闭阻，肺失宣降，故咳嗽、咳痰，属肺脾两脏发病。

（2）子时乃阴阳交替之时，邪位于半表半里，属少阳肝胆。小儿肝常有余，易从阳化热，木火刑金，导致肺失宣肃而咳嗽，故夜间咳嗽加重。

（3）小儿肝常有余，感寒邪后易从阳化热，邪正相争，故出现发热。

（4）患儿舌质红，苔黄，指纹紫滞，提示木火刑金，痰热郁肺。

（5）根据脏腑辨证，本案主要涉及肺、肝、脾，即肝火犯肺，肺气上逆，治当和解少阳、平肝泻肺，可选用小柴胡汤加减。

（6）本案方选小柴胡汤为主方。小柴胡汤出自《伤寒论》，其主要功效是和解少阳，和胃降逆，扶正祛邪。本案例根据病机，选用小柴胡汤加减治疗。方中柴胡透解邪热，疏达经气；黄芩清泄邪热；半夏和胃降逆；生姜温胃止呕；川贝母、杏仁苦温而润，降利肺气；前胡疏风散邪，降气化痰；僵蚕、蝉蜕疏风祛邪；炙甘草调和诸药。全方共奏和解少阳、平肝泻肺、化痰止咳之效。

（7）二诊患儿仍阵发性咳嗽，为肝气上逆而致，故加代赭石镇肝降逆，旋覆花下气消痰，助肺气之肃降而止咳。

【学习小结】

从以上病案可以看出，咳嗽发病的原因复杂，外感、内伤均可致病。其病位主要在肺，而五脏六腑皆可致咳，正如《素问·咳论》云："五脏六腑皆令人咳，非独肺也。"郑教授讲，对于本病的治疗应当分清外感内伤、邪正虚实，辨清脏腑，分而治之。临床中外感凉燥者用杏苏散为主方，肝火犯肺者用小柴胡汤为主方，表寒里饮用小青龙汤为主方。紧扣病因病机，灵活配伍加减，方能取得理想效果。

【课后拓展】

1. 熟读《伤寒论》有关小柴胡汤的内容。

2. 检索文献，了解西医学对本病的研究进展。

3. 查阅"五脏六腑皆令人咳"的来源出处，如何理解？

4. 通过对本病的学习，写出学习心悟。

5. 参考阅读　冯斌，郑宏，郑启仲 . 郑启仲教授运用经方治疗小儿咳嗽经验 [J]. 中华中医药杂志，2013（8）：2318-2319.

第五节　哮　喘

哮喘是小儿时期反复发作的哮鸣气喘性肺系疾病，以哮鸣气促、呼气延长、严重时不能平卧为临床特征。哮是指声响而言，喘是指气息而言，哮必兼喘，故统称哮喘。本病包括西医学的"支气管炎""哮喘""喘息性支气管炎""急性毛细支气管炎"和"咳嗽变异性哮喘"等。

【辨治思路】

郑启仲教授认为本病涉及肺、脾、肾等脏腑，多为肺、脾、肾三脏不足，痰饮内伏，感受外邪所引发。治疗根据肺、脾、肾的主次不同，寒哮、热哮之异，可分别采用小青龙汤、射干麻黄汤、桂枝加厚朴杏子汤、定喘汤、麻杏石甘汤、玉屏风散、阳和汤等加减治疗。

【典型医案】

病例 1　李某，男，7 岁，2009 年 3 月 19 日初诊。

［主诉］遇冷哮喘发作 4 年余。

［病史］患儿 2 岁时因受凉而发哮喘，反复发作已 4 年余。经西药、中药治疗终未能愈，而求郑教授诊治。

[现症] 喉中痰鸣，呼吸喘促，畏寒怕冷，时自汗出，大便稀，小便清，体温 37.2℃。舌淡苔白，脉浮。

问题

（1）喉间痰鸣、呼吸喘促属何脏腑发病？

（2）畏寒怕冷、时自汗出是何原因？

（3）患儿舌脉征象对辨证有何提示？

（4）按脏腑辨证，本案主要涉及哪几个脏腑？应采取何种治疗方法？可选用哪些方剂配伍治疗？

[治疗过程]

初诊：2009 年 3 月 19 日。桂枝 9g，白芍 9g，厚朴 6g，杏仁 6g，炙甘草 6g，生姜 3 片，大枣 3 枚。2 剂，日 1 剂，嘱遵桂枝汤煎服法。

二诊：2009 年 3 月 21 日。哮止喘平，脉静身凉，唯大便稀薄，日 2 次。守法再调。桂枝 6g，炒白芍 6g，厚朴 3g，杏仁 3g，白术 6g，茯苓 6g，炙甘草 3g，生姜 2 片，大枣 2 枚。3 剂，日 1 剂，水煎服。药后诸症悉平。

三诊：2009 年 3 月 24 日。为防复发，拟善后之方。黄芪 12g，肉桂 3g，白芍 3g，白术 6g，五味子 3g，当归 6g，肉苁蓉 3g，紫河车 3g，炙甘草 3g，生姜 2 片，大枣 3 枚。日 1 剂，水煎服。

上方服 30 剂后改为隔日 1 剂，又 3 个月，停药观察。随访 3 年未复发。

问题

（5）处方中选用的主方是什么？如何理解处方配伍？

（6）二诊为何加白术、茯苓？

（7）三诊方剂调整如何理解？

病例 2 王某，女，5 岁，2013 年 11 月 6 日初诊。

[主诉] 反复咳喘 1 年余。

［病史］患儿于 1 年前患哮喘，每遇寒即发，数日而愈。初则数月一发，后则一月数发，迭治不效。近一周患儿咳喘加剧，气逆而喘，动则加剧，求郑教授诊治。

［现症］喘息，咳嗽，咳吐痰涎，呼吸困难，面白唇青，额头有汗，四肢欠温，鼻流清涕，纳差，舌胖质淡，苔白，脉沉细。肺功能异常。

问题

（1）患儿喘息，四肢欠温，属何脏腑发病？

（2）患儿为何咳吐痰涎？

（3）患儿为何面白唇青？

（4）患儿舌胖质淡，苔白，脉沉细，对辨证有何提示？

（5）按脏腑辨证，本案主要涉及哪个脏腑发病？应采取何种治法？可选用哪些方剂配伍治疗？

［治疗过程］

初诊：2013 年 11 月 6 日。熟地黄 10g，鹿角霜 10g，芥子 3g，麻黄 3g，制附子 3g，巴戟天 6g，肉桂 3g，乌梅 6g，生姜 3g，防风 6g，炙甘草 3g。3 剂，日 1 剂，水煎服。服药期间忌服辛辣、生冷、油腻之品。

二诊：2013 年 11 月 9 日。家长诉患儿服药 1 剂后，喘愈其半，痰亦大减，四肢转温，面色见红润。续进 2 剂，喘咳渐平，头汗亦止，饮食增加。效不更方，原方再服 3 剂。

三诊：2013 年 11 月 12 日。诸症基本控制，虑其根已深，非旦暮能除，更书一方嘱其缓解期常服。党参 9g，茯苓 9g，白术 9g，鹿角胶 9g，淫羊藿 9g，肉桂 6g，炮姜 6g，芥子 3g，炙麻黄 3g，炙甘草 3g。中药配方颗粒剂，每 2 天服 1 剂，连服 3 个月。随访 1 年，喘未复发。

> 问题
>
> （6）处方中选用的主方是什么？如何理解处方配伍？
>
> （7）如何理解三诊用方？

【问题解析】

病例1

（1）《素问·咳论》曰"肺咳之状，咳而喘息有音"。风寒侵袭，触发久伏之痰饮，痰随气升，气因痰阻，相互搏结，阻塞气道，肺失宣肃，而出现喉中痰鸣，呼吸喘促，当属肺脏发病。

（2）因卫阳虚弱，失去外固之力，汗液自行溢出，则表现为时自汗出，当属营已失和所致。

（3）患儿舌淡苔白、脉浮，是风寒侵袭、卫表不固之征，提示营卫失和。

（4）根据脏腑辨证，本案主要涉及肺、脾，即肺脾气虚，营卫失和。治当调和营卫，降逆平喘。方可选用桂枝加厚朴杏子汤加减。

（5）本案方选桂枝加厚朴杏子汤为主方。《伤寒论》云："喘家作，桂枝加厚朴杏子佳。"桂枝加厚朴杏子汤是张仲景治疗喘证的名方。本案患儿喘疾4年，因受凉而哮喘发作，病因病机、证候正与桂枝加厚朴杏子汤证合，故原方投之。方中桂枝、白芍、生姜、大枣、炙甘草解肌发表，调和营卫；加厚朴、杏仁降逆平喘。药切病机，2剂而哮止喘平。

（6）二诊中哮止喘平，脉静身凉，唯大便稀薄，提示营卫已和，脾气仍虚，故加白术、茯苓以健脾益气。

（7）患儿反复喘息4年之久，肺脾气虚，久病及肾，故投玉屏风散合桂枝汤加肉苁蓉、紫河车、五味子、当归等，益气健脾，调和营卫，补肾固本，以图根治。

病例2

（1）肺司呼吸，肾主纳气，脾主四肢，患儿喘息、四肢欠温，当属肺、脾、肾发病。

（2）患儿素体阳虚，气不化津，致寒痰内伏，加之肺气虚，卫表不固，风寒侵袭，引动寒痰上浮，则咳吐痰涎。

（3）患儿肾阳亏虚，不能温养血脉上荣于面，则面白；阳虚则阴胜，寒凝血脉，则唇青。

（4）患儿舌胖质淡，苔白，脉沉细，是脾肾阳虚之征。

（5）根据脏腑辨证，本案主要涉及肺、脾、肾，即饮邪内盛，阳虚寒凝，治应温阳散寒、补肾纳气为要，可选用阳和汤加减。

（6）本案方选阳和汤为主方。阳和汤出自王维德《外科证治全生集》，原治"鹤膝风、贴骨疽及一切阴疽"。近年来临床各科医家进一步开发应用这一传统古方，《谦斋医学讲稿》载有阳和汤治疗顽固性痰饮咳喘病案。久喘患者病情缠绵反复，正气溃散，故易致六淫之邪侵袭，六淫之邪又以寒邪居多，寒邪袭肺，气失升降，痰浊内生，而阳和汤温、宣、补三法并用，用其治疗哮喘频发之本虚标实者甚为合拍。方中熟地黄、鹿角霜填精益髓，温阳补血；肉桂、生姜温阳散寒，降逆平喘；芥子温化寒痰；麻黄宣肺平喘；甘草调和诸药。加制附子、巴戟天以助温补肾阳之力；加乌梅敛阴以防附、桂温过伤阴；加防风祛湿止痉以助平喘之力，为郑教授治喘经验用药。全方配伍，共奏补肾益精、温阳化痰、纳气平喘之效。郑启仲教授擅治疑难病症而另辟蹊径，将阳和汤用于儿科多种疑难病症而收良效，哮喘乃其一也。

（7）三诊，投四君子汤合阳和汤加减，小量缓图，以防复发。

【学习小结】

从以上病案可以看出，哮喘的病因错综复杂，治疗多棘手，为儿科难治病之一。古人就有"名医不治喘，治喘要丢脸"之说，可见治喘之难，尤其是治疗虚喘更困难。郑教授认为哮喘证在很多时候是本虚标实，临床多为虚实夹杂，补而不当则助邪，泻而不当则伤正，所以何时当补，何时当泻，何时当补泻兼施，都须恰到好处，方可收到预期效果。

【课后拓展】

1.熟读《伤寒论》有关桂枝加厚朴杏子汤的内容。

2.检索文献，了解西医学对本病的研究进展。

3.查阅"哮喘之症有二，不离痰火"来源出处，如何理解？

4.通过对本病的学习，写出学习心悟。

5.参考阅读　郑宏.郑启仲运用经方治疗小儿肺系疾病验案举隅 [J].辽宁中医杂志，2007，34（4）：511-512.

第六节　肺炎喘嗽

肺炎喘嗽是以发热、咳嗽、气促、鼻扇为主症的肺系疾病。严重时可出现张口抬肩、呼吸困难、颜面及口唇青紫等症状，相当于西医学的"小儿肺炎"。

【辨治思路】

郑启仲教授认为肺炎喘嗽病位在肺，常累及脾，亦可内犯心肝。小儿肺炎喘嗽的病因主要有外因和内因两大类，外因多由外感风寒、风热之邪；内因多为小儿肺气虚弱，先天不足，后天失养，卫外不固而易为外邪所感。病机主要是肺气郁闭。故临床治疗以开肺化痰、止咳平喘为根本原则。临床常用小青龙汤、桂枝汤、银翘散、麻杏石甘汤、升降散、养阴清肺汤、三仁汤、生脉饮、四君子汤等加减治疗。

【典型医案】

病例 1　宋某，女，3 岁，2009 年 10 月 17 日初诊。

［主诉］发热、咳嗽、喘促 7 天。

［病史］患儿 7 天前出现发热，伴有咳嗽、喘促，在当地医院拍胸部正

位片示：支气管肺炎。经门诊静滴头孢呋辛、痰热清等治疗 7 天，高热虽减，咳喘不止而求郑教授诊治。

［现症］发热（体温 39.8℃），烦躁，咳嗽，气促，痰鸣，腹胀，大便 3 日未行。舌质尖边深红，苔黄厚而燥，脉滑数。两肺听诊：呼吸音粗，右下肺可闻中小湿啰音。胸部正位片：支气管肺炎。

问题

（1）患儿咳嗽、气促、痰鸣，属何脏腑发病？

（2）患儿为什么出现烦躁？

（3）患儿腹胀，大便 3 日未行，属何脏腑发病？

（4）舌质尖边深红，苔黄厚而燥，脉滑数，对辨证有何提示？

（5）按脏腑辨证，本案共涉及哪几个脏腑发病？应采取何种治法？可选用哪些方剂配伍治疗？

［治疗过程］

初诊：2009 年 10 月 17 日。僵蚕 6g，蝉蜕 6g，姜黄 3g，生大黄 3g，炙麻黄 3g，杏仁 6g，生石膏 20g，葶苈子 6g，瓜蒌 12g，芒硝（化）3g，蜂蜜（化）3～5g，甘草 3g。1 剂，水煎留汁，化芒硝、加蜂蜜，分 3 次冷服。服药期间忌食辛辣、生冷、油腻之品。

二诊：2009 年 10 月 18 日。药服 2 次后大便泻下硬粪数枚及臭秽稀便，身出微汗，高热退，腹胀消，咳喘减。舌转淡红，苔退至薄黄有津，听诊肺部啰音明显减少。上方去大黄、瓜蒌、芒硝，加川贝母 3g。3 剂，日 1 剂，水煎服。

三诊：2009 年 10 月 21 日。患儿神振，咳止，喘平，纳增，大便通畅，肺部啰音消失而愈。

> 问题
>
> （6）初诊时选用的主方是什么？如何理解处方配伍？
>
> （7）二诊为何去大黄、瓜蒌、芒硝，加川贝母3g？

病例2 郑某，男，1岁3个月，2013年3月29日初诊。

［主诉］反复咳嗽、喘息4个月。

［病史］患儿4个月前受凉后出现咳嗽、喘息，当地医院诊断为"毛细支气管炎"，予以抗感染及化痰平喘等对症治疗，症状时轻时重。曾在某医院诊断为"支气管肺炎"住院治疗，查痰培养提示耐药性金黄色葡萄球菌感染，多种抗生素无效。父母辗转数家医院，改中药小青龙汤、定喘汤、麻杏石甘汤、射干麻黄汤及艾灸、贴敷等均未收功，而至郑教授门诊。

［现症］患儿精神差，面色萎黄，喉中痰鸣，晨起喘息，纳差，大便黏腻不爽，尿色微黄，舌红，苔黄腻，指纹滞。听诊：双肺呼吸音粗，可闻及中细湿啰音及少量喘鸣音。

> 问题
>
> （1）患儿喉中痰鸣，晨起喘息，属何脏腑发病？
>
> （2）患儿面色萎黄，属何脏腑发病？
>
> （3）患儿大小便及舌脉征象对辨证有何提示？
>
> （4）按脏腑辨证，本案共涉及哪几个脏腑发病？应采取何种治法？可选用哪些方剂配伍治疗？

［治疗过程］

初诊：2013年3月29日。杏仁6g，炒薏苡仁10g，白蔻仁3g，熟大黄2g，厚朴6g，通草6g，滑石10g，清半夏6g，苏子6g，炒莱菔子6g，甘草3g。3剂，日1剂，水煎服。

二诊：2013年4月1日。晨起喘息、喉间痰鸣均较前好转，大便偏稀，尿色转清,纳好转,舌淡红,苔白略腻,指纹淡紫。听诊:双肺呼吸音粗,可闻及少量哮鸣音,偶可闻及少量喘鸣音。党参 10g,白术 10g,茯苓 10g,姜半夏 6g,陈皮 6g,桂枝 6g,白果 3g,生姜 3g,甘草 6g。3 剂,日 1 剂,水煎服。守法调理数日而愈。

> 问题
> (5)处方中选用的主方是什么?如何理解处方配伍?
> (6)二诊调方有何意义?

【问题解析】

病例 1

(1)小儿感受外邪,入里化热,肺失宣降,痰壅于肺,肺气闭郁,故咳嗽、气促、痰鸣,属病发于肺。

(2)小儿感受外邪,入里化热,热郁于内,则生烦躁,且郁热越甚烦躁越剧,属里实证。

(3)肺与大肠相表里,肺气不宣,腑气不降,六腑"以通为用,以降为顺"。《类证治裁·内景综要》云:"六腑……以通为补焉……若六腑不通,则致饮食停滞,糟粕不泻,气机不畅,而见腹胀疼痛、二便不通等症……大肠传导不利,则致大便秘结、腹胀疼痛等。"肺移热于大肠,则大便秘结不行。

(4)患儿舌质尖边深红,苔黄厚而燥,脉滑数,为痰热闭肺之征。

(5)按照脏腑辨证,本案共涉及肺与大肠发病,即痰热闭肺,肺失宣降,治当升清降浊、宣肺清热为要,可选用麻杏石甘汤合升降散等化裁治疗。

(6)本案方选麻杏石甘汤合升降散加减。升降散见于清代杨栗山《伤寒瘟疫条辨》,具有清热泻下、升清降浊之功。麻杏石甘汤出自《伤寒论》,为麻黄汤的变方,以石膏易桂枝,变辛温之法为辛凉之剂。合升降散,加葶苈子、瓜蒌、芒硝、蜂蜜,共奏辛凉宣泄、通腑泄热、清肺平喘之功。

(7)二诊,患儿大便下,腑气已通,故去大黄、瓜蒌、芒硝,而仍有咳喘，加川贝母清热润肺，化痰止咳。

病例 2

（1）邪气闭阻于肺，水道通调失职，水液输化无权，留滞肺络，凝聚为痰，病情日久则郁而化火，痰热交阻于气道，壅盛于肺，以致喘息、喉间痰鸣。

（2）脾胃虚弱，气血不能上荣，则面色萎黄，属于脾胃虚弱之证。

（3）患儿大便黏腻不爽、纳差、尿色微黄、舌红、苔黄腻、指纹滞，是湿热内蕴之征，提示湿热之邪较重。

（4）按照脏腑辨证，本案主要涉及肺、脾，即湿热阻滞，肺气郁闭，治当宣肺行气、清热利湿为要，可选用三仁汤加减。

（5）本案方选三仁汤为主方。三仁汤出自《温病条辨》，主治湿温初起或温热夹湿，湿遏卫表，湿重于热之证。方中杏仁、苏子辛开苦降，宣通上焦肺气；蔻仁芳香化浊，与厚朴、半夏、熟大黄同用，燥湿化浊之力增强；薏苡仁、滑石、通草皆甘淡渗湿之品，使湿邪从下而出；莱菔子消食除胀，降气化痰；甘草调和诸药。诸药合用，则辛开肺气于上，甘淡渗湿于下，芳化燥湿于中，共奏宣肺行气、清热利湿之功。郑教授讲"湿去则痰消，痰消则喘平"。

（6）"脾为生痰之源，肺为储痰之器"，最后以健脾补肺、培土生金收功。

【学习小结】

从以上病案可以看出，肺炎喘嗽病情复杂，病机多样，涉及多脏腑，临证应根据发热、咳嗽、气促的主症，辨明虚实寒热，随证治之。郑教授多次强调，"炎症"与"热证"不能画等号，不能一看西医诊断"肺炎"就"清热解毒"。小儿肺炎属中医学小青龙汤证、桂枝汤证、二陈汤证者不乏其例，当细辨之，方能取得理想疗效。

【课后拓展】

1.熟读《温病条辨》有关三仁汤的内容。

2. 检索文献，了解西医学对本病的研究进展。

3. 查阅"脾为生痰之源，肺为储痰之器"来源出处，如何理解？

4. 通过对本病的学习，写出学习心悟。

5. 参考阅读　郑宏. 郑启仲运用经方治疗小儿肺系疾病验案举隅 [J]. 辽宁中医杂志，2007，34（4）：511–512.

第五章 脾系病证

第一节 鹅口疮

鹅口疮是以口腔、舌上蔓生白屑为主要临床特征的一种口腔疾病。因其状如鹅口，故称"鹅口疮"。西医学认为，营养不良、大量应用抗生素、抵抗力低下等均可导致白色念珠菌滋生繁殖而发病。

【辨治思路】

郑启仲教授治疗鹅口疮以脏腑辨证为主。郑教授认为鹅口疮是儿科的常见病、多发病，一年四季均可发生，多见于初生儿及久病体虚的婴幼儿，多由胎热内蕴、口腔不洁、感受秽毒之邪所致。根据实证、虚证，临床常用泻黄散、清热泻脾散、导赤散、知柏地黄丸等化裁治疗而收良效。

【典型医案】

病例1 李某，女，4个月，2014年5月27日初诊。

［主诉］口腔满布白屑3天。

［病史］患儿3天前出现吮乳时啼哭，夜卧不安，经社区诊断为"鹅口疮"，治疗2天不效而转诊。

［现症］口腔满布白屑，周围焮红，发热（体温 37.8℃），面赤唇红，烦躁不安，时而啼哭，大便干结，小便黄，舌红苔白，指纹紫滞达气关。

问题

（1）患儿满口白屑，属何脏腑发病？

（2）患儿面赤、唇红，属何脏腑发病？

（3）患儿大便干结、小便黄赤，属何脏腑发病？

（4）舌红苔白、指纹紫滞，属何脏腑发病？

（5）按脏腑辨证，本案共涉及哪几个脏腑发病？各采取何种治法？可选用哪些方剂配伍治疗？

［治疗过程］

初诊：2014 年 5 月 27 日。黄连 1g，炒栀子 3g，大黄 1g，薄荷 3g，藿香 3g，石膏 10g，防风 3g，生地黄 3g，竹叶 3g，甘草 3g。中药配方颗粒，2 剂，日 1 剂，分 3 次水冲服。嘱在服药期间其母忌食辛辣、油腻食物。

二诊：2014 年 5 月 29 日。服药后发热退，口腔白屑大部分消退，大便已通，舌红而苔变薄白，指纹转为淡紫。上方加五倍子 1g。3 剂，中药配方颗粒，日 1 剂，分 3 次水冲服。

三诊：2014 年 6 月 2 日。口腔白屑基本消退，未再发热，二便调，舌尚红，苔薄白，指纹淡紫。上方去大黄、藿香、薄荷，加黄芪 10g、赤芍 3g。3 剂，日 1 剂，中药配方颗粒，分 3 次水冲服。

问题

（6）处方中选用的主方是什么？如何理解处方配伍？

（7）二诊为何加五倍子？

（8）三诊为何去大黄、藿香、薄荷，加黄芪、赤芍？

病例 2 田某，女，1 岁 2 个月，2012 年 9 月 12 日初诊。

［主诉］口腔内间断出现白屑1月余。

［病史］患儿1个月前口腔内间断出现白屑，经用抗生素治疗病情加重而求郑教授诊治。

［现症］口腔黏膜白屑散在，红晕不著，手足心热，盗汗，两颧潮红，纳差，小便黄，大便干，2日1行，舌红苔少，指纹暗红。

问题

（1）患儿白屑散在，红晕不著，属何病证？发病原因是什么？

（2）患儿手足心热，盗汗，两颧潮红，属何脏腑发病？

（3）患儿小便黄，大便干结，属何脏腑发病？

（4）舌红苔少，指纹暗红，属何脏腑发病？

（5）按脏腑辨证，本案共涉及哪几个脏腑发病？应采取何种治法？可选用哪些方剂配伍治疗？

［治疗过程］

初诊：2012年9月12日。知母5g，黄柏5g，熟地黄6g，山萸肉6g，山药10g，牡丹皮6g，炒栀子3g，茯苓6g，泽泻3g，竹叶3g，大黄2g，甘草3g。中药配方颗粒，3剂，日1剂，分3次水冲服。

二诊：2012年9月15日。服药后口腔白屑明显减少，两颧潮红减轻，仍手足心热，纳可，大便通，日1～2次，舌红苔少，指纹转为淡紫。上方加肉桂1g、五倍子2g。中药配方颗粒，3剂，日1剂，分3次水冲服。

三诊：2012年9月18日。口腔白屑基本消退，二便调，舌红苔少，指纹略紫。上方去大黄、竹叶、泽泻、栀子，加五味子6g、北沙参6g。中药配方颗粒，3剂，日1剂，分3次水冲服。

问题

（6）处方中选用的主方是什么？如何理解处方配伍？

（7）二诊为何加肉桂、五倍子？

（8）三诊为何去大黄、竹叶、泽泻、栀子，加五味子、沙参？

【问题解析】

病例 1

（1）"心主舌……脾主口"（《素问·阴阳应象大论》）。患儿满口白屑为心脾同病。

（2）患儿面赤、唇红为病发心脾。因为"心者……其华在面"；"脾胃大肠小肠膀胱者……其华在唇四白"（《素问·六节藏象论》）。

（3）大便干结，小便黄赤，为脾与胃、心与小肠同病。

（4）舌红苔白、指纹紫滞，为心脾积热之征。

（5）按照脏腑辨证，本案共涉及心与小肠、脾与胃、大肠同病，即热在心脾，病及胃与大肠、小肠，治以清心泻脾为要，可选用清热泻脾散为主方加减治疗。

（6）本案方选清热泻脾散（《医宗金鉴·幼科心法要诀》）合泻黄散（《小儿药证直诀》）加减。方中黄连、生地黄、竹叶清心泻火，凉血解毒；栀子、生石膏、藿香、防风、甘草清泻脾胃伏火；大黄通腑泄热；薄荷疏散风热，辟秽解毒。全方配伍，共奏清心泻脾、利湿解毒之效。

（7）二诊中因发热已退，腑气已通，加五倍子意在取其收湿敛疮之功，以使鹅口疮白屑尽快消退。

（8）三诊白屑基本消退，二便调，舌尚红，苔薄白，指纹淡紫，故去大黄、藿香、薄荷以防损胃伤阴，加黄芪益气托毒、赤芍活血化瘀善后，以防正虚邪恋，果收良效。

病例2

（1）患儿素体阴虚，久病伤阴，肾阴亏虚，水不制火，虚火上浮，熏蒸口舌致鹅口疮。

（2）肾阴亏虚，心火偏亢，虚火上浮，心与肾同病。

（3）小便黄、大便干结为阴虚火旺所致，属心肾同病。

（4）舌红苔少、指纹暗红为心肾两虚之征。

（5）按照脏腑辨证，本案共涉及心与肾、小肠、大肠同病，即肾阴亏虚，虚火上浮，病及心与大肠、小肠，治以滋阴降火为要，可选用知柏地黄丸、导赤散等加减治疗。

（6）本案方选知柏地黄丸为主方。知柏地黄丸出自《医方考》，是六味地黄丸加知母、黄柏而成。六味地黄丸源自《小儿药证直诀》，为宋·钱乙据《金匮要略》崔氏八味丸（即肾气丸）减去桂枝、附子而成，是钱乙为小儿先天禀赋不足之"肾怯失音，囟门不合，神不足"而设，是一张滋补肾之阴精的名方。六味地黄丸加知母、黄柏，功在滋阴降火，主治肝肾阴虚、阴虚火旺证。郑教授认为知柏地黄丸是一张治疗小儿鹅口疮阴虚火旺证的良方。方中知母、黄柏上清肺火，下清相火，使阴火得降，虚热得清；熟地黄、山萸肉、山药同补肺、脾、肾三阴，以补肾为主，正切小儿体质；泽泻、牡丹皮、茯苓泻肾浊，降虚火，渗脾湿，补中有泻，使补而不滞。本案在知柏地黄丸的基础上加甘草一味，甘缓解毒，调和诸药，郑教授说可收事半功倍之效。

（7）二诊中因腑气已通，加肉桂以引火归原，加五倍子意在取其降火敛疮之效，以使鹅口疮白屑尽快消退。

（8）三诊白屑基本消退，两颧潮红消失，二便调，舌红苔少，指纹淡紫。心火已降，故去大黄、竹叶、泽泻、栀子，以防药过病所，加五味子、沙参，以顾护脾胃，养阴扶正以善其后。

【学习小结】

从以上病案可以看出，鹅口疮有胎毒内蕴、感受秽毒之邪或先天禀赋不足、阴虚火旺致邪自内生而发病之不同。郑教授以钱乙五脏辨证为纲，遵循小儿"易虚易实，易寒易热"的体质特点，"实则泻之，虚则补之"，并根据脏腑辨证选药配方：病在脾者，清热泻脾散、泻黄散；病在心者，大黄黄连泻心汤、导赤散；阴虚火旺者，知柏地黄丸、六味地黄丸、封髓丹；脾虚者，参苓白术散、香砂六君子汤等。临证灵活配伍，方能取得良好效果。

【课后拓展】

1. 熟读《医宗金鉴·幼科心法要诀》有关鹅口疮的内容。

2. 查阅"儿科自古最为难，毫厘之差千里愆"的来源出处，如何理解？

3. 检索文献，了解西医学对本病的研究进展。

4. 通过对本病的学习，写出学习心悟。

5. 参考阅读　郑宏，郑攀 . 郑启仲老师运用泻心汤经验 [J]. 中医研究，2008，21（12）：51 ～ 52.

第二节　呕　吐

呕吐是因胃失和降，气逆于上，以致乳食由胃中经口而出的一种常见证候。古人谓"有声无物谓之呕，有物无声谓之吐"。由于呕与吐常同时发生，故多合称"呕吐"。

【辨治思路】

郑启仲教授认为小儿呕吐的病变脏腑主要在胃，与肝、脾密切相关，多种病因可引起呕吐，常见的有乳食伤胃、外邪犯胃、胃中积热、脾胃虚寒、胃阴不足、肝气犯胃、跌仆惊恐等。治疗根据病机不同，可采用消乳丸、保和丸、藿香正气散、藿连汤、大黄甘草汤、丁香理中汤、麦门冬汤、小柴胡汤、左金丸等加减治疗，多获良效。

【典型医案】

病例 1 王某，女，6 岁，1973 年 4 月 23 日初诊。

［主诉］发热 2 天，呕吐 1 天。

［病史］患儿 3 天前肉食后伤胃，次日出现不食、发热，注射安痛定 1 支，昨晚发热加重，始呕吐，吐出不消化食物残渣，气味酸臭，经当地医院注射清热解毒注射液、安痛定，口服维生素 B_6、酵母片等未见减轻而来诊。

［现症］呕吐频繁，食入则吐，口渴引饮，发热（体温 38.2℃），烦躁不安，面红，身有微汗，口唇干红，大便已 3 日未行，舌质红苔黄厚，脉滑数。腹胀，脑膜刺激征（－）。血常规未见异常。

问题

（1）患儿呕吐，属何脏腑发病？

（2）患儿为何面红？

（3）患儿为何口渴引饮？

（4）患儿舌质红苔黄厚，脉滑数，对辨证有何提示？

（5）按脏腑辨证，本案主要涉及哪个脏腑发病？应采取何种治法？可选用哪些方剂配伍治疗？

［治疗过程］

初诊：1973 年 4 月 23 日。生甘草 9g，生大黄 6g，生石膏 30g，知母 6g，枳实 6g，厚朴 6g，炒莱菔子 9g，焦山楂 9g，槟榔 6g，生姜 2 片。1 剂，水煎频服。

二诊：1973 年 4 月 24 日。上药小量频频予之，前两次服后吐出，再服未吐，3 小时后大便通，泻下恶臭，遂安静入睡，汗出身凉，体温降至 36℃，口渴止，饮面汤一碗（约 300mL），亦未吐。视患儿如无病样，脉和缓，舌质淡红有津，停药观察，嘱其饮食调养。

问题

（6）处方选用的主方是什么？如何理解处方配伍？

（7）方药为何少量频服？

病例 2　杜某，女，12 岁，学生，1978 年 10 月 18 日初诊。

［主诉］呕吐、头痛 8 天。

［病史］患儿平素性情暴躁，学习要强，常因某次考试分数低于他人而暴哭不食。于 10 月 8 日因暴哭后出现呕吐、头痛，不能进食，经当地治疗不见好转，于 10 月 10 日按"神经性呕吐""急性胃炎"住院治疗。实验室、X 线检查均未见异常。先后给予静脉补液、抗生素、解痉、止痛、止呕、镇静等西药治疗，不见明显好转，仍呕吐、胁痛、头痛，不能进食，于 10 月 18 日邀郑教授会诊。

［现症］表情痛苦，皱眉闭目，自言"我不能活了"。细问其症，述胸胁隐痛，口苦反酸，时而干呕，进食即吐，吐则头痛，大便滞而不畅，舌质边尖红，苔黄腻，脉弦滑有力。

问题

（1）患儿胸胁隐痛，口苦反酸，属何脏腑发病？

（2）患儿为何时而干呕，进食即吐？

（3）患儿为何吐则头痛？

（4）患儿脉弦滑有力，舌质边尖红，苔黄腻，对辨证有何提示？

（5）按脏腑辨证，本案主要涉及哪几个脏腑发病？宜采取何种治法？可选用哪些方剂配伍治疗？

［治疗过程］

初诊：1978 年 10 月 18 日。柴胡 9g，生白芍 12g，枳实 9g，旋覆花 6g（包煎），代赭石 12g，吴茱萸 1g，黄连 6g，生甘草 6g，生姜 3 片。1 剂，水煎频服。

二诊：1978年10月19日。上药服后，患儿精神振，呕吐次数减少，头痛明显减轻，今早进牛奶约200mL，未呕吐。守方继服。

三诊：1978年10月20日。呕吐、头痛已止，脉现缓象，黄苔退，守方调理7日，诸症悉平。嘱其多读书，缓其性，平其心，随访1年未见复发。

问题

（6）初诊时选用的主方是什么？如何理解处方配伍？

（7）药后病愈，嘱其"多读书，缓其性，平其心"，是何用意？

【问题解析】

病例1

（1）《幼幼集成·呕吐证治》说："盖小儿呕吐，有寒有热有伤食，然寒吐热吐，未有不因于饮食者，其病总属于胃。"脾胃乃一脏一腑，互为表里，生理上共同完成水谷的消化吸收及转输，呕吐属脾胃发病。

（2）胃中郁热上蒸，则面红。

（3）频繁呕吐，加之胃热，耗伤津气，津液不足，则口渴引饮。

（4）患儿舌质红苔黄厚、脉滑数为胃热之象，提示积滞化热，胃火上逆。

（5）按照脏腑辨证，本案主要涉及胃腑，即积滞化热，胃火上逆，治以清热和胃、降逆止呕为要，可选用大黄甘草汤合白虎汤加减。

（6）本案方选《金匮要略》《伤寒论》中的大黄甘草汤合白虎汤加减。大黄苦降，荡涤胃肠之热；甘草甘平，以缓急、清热；石膏、知母内清胃中之火，外解肌肤之热，且能止渴除烦；枳实、厚朴、莱菔子、槟榔、焦山楂伍大黄，取承气急下之力；加生姜，旨在降逆止呕。

（7）《幼幼集成·呕吐证治》云："予按，为医者临诊治病，贵能体贴病情，能用心法。大凡呕吐不纳药食者，最难治疗。盖药入即吐，安能有功？又切不可强灌，胃口愈吐愈翻，万不能止。予之治此颇多，先将姜汤和黄土作二泥丸，塞其两鼻，使之不闻药气，然后用对症之药煎好，斟出澄清，冷热得中，口服一口，即停之半时之久；再服一口，又停止良久；服二口，停之少顷，则任服不吐矣。"患者呕吐频繁，药难进，故少量频服，以尽药效。

病例 2

（1）"少阳之为病，口苦，咽干，目眩也"。"胸胁苦满，嘿嘿不欲饮食，心烦喜呕"。胸胁隐痛，口苦反酸，属肝、胆、胃发病。

（2）胃气之和降，有赖于肝气的正常疏泄。本案呕吐，因患儿平素性情急躁，肝气郁结，郁久化火，此次因哭闹而触动肝火，肝气横逆犯胃，胃气上逆则时而干呕，进食即吐。

（3）肝之经脉到达颠顶，肝气上逆，循经上犯，则头痛。

（4）患儿脉弦滑有力，舌质边尖红，苔黄腻，是肝气郁结之证，提示肝逆犯胃，胃失和降。

（5）按照脏腑辨证，本案主要涉及肝与胃，即肝逆犯胃，胃失和降，治则为平肝清热，降逆止呕，可选四逆散合左金丸加减。

（6）本案方选四逆散合左金丸加减。四逆散出自《伤寒论》，为和解剂，具有调和肝脾、透邪解郁、疏肝理脾之功效。方中柴胡既可疏解肝郁，又可升清阳以使郁热外透，为君药；白芍养血敛阴，与柴胡相配，一升一敛，使郁热透解而不伤阴，为臣药；佐以枳实行气散结，以增强疏畅气机之效；炙甘草缓急和中，又能调和诸药，为使。左金丸出自《丹溪心法》，由黄连和吴茱萸两味药组成，具有清肝泻火、降逆止呕的功效，治疗以胁肋胀痛、呕吐口苦、嘈杂吞酸等为表现的肝火犯胃证。两方合用则疏肝解郁，平肝泻火，加代赭石、旋覆花、生姜，共奏平肝降逆之效。一剂知，二剂已，七剂而收全功。

（7）患儿心肝火旺，故嘱其平素调心志，使肝之气趋于平和，则胃腑可安。体现了调情志以防复发的治未病思想。

【学习小结】

从以上医案可以看出，呕吐病位虽在胃，亦与肝等其他脏腑密切相关。

《育婴家秘·呕吐》："幼科云：小儿呕吐，大概难举，有寒有热，有食积。然寒吐、热吐，未有不因于食积者，故呕之病多属于胃也，又有溢乳，有呃乳，有呕哕，皆与吐相似，不可以吐泻治之。"故治疗时应辨清相关脏腑及寒热虚实，胃热者，可选用大黄甘草汤和白虎汤等；肝胃不合者，可选用四逆散和左金丸等。

【课后拓展】

1. 熟读《内经》中有关呕吐的内容。

2. 查阅"诸呕吐酸，暴注下迫，皆属于热"的来源出处，如何理解？

3. 检索文献，了解西医学对本病的研究进展。

4. 通过对本病的学习，写出学习心悟。

5. 参考阅读　郑攀，郑宏. 郑启仲儿科医案 [M]. 北京：中国中医药出版社，2015：18-20.

第三节　腹　胀

腹胀是以脘腹部胀满、按之濡软、触之无形为特征的一种病证，可继发于多种疾病过程中，如西医学的急腹症、急慢性胃炎、胃黏膜脱垂、消化性溃疡、小肠吸收不良综合征、结肠炎等。功能性腹胀预后多良好；器质性病变、感染中毒性疾病中出现的腹胀，若处理不当可致不良后果。

【辨治思路】

郑启仲教授认为腹胀的病位主要在肝、脾胃和大肠，病因包括外感因素、饮食因素、情志因素和正虚因素等，其病机多为气滞，常见者为脾胃虚寒、肝脾气郁、乳食积滞、蛔虫结聚等。治疗应以行气导滞为法，常选用塌气散、理中汤、香砂六君子汤、六磨汤、保和丸、乌梅丸等方剂加减治疗。郑教授常提醒我们，腹胀一证，多虚实夹杂，寒热错杂，绝非单一行气导滞可收功。

小儿又多服药困难，必辨证正确，选方精准，方小力宏，又便于小儿服用，方可奏效，实乃经验之谈。

【典型医案】

病例 1 翟某，女，4 个月，2011 年 8 月 22 日初诊。

[主诉]腹胀 10 余天。

[病史]患儿因腹泻在社区门诊治疗（用药不详），腹泻止而哭闹不安。急赴某大学附属医院诊治，予静脉补液、肛管排气等治疗，患儿腹胀不减，而求郑教授诊治。

[现症]患儿哭闹不安，腹部胀大，按之哭闹加剧，脐疝，大便量少，舌红苔白，指纹紫滞，X 光腹部拍片：肠淤张。血常规：8.48×10^9/L，中性粒细胞 19.14%，淋巴细胞 74.64%。

问题

（1）患儿腹部胀大，属何脏腑发病？

（2）患儿为何腹部胀大，按之哭闹加剧？

（3）患儿为何大便量少？

（4）患儿舌红苔白，指纹紫滞，对辨证有何提示？

（5）按脏腑辨证，本案主要涉及哪个脏腑发病？应采取何种治法？可选用哪些方剂配伍治疗？

[治疗过程]

初诊：2011 年 8 月 22 日。全蝎 3g，炒莱菔子 5g，青皮 3g，陈皮 3g，生姜 3g，砂仁 3g，厚朴 3g，沉香 0.5g。中药配方颗粒，2 剂，每日 1 剂，分 3 次服。

二诊：2011 年 8 月 24 日。服上药 1 小时后腹中雷鸣，矢气频转，腹胀遂减，哭闹渐止。2 剂药尽，胀消神安，便畅纳增。为防复发，上方去炒莱菔子、厚朴、沉香，加白术 6g。3 剂，日 1 剂，分 3 次服。随访 2 个月未见复发。

问题

（6）处方中选用的主方是什么？如何理解处方配伍？

（7）二诊方中加白术的目的是什么？

病例 2 宋某，女，13 岁，2008 年 11 月 4 日初诊。

[主诉] 腹胀 1 年余。

[病史] 患儿于 1 年前不明原因出现腹胀，经当地医生用保和丸、柴胡疏肝散、六磨汤、香砂六君子汤等治疗，曾一度好转，近一月来腹胀加重，而求郑教授诊治。

[现症] 形体消瘦，面色萎黄，神疲纳呆，腹部胀大，喜温喜按，四肢欠温，大便稀溏，舌体胖嫩，苔白水滑，脉沉迟无力。超声检查：腹部彩超提示腹腔大量气体。肝肾功能检查未见异常。

问题

（1）患儿腹部胀大，喜温喜按，属于何脏腑发病？

（2）患儿为何出现形体消瘦，面色萎黄，神疲纳呆？

（3）患儿为何四肢欠温？

（4）患儿大便及舌脉征象对辨证有何提示？

（5）按脏腑辨证，本案主要涉及哪个脏腑发病？应采取何种治法？可选用哪些方剂配伍治疗？

[治疗过程]

初诊：2008 年 11 月 4 日。制附子 12g（先煎），党参 15g，炒白术 15g，干姜 9g，砂仁 6g，陈皮 6g，沉香粉 2g（冲），炙甘草 6g。3 剂，日 1 剂，水煎服。

二诊：2008 年 11 月 7 日。患儿服上方矢气频转，腹胀消大半。效不更方，原方再进 3 剂，胀消神振，纳增便调。为防复发，改附子理中丸小量服 2 个月善后而愈。随访 1 年未见复发。

> 问题
>
> （6）处方中选用的主方是什么？如何理解处方配伍？
>
> （7）二诊胀消以后，为何改为丸剂调理？

【问题解析】

病例 1

（1）《黄帝内经》病机十九条曰"诸湿肿满，皆属于脾"，提示腹部胀满与脾脏相关。腹泻后损伤脾胃，脾虚则运化失司，食积不化，胃失和降，阻滞气机而腹胀，故腹胀当属脾胃、大肠发病。

（2）食积不化，宿食停滞胃肠，阻滞气机而腹胀，属于实证，故按之哭闹加剧。

（3）气滞胃肠，浊阴不降，清阳不升，日久则气机逆乱，气滞血瘀，脏腑功能失调，大肠传导失司，故大便量少。

（4）舌红苔白、指纹紫滞为气滞胃肠、胃失和降之征。

（5）按照脏腑辨证，本案主要涉及脾胃及大肠，即气滞胃肠，胃失和降。急则治其标，治疗当以降气消胀为第一要务，可选用塌气丸加减。

（6）本案方选塌气丸为主方。塌气丸为《小儿药证直诀》之名方，可温中行气，治疗气机郁结之腹胀。方中全蝎为主药，可散气结；炒莱菔子、青皮、陈皮、厚朴、沉香疏调气机；生姜、砂仁温中和胃。全方共奏温中和胃、升清降浊、降气消胀之功，而收胃纳脾运、五脏安和之效。

（7）本案乃本虚标实之证，故二诊去破气之品，加白术健脾益气而收全功。

病例 2

（1）《小儿药证直诀·虚实腹胀》曰："腹胀由脾胃虚，气攻作也。"本案患儿发病已久，服用各种理气消胀之药，脾阳受损，正虚脾胃不健，纳运无力，气机阻滞而为腹胀；喜温喜按，乃虚寒之征，当属脾胃发病。

（2）《医宗金鉴·幼科杂病心法要诀》："凡小儿久病脾虚，或吐泻暴伤脾气，健运失常，所以饮食不化，食少腹即胀满，现症精神倦怠，面黄肌瘦，此虚胀也。"患儿久病脾胃虚，则形体消瘦，面色萎黄，神疲纳呆。

（3）脾主四肢，患儿脾胃虚弱，脾阳受损，阳气不达四末，故四肢欠温。

（4）大便稀溏，舌体胖嫩，苔白水滑，脉沉迟无力，提示脾胃虚寒，寒凝气滞。

（5）按照脏腑辨证，本案主要涉及脾胃及大肠，即脾胃虚寒，寒凝气滞。治以温中散寒、行气消胀为要，可选用附子理中汤加减。

（6）本案选附子理中丸为主方。附子理中丸出自《太平惠民和剂局方》，具有温阳祛寒、补气健脾之功。方中熟附子、干姜振奋脾胃之阳，祛寒而降浊；党参、白术、甘草益气健脾；加陈皮、砂仁理气醒脾开胃，沉香温中降气。诸药合用，温中祛寒，补气健脾，寒去脾健而胀自除矣。

（7）患儿病已久，脾阳虚衰，服附子理中汤虽病痛已解，但脾阳虚之体质尚需调理，故投丸剂缓补，防病复发。

【学习小结】

从以上病案可以看出，腹胀病因复杂，临证应根据腹胀程度、伴随症状来判断表里虚实寒热。治疗时要谨察病机，积食者消食导滞，寒凝者温中散寒，气结者理气解郁，脾虚者健脾和胃等。小儿虽易寒易热，有病多从热化，然若有寒证当断然温之，方不误事。郑教授治疗腹胀，临床辨证注重病机，抓主要矛盾，投方即效。

【课后拓展】

1.熟读《诸病源候论》有关腹胀病因病机的内容。

2.查阅"治腹胀者，譬如行兵战寇于林，寇未出林，以兵攻之，必可获。寇若出林，不可急攻，攻必有失，当以意渐收之，即顺也"的来源出处，如何理解？

3. 检索文献，了解西医学对本病的研究进展。

4. 通过对本病的学习，写出学习心悟。

5. 参考阅读　郑攀，郑宏 . 郑启仲儿科医案 [M]. 北京：中国中医药出版社，2015：24–27.

第四节　厌　食

厌食指小儿较长时间见食不贪、厌恶进食的病证，与古代医籍文献中记载的"不思食""不嗜食""恶食"相类。本病是儿科的常见病，儿童发病率城市高于农村，西医学称"厌食症"。

【辨治思路】

郑启仲教授认为本病的病变脏腑在脾胃，虽病因多样，总由脾运胃纳失职而致。小儿脾常不足，若饮食不节、久病伤胃、情绪变化等均可导致厌食。治疗当审证求因，辨明虚实，以健运脾胃、疏肝醒脾为法，不可一味消食和胃。常用半夏泻心汤、平胃散、异功散、七味白术散及郑启仲教授经验方小儿乐食宝、疏肝乐食汤等加减而获良效。

【典型医案】

病例 1　田某，男，6 岁，2013 年 10 月 12 日初诊。

［主诉］纳食差 3 年余。

［病史］患儿自幼脾胃功能欠佳，不喜饮食，3 年前入幼儿园后出现纳食减少，家长多次给予肥儿丸、健胃消食片等药未见改善，而来郑教授门诊。

［现症］面色萎黄，厌恶进食，食不知味，大便不调，舌质淡红，苔微黄，脉濡细。

问题

（1）患儿厌恶进食，属何脏腑发病？

（2）患儿为何食不知味？

（3）患儿为何伴有面色萎黄？

（4）患儿舌脉征象对辨证有何提示？

（5）按脏腑辨证，本案主要涉及哪个脏腑发病？应采取何种治法？可选用哪些方剂配伍治疗？

［治疗过程］

初诊：2013年10月12日。炒白术6g，生白术6g，焦山楂6g，生山楂6g，炒麦芽6g，生麦芽6g，太子参6g，鸡内金6g，陈皮6g，砂仁3g，炙甘草3g。中药配方颗粒，5剂，日1剂，分2次服。服药期间忌食生冷、油腻之品。

二诊：2013年10月17日。服上药后，家长喜告食欲改善。效不更方，原方再服7剂。

三诊：2013年10月24日。患儿食欲显著增加，大便调畅，面黄有减，给予参苓白术颗粒调服1个月而告愈。

问题

（6）处方中选用的主方是什么？如何理解处方配伍？

（7）患儿病情改善后予参苓白术颗粒的作用是什么？

病例2 孙某，女，7岁，2013年9月6日初诊。

［主诉］不思饮食1年余。

［病史］患儿自幼性格内向，1年前住校后，饮食明显减少，常因情志等厌食加剧，经多处诊治不效而求诊于郑教授。

［现症］纳食差，面黄消瘦，气池色青，时有胁腹胀痛，善太息，夜寐欠

佳，入睡困难，大便干结，2～3日1次，舌边红，苔薄黄，脉弦细。

问题

（1）患儿纳食差，属何脏腑发病？

（2）患儿气池色青，对辨证有何提示？

（3）患儿时有脘胁胀痛，善太息，属何脏腑发病？

（4）患儿舌脉征象对辨证有何提示？

（5）按脏腑辨证，本案主要涉及哪个脏腑发病？应采取何种治法？可选用哪些方剂配伍治疗？

［治疗过程］

初诊：2013年9月6日。醋柴胡6g，醋白芍10g，百合10g，醋郁金6g，焦山楂6g，佛手6g，炒谷芽6g，砂仁3g，酒大黄3g，钩藤6g。中药配方颗粒，7剂，日1剂，分2次服。服药期间忌食生冷、油腻之品，保持愉悦心情。

二诊：2013年9月13日。服上药后，太息减少，大便通畅，其母甚喜。上方去酒大黄，再服7剂。

三诊：2013年9月21日。患儿食欲大增，情绪好转，改为香砂养胃丸调服1个月而愈。随访1年，健康如常。

问题

（6）初诊时选用的主方是什么？如何理解处方配伍？

（7）三诊服香砂养胃丸的作用是什么？

【问题解析】

病例1

（1）《幼科发挥·脾经兼证》说："诸困睡，不嗜食，吐泻，皆脾脏之本病也。"故厌恶进食为脾胃发病。

（2）《灵枢·脉度》曰："脾气通于口，脾和则口能知五谷矣。"食不知味乃脾胃失和之故。

（3）脾为气血生化之源，脾虚日久，生化乏源，则面色萎黄。

（4）舌质淡红，苔微黄，脉濡细，提示脾胃运纳失司。

（5）按照脏腑辨证，本案主要涉及脾、胃，即脾失健运，胃失和降，治当运脾和胃为法，可选用小儿乐食宝加减。

（6）本案方选小儿乐食宝为主方。该方系郑教授经验方，在多年的临床运用中疗效良好。郑教授把药物的生升熟降与脾主升清、胃主降浊理论相结合，取白术、山楂、麦芽生熟同用，以运脾和胃消食；太子参、鸡内金、陈皮、砂仁、炙甘草益气补脾，消食理气，醒脾开胃。全方配伍，共奏益气运脾、升清降浊、开胃乐食之效。

（7）三诊厌食症状已消，改投参苓白术散健脾和胃以巩固疗效。

病例 2

（1）"脾主运化，胃主受纳"，患儿纳差属脾胃发病。

（2）气池属小儿望诊穴位，在目下方，按五轮属肉轮脾胃。青属肝色，肝色见于脾胃部位，当属肝旺克脾，为肝郁脾虚之征。

（3）肝主疏泄，喜条达而恶抑郁。情志抑郁，肝气不舒，则胁痛而善太息。

（4）患儿舌质红，苔薄，脉弦细，属肝郁气结、脾胃纳运失常之征，提示病在肝脾。

（5）按照脏腑辨证，本案主要涉及肝脾两脏，即肝气郁结，犯胃克脾，治当疏肝解郁、醒脾开胃为法，可选用疏肝乐食汤（郑启仲教授经验方）加减。

（6）本案方选疏肝乐食汤为主方。该方系郑教授"从肝论治厌食症"学术思想的经验方，属于乐食汤系列方之一。方中醋柴胡、醋白芍、醋郁金、佛手疏肝解郁，柔肝缓急；钩藤平肝抑木；百合滋养胃阴；酒大黄攻积导滞；焦山楂、炒谷芽、砂仁消食和中，醒脾调胃。全方共奏疏肝解郁、醒脾开胃之效。

（7）厌食症中此型多为学龄青少年，家长溺爱，养成自我，不善调适学习生活境地的变化。小儿"肝常有余，脾常不足"，肝旺则横逆犯胃克脾，使气机失调，脾胃纳运失常而致厌食。服疏肝乐食汤临床症状消失，给予香砂养胃丸温中理气、疏肝和胃以善后，取"见肝之病，当先实脾"之意。

【学习小结】

从以上病案可以看出，厌食之症，总在脾胃，故治疗应以开胃运脾为基本法则。然厌食之症却不只在脾胃，临床亦有肝郁克脾之证。故郑教授辨证求因，紧扣病机，灵活配伍，疗效显著。郑教授从肝论治小儿厌食，创制小儿乐食宝、疏肝乐食汤，疗效显著，别开生面，并注重药后体质的调理，以防复发。

【课后拓展】

1. 熟读《小儿药证直诀》中有关厌食治疗的内容。

2. 检索文献，了解西医学对本病的研究进展。

3. 查阅"诸困睡，不嗜食，吐泻，皆脾脏之本病也"的来源出处，如何理解？

4. 通过对本病的学习，写出学习心悟。

5. 参考阅读　郑攀，郑宏. 郑启仲儿科医案 [M]. 北京：中国中医药出版社，2015：95-98.

第五节　积　滞

积滞是以不思乳食、腹部胀满、食而不化、嗳腐呕吐、大便酸臭或便秘为特征的脾胃疾病，相当于西医学的"消化不良"。

【辨治思路】

积滞又称"伤乳""伤食""乳积""食积"，郑启仲教授认为积滞的主要病因是喂养不当，乳食积滞。乳食不化，阻滞胃肠，脾失健运，为其主要病机。积滞早期病在胃肠，为有形之实证。积滞日久，则病在脾胃，郁而化热。治疗当审证求因，乳食积滞者，当消食导滞为治；积滞化热者，清热导滞为要；日久脾虚夹滞者，当消补兼施。其方药可辨证选用消乳丸、保和丸、枳实导滞丸、小承气汤、半夏泻心汤、七味白术散等加减治疗。

【典型医案】

病例1 陈某，女，11岁，2009年6月15日初诊。

[主诉] 干噫食臭时轻时重2月余。

[病史] 患儿2个月前因暴食而卧，次日噫气食臭，先后经用保和丸、藿香正气丸、三黄片等治疗2个月，虽时有减轻而终未能除，求郑教授诊治。就诊时，其母述："她口中哪来的那么多臭气，见人不敢对脸说话，连学也不愿上了。"

[现症] 双气池色紫而暗，时而干噫，气臭难闻，胃脘不适，食纳不香，大便滞而不畅，小便黄。舌质红，苔薄黄，脉弦紧。

问题

（1）患儿干噫食臭属何脏腑发病？

（2）患儿为何胃脘不适？

（3）患儿为何伴有大便滞而不畅？

（4）患儿舌质红，苔薄黄，脉弦紧，对辨证有何提示？

（5）按照脏腑辨证，本案主要涉及哪个脏腑发病？应采取何种治法？可选用哪些方剂配伍治疗？

［治疗过程］

初诊：2009 年 6 月 15 日。生姜 12g，半夏 6g，黄芩 6g，黄连 6g，陈皮 6g，砂仁 6g，焦山楂 10g，甘草 6g，大枣 3 枚。3 剂，日 1 剂，水煎服。

二诊：2009 年 6 月 18 日。母女甚喜，嗳气食臭大减，胃脘不适消失，食纳增加。舌淡红苔白，脉见缓象。上方生姜减为 6g，再进 3 剂。

三诊：2009 年 6 月 21 日。诸症消失。为防复发，上方再进 5 剂，改隔日 1 剂。嘱其少肥甘，调情志，以防再发。

问题

（6）初诊时主方是什么？如何理解方剂配伍？

（7）二诊为何减生姜用量？

病例 2　孙某，男，4 岁，2010 年 9 月 8 日初诊。

［主诉］发热、呕吐 5 天。

［病史］患儿于 5 天前出现不食、呕吐，次日发热 38℃，经社区诊为发热原因待查，给予退热药、消食止吐药，发热渐退，随之又热，静脉补液而热未解，转而求郑教授诊治。

［现症］烦躁不安，呕恶不食，口气酸腐，发热（体温 38.7℃），腹胀满，按之痛，大便已 3 日未行，舌尖边红苔黄垢，脉滑数。查血常规未见异常。

问题

（1）患儿为何呕吐？

（2）患儿为何口气酸腐？

（3）患儿为何会出现腹胀满、按之痛？

（4）患儿大便及舌脉征象对辨证有何提示？

（5）按照脏腑辨证，本案主要涉及哪个脏腑发病？应采取何种治法？可选用哪些方剂配伍治疗？

[治疗过程]

初诊：2010年9月8日。大黄3g，枳实3g，厚朴3g，焦山楂6g，神曲6g，莱菔子6g，槟榔5g，连翘6g。1剂，水煎频服，嘱其便通药止。

二诊：2010年9月9日。服上方后当晚大便泻下，热势减。上方去大黄、厚朴、槟榔，再进1剂，热退身凉，食增便畅而愈。

问题

（6）初诊时选用的主方是什么？如何理解处方配伍？

（7）初诊服药时为何嘱其便通药止？

【问题解析】

病例1

（1）《伤寒论》曰："伤寒汗出，解之后，胃中不和，心下痞硬，干噫食臭……"干噫食臭，是因暴食停滞，食积胃肠，郁而化热，升降失常，浊气上逆所致，病在胃肠。

（2）患儿暴食之后，食滞胃肠，气机痞塞，故胃脘部不适。

（3）患儿食滞胃肠，日久化热，阻滞胃肠，故大便滞而不畅。

（4）患儿舌质红，苔薄黄，脉弦紧，是气机阻滞，寒热错杂之征。

（5）按照脏腑辨证，本案主要涉及脾胃、大肠，即寒热互结，胃失和降。治当辛开苦降、和胃降逆为要，可选用生姜泻心汤加减。

（6）本案方选生姜泻心汤为主方。生姜泻心汤出自《伤寒论》，主治心下痞、呕吐、泄泻等病证。方中生姜量大为君，功在降逆除臭；半夏可开结、消痞、降逆；黄芩、黄连清胃肠之热而降浊；焦山楂消食导滞；陈皮、砂仁理气化湿和胃；大枣养胃，甘草调和诸药。全方配伍，共奏清热导滞、降逆除臭之功。

（7）二诊患儿噫气口臭大减，胃脘不适消失，提示胃气已降，故生姜减量以防热热之弊。

病例2

（1）小儿饥饱无度，败伤脾胃，食滞于内，胃失和降，升降失调，胃气夹食上逆则呕吐。

（2）《幼科释谜·食积原由症治》曰："小儿食积者……因脾胃虚冷，乳食不化，久而成积。其症至夜发热，天明复凉，腹痛膨胀，呕吐吞酸。"该患儿口气酸腐，乃中焦积滞，浊阴不降所致。

（3）《证治准绳·幼科·腹痛》说："按之痛者为积滞，不痛者为里虚。"积滞内停，腹气不通，故腹胀满，按之痛为积滞实证。

（4）患儿大便3日未行，舌尖边红、苔黄垢，脉滑数，是乳食积滞，郁而化热之征，提示里热炽盛。

（5）按照脏腑辨证，本案主要涉及胃肠，即乳食积滞，郁而化热。治当消积导滞、通腑泄热为要，可选用小承气汤合保和丸加减。

（6）本案方选小承气汤合保和丸为主方。小承气汤出自《伤寒论》，是攻下通腑、消滞除满之剂。保和丸出自《丹溪心法》，功效为消食行气导滞。方中大黄苦寒，泄热去实，荡涤肠胃，推陈致新；厚朴苦辛而温，行气除满；枳实味苦而微寒，理气消痞；山楂、神曲、莱菔子、槟榔消积下气；连翘清热而散结。诸药相伍，共奏消积导滞、通腑泄热之功。

（7）小儿胃肠薄弱，泻下之剂当中病即止，以免药过病所损伤脾胃。

【学习小结】

从以上病案可以看出，病例1为积滞日久化热，以干噫口臭为主症，郑教授以生姜泻心汤为主方而获效。病例2以积滞发热为主症，则选小承气汤合保和丸为主方而收功。可见积滞一证，如早期治不如法，日久则变化多端，又当谨守病机，随证治之，方收良效。

【课后拓展】

1.熟读《婴童百问》有关积滞的内容。

2.检索文献，了解西医学对本病的研究进展。

3. 查阅 "积之始生，得寒乃生，厥乃成积也" 的来源出处，如何理解？

4. 通过对本病的学习，写出学习心悟。

5. 参考阅读　郑攀，郑宏 . 郑启仲儿科医案 [M]. 北京：中国中医药出版社，2015：27-29.

第六节　泄　泻

泄泻是以大便次数增多、粪质稀薄、甚如水样为特征的一种小儿常见病，相当于西医学的 "腹泻"，发于婴幼儿者又称 "婴幼儿腹泻"。

【辨治思路】

郑启仲教授认为本病的病位主要在脾胃，多因外感六淫中的风、寒、暑、湿，内伤饮食，损伤脾胃，导致运化失常所致。治疗以运脾化湿为基本法则，或消食和胃，或温中散寒，或清热利湿，或固脱涩肠等。常选用保和丸、藿香正气散、葛根芩连汤、五苓散、参苓白术散、附子理中汤等加减治疗。

【典型医案】

病例 1　魏某，男，1 岁 6 个月，2013 年 8 月 10 日初诊。

［主诉］腹泻、呕吐 3 天。

［病史］患儿 3 天前出现腹泻，大便稀水，蛋花汤样变，日 5 ～ 6 次，伴有呕吐，呕吐物为胃内容物，非喷射状，伴发热，自服四联活菌片、思密达等药，腹泻无明显好转而来诊。

［现症］腹泻，大便稀水，腥臭难闻，发热，体温 38℃，纳差，尿黄，肛周红，舌质红，苔薄黄，指纹紫。血常规：白细胞 9.6×10^9/L，中性粒细胞 48%，淋巴细胞 44%；大便常规：潜血阴性，稀便，红细胞（-），白细胞（-）。

问题

（1）患儿腹泻、呕吐，属何脏腑发病？

（2）患儿大便为何腥臭难闻？

（3）患儿为何发热？

（4）患儿尿黄，舌红苔薄黄，指纹紫，对辨证有何提示？

（5）按脏腑辨证，本案主要涉及哪个脏腑发病？应采取何种治法？可选用哪些方剂配伍治疗？

［治疗过程］

初诊：2013年8月10日。葛根6g，黄连1.5g，黄芩3g，乌梅6g，藿香6g，焦山楂6g，滑石6g，白芍6g。中药配方颗粒，3剂，日1剂，水冲服。服药期间忌食辛辣、生冷、油腻之品。

二诊：2013年8月13日。患儿吐泻止，发热退，食纳增，二便调。遂予六一散颗粒，每日3g，分2次服，善后而愈。

问题

（6）初诊时的主方是什么？如何理解处方配伍？

（7）二诊改服六一散颗粒有何用意？

病例2 崔某，男，8岁，2012年10月27日初诊。

［主诉］反复腹泻4个月。

［病史］患儿4个月前出现腹泻，日7～8次，经抗生素及葛根芩连汤、五苓散、参苓白术散等治疗均未收功，而求郑教授诊治。

［现症］精神倦怠，乏力，面色萎黄，纳呆呕恶，脘腹胀满，泄泻，日3～4次，质稀，黏滞不爽，小便短赤，舌稍红，苔厚腻，脉略数无力。

问题

（1）患儿纳呆、呕恶，脘腹胀满，泄泻，属何脏腑发病？

（2）患儿大便为何黏滞不爽？

（3）患儿为何会出现精神倦怠乏力、面色萎黄？

（4）患儿舌脉征象对辨证有何提示？

（5）按三焦辨证，本案主要属于哪一焦？应采取何种治法？可选用哪些方剂配伍治疗？

[治疗过程]

初诊：2012年10月27日。杏仁10g，炒薏苡仁15g，白蔻仁6g，淡竹叶10g，厚朴6g，通草10g，滑石10g，清半夏6g，黄连3g，藿香9g，防风6g，甘草6g。3剂，日1剂，水煎服。

二诊：2012年10月30日。腹泻好转，大便略稀，日1～2次，胃纳开，言语有力，活动过多时仍有乏力、汗多等。舌淡红，苔白略厚，脉缓，深按无力，守法再调。杏仁10g，炒薏苡仁10g，白蔻仁6g，清半夏6g，厚朴6g，党参10g，炒白术10g，砂仁6g（另包后下），桔梗6g，滑石12g，甘草6g。3剂，日1剂，水煎服。

三诊：2012年11月3日。大便成形，日1次，汗出减少，原方再进3剂而愈。

问题

（6）初诊时的主方是什么？为什么选用此方治疗？

（7）二诊为何加党参、炒白术？

【问题解析】

病例1

（1）夏秋季节，天暑下逼，地湿蒸腾，酿成暑湿之邪，加之饮食不节，困遏中焦，胃气上逆则呕吐，脾失健运则泄泻，当属脾胃发病。

（2）湿热阻滞中焦，腐熟失司，则大便腥臭难闻。

（3）患儿感受暑湿之邪，正邪交争则发热。

（4）患儿尿黄，舌质红，苔薄黄，指纹紫，是湿热内蕴之征。

（5）按脏腑辨证，本案主要涉及脾胃与大肠，即湿热阻滞胃肠所致。治当清热利湿，和胃止泻，可选用葛根芩连汤加减。

（6）本案方选葛根芩连汤为主方。葛根芩连汤出自《伤寒论》，是治疗湿热下利的有效方剂。方中葛根性味甘、辛、凉，归脾胃经，功善解肌退热，升阳止泻；黄芩、黄连清热燥湿，善清肺、胃、大肠之湿热而止泻；加藿香化湿和中止呕，滑石清热利湿，白芍缓急止痛，乌梅敛阴涩肠止泻，山楂和胃消食。全方配伍，共奏清热利湿、止泻止呕之功。

（7）三诊患儿热退泻止，改六一散清热利湿巩固疗效，且味甘便于小儿服用而收功。

病例2

（1）胃主受纳，脾主运化。纳呆呕恶，脘腹胀满，泄泻，当属脾胃发病。

（2）湿阻中焦胃肠，湿为黏腻之邪，故大便黏滞不爽。

（3）脾为气血生化之源，黄为脾色，泄泻日久，脾失健运，湿邪困脾，则精神倦怠，乏力，面色萎黄。

（4）患儿舌稍红，苔厚腻，脉略数无力，是湿邪内阻、湿重于热，提示湿热留恋。

（5）按三焦辨证，本案主要涉及上中下三焦，即湿郁三焦，气机升降失常，胃失和降，脾失健运，当治病求本，宣畅气机，清利湿热，可选三仁汤加减。

（6）本案方选三仁汤为主方。三仁汤出自《温病条辨》，可宣上、畅中、渗下。方中杏仁宣利上焦肺气，气行则湿化；白蔻仁芳香化湿，行气宽中，畅中焦之脾气；薏苡仁甘淡性寒，渗湿利水而健脾，使湿热从下焦而去。三仁合用，三焦分消，是为君药。滑石、通草、竹叶甘寒淡渗，加强君药利湿清热之功，是为臣药；半夏、厚朴行气化湿，散结除满，是为佐药。加黄连以清热燥湿止泻，防风祛风胜湿，藿香化湿和中，甘草调和诸药。全方配伍，共奏化湿清热、和胃止泻之效。

（7）二诊热清湿退，泻减胃和，守法去黄连等苦寒之品，加党参、白术、砂仁等健脾和胃之剂，脾健则湿化，以图久治。

【学习小结】

从以上病案可以看出，泄泻发病与湿邪有紧密联系。临证应根据大便的量、色、质，以及伴随症状来判断表里、虚实、寒热。郑教授治疗时以运脾化湿为主线，湿热者清热利湿，脾虚者健脾祛湿。审证求因，治病求本，辨证施治，治泻不离健脾，久泻不忘治肾，乃郑教授经验。

【课后拓展】

1. 熟读《幼科金针》有关泄泻的内容。

2. 检索文献，了解西医学对本病的研究进展。

3. 查阅"凡泄泻皆属湿"的来源出处，如何理解？

4. 通过对本病的学习，写出学习心悟。

5. 参考阅读

（1）郑宏，郑攀，郑启仲. 郑启仲教授从燥论治秋季腹泻经验介绍 [J]. 新中医，2011（2）：168–169.

（2）冯刚，郑宏，郑启仲. 郑启仲教授应用三仁汤经验 [J]. 中华中医药杂志，2015（7）：2400–2402.

第七节 便 秘

便秘是指大便干燥坚硬，秘结不通，排便次数减少，间隔时间延长，或虽便意频而排出困难的一种病证，亦称"便闭""秘结""大便不通"。便秘既可作为一种独立的疾病，也可继发于其他疾病。

【辨治思路】

郑启仲教授认为本病病位在大肠，与脾、肝、肾密切相关，多因乳食积滞、胃肠燥热、肝气郁滞、气血亏虚、寒凝冷结所致。治疗以润肠通便为基本原则，临证当辨明虚实，分别采用消积导滞、通腑泄热、疏肝理气、润燥通便及温阳通下等法，常选用枳实导滞丸、麻子仁丸、润肠丸、大黄附子汤等加减治疗。

【典型医案】

病例1 张某，女，8岁，2013年1月6日初诊。

［主诉］便秘时轻时重已6年。

［病史］患儿大便干结已6年，有时3～4天一行。间断服用肥儿丸、果导片等药物，7岁后加重，多采用栀子、大黄、芒硝等苦寒之品，病情有所缓解，但停药后反而更重，慕名求郑教授诊治。

［现症］面白无华，神疲乏力，纳差，喜热饮，已5天未大便，舌体胖有齿痕，色淡，苔白滑，脉沉迟无力。

问题

（1）患儿便秘，属何脏腑发病？

（2）患儿神疲乏力，纳差，属何脏腑发病？

（3）患儿为何喜热饮？

（4）患儿舌脉征象对辨证有何提示？

（5）按脏腑辨证，本案主要涉及哪个脏腑发病？应采取何种治法？可选用哪些方剂配伍治疗？

［治疗过程］

初诊：2013 年 1 月 6 日。酒大黄 6g，制附子 6g（先煎），细辛 2g，干姜 3g。2 剂，日 1 剂，水煎，分 2 次饭前服。

二诊：2013 年 1 月 8 日。患儿服 2 剂后方觉腹中肠鸣，便下干硬燥屎 10 余枚，顿觉精神轻快。原方加白芍 10g、砂仁 6g，3 剂，日 1 剂，水煎，分 2 次服。

三诊：2013 年 1 月 11 日。大便成形、质软，患儿精神好转，舌质淡，苔薄白，脉沉迟，饮食增。阳虚症状改善，大便较前明显好转，嘱服附子理中丸以巩固疗效。

问题

（6）处方中选用的主方是什么？如何理解处方配伍？

（7）二诊为何加白芍、砂仁？

（8）三诊症状改善，为何改为附子理中丸治疗？

病例 2 周某，女，8 岁，2008 年 12 月 6 日初诊。

［主诉］大便干硬如算子，排便困难 3 年余。

［病史］患儿平素嗜食生冷，大便干硬如算子，排便困难 3 年余。常 7 天不排便，每次必用开塞露导之，此次已 6 天未大便。今经人介绍而求郑教授诊治。

［现症］大便已 6 天未行，伴四肢发凉，畏寒怕冷，腰冷腹凉，食少神疲，舌淡苔灰白水滑，脉沉迟无力。腹部彩超检查未见异常。

问题

（1）本案患儿便秘，属何脏腑发病？

（2）患儿四肢发凉，畏寒怕冷，腰冷腹凉，属何脏腑发病？

（3）患儿舌脉征象对辨证有何提示？

（4）按脏腑辨证，本案主要涉及哪个脏腑发病？应采取何种治法？可选用哪些方剂配伍治疗？

[治疗过程]

初诊：2008年12月6日。制附子10g（先煎），酒大黄6g，玄明粉（化）6g。3剂，日1剂，水煎，分2次空腹服。服药2剂后自行排便，下硬便如算子六七枚，服药3剂后又下2枚。

二诊：2008年12月9日。饮食见增，舌苔转白薄，脉见缓象。原方继进3剂，又大便2次，为不成形软便。原方去玄明粉，酒大黄减为3g，加生姜6g、大枣3枚，再进3剂。

三诊：2008年12月15日。其母甚喜，患儿手足转温，饮食大增，大便能自行排出，请求根治之方。改为中药配方颗粒。制附子3g，酒大黄3g，白术10g，陈皮6g，炙甘草3g。日1剂，分2次冲服，以善其后。10天后改为隔日1剂，1个月后停药观察，嘱其禁食冷冻、冷藏食品。随访1年未见复发。

问题

（5）初诊时选用的主方是什么？如何理解处方配伍？

（6）二诊为何去玄明粉，大黄减量？加生姜、大枣起何治疗作用？

【问题解析】

病例1

（1）小儿寒温不能自调，饮冷贪凉，寒凝于里，以致脾胃阳虚，浊阴不降而成便秘，故本例便秘属脾、胃、肠发病。

（2）脾主运化，为气血生化之源，胃主受纳。患儿神疲乏力，纳食差，当属脾胃发病。

（3）患儿贪凉饮冷，寒邪直伤中阳，加之医家屡用寒凉之剂，损伤脾胃之阳，欲饮热而制寒，故喜热饮。

（4）患儿舌体胖、有齿痕，色淡，苔白滑，脉沉迟无力，是脾肾阳虚、阴寒凝结之征。

（5）按脏腑辨证，本案主要涉及脾、肾、胃、大肠，即脾肾阳虚，寒凝下焦，浊阴不降。治当温阳通便为要，可选用大黄附子汤加减。

（6）本案方选大黄附子汤加减。大黄附子汤出自《金匮要略》，为温下的代表方剂。方中附子大辛大热，温里散寒；大黄苦寒，泻下通便，荡涤积滞，共为君药。细辛辛温宣通，散寒止痛，助附子温里散寒，为臣药。大黄性味虽属苦寒，但配伍附子、细辛之辛散大热之品，则寒性被制而泻下之功犹存，为去性取用之法。加用辛温之干姜，以增强温里之力。四味同用，而成温散寒凝、苦辛通降之剂，共奏温下之功。

（7）二诊中因腑气已通，取白芍性凉微寒、味苦酸，以制附子过热，防其伤阴；砂仁可理气温脾开胃，使全方温而不滞。

（8）小儿"脏腑清灵，易寒易热"，药后患儿阳虚症状改善，便秘较前明显好转，邪去大半，故改附子理中丸健脾温阳以巩固疗效。

病例 2

（1）患儿平素嗜食生冷，损伤脾阳，日久累及肾阳，以致脾肾阳虚，阴寒内结，腹气不通，而致便秘，故当属脾、肾、大肠发病。

（2）脾主四肢，腰为肾之府，阳虚则外寒。患儿四肢发凉，畏寒怕冷，腰冷腹凉，当属脾肾阳虚。

（3）患儿舌淡苔灰白水滑，脉沉迟无力，为脾肾阳虚之征。

（4）按照脏腑辨证，本案主要涉及脾肾两脏及胃肠，即脾肾阳虚，寒积里实。治当温阳散寒、泻实通便为要，可选用大黄附子汤加减。

（5）本案方选大黄附子汤加减。大黄附子汤出自《金匮要略》，具有温里散寒、通便止痛之功效。附子为大辛大热之品，可温里散寒，配以苦寒泻下之大黄（因该患儿阳虚较重，为防过下，故用酒制以缓其性），泻下通便，荡涤积滞，共为君药。患儿大便硬如算子，故配以芒硝软坚散结，使硬便得下。

（6）二诊大便已不成形，故去软坚散结之玄明粉，酒大黄减量，加生姜、大枣以温中益胃。

【学习小结】

从以上病案可以看出便秘的病机复杂，临证应辨明虚实寒热。治疗应以润肠通便为法，但宜针对病因病机施以峻下、润下、温下等治本之法。郑教授多年临证发现小儿冷积便秘并不少见，然应用温下之法者较少，特别是儿科临床。所以，冷积便秘常数年得不到合理治疗。只要辨证属阳虚者皆可用温下之法，寒去阳复便秘自除。但在儿科应用温下之法时，郑教授强调中病即止，不可过剂。

【课后拓展】

1. 熟读《诸病源候论》有关便秘的内容。

2. 检索文献，了解西医学对本病的研究进展。

3. 查阅"小儿大小便不利者，腑脏冷热不调，大小肠有游气，气壅在大小肠，不得宣散，故大小便涩，不流利也"的来源出处，如何理解？

4. 通过对本病的学习，写出学习心悟。

5. 参考阅读　郑攀，郑宏，郑启仲．郑启仲治疗小儿冷积便秘经验 [J]. 中华中医药杂志，2011，26（3）：523-524.

第八节　蛔虫病

蛔虫病是由人蛔虫寄生于人体小肠内所引起，以脐周疼痛、乍作乍止、大便下虫，或粪便镜检有蛔虫卵，并常可引起多种并发症如蛔厥（胆道蛔虫症）、虫瘕（蛔虫性肠梗阻）等为主要特征的一种疾病。

【辨治思路】

郑启仲教授认为本病病位主要在脾胃及大肠，病因为各种途径吞入了感染性蛔虫卵而致。治疗以驱虫安蛔为法，临床须结合全身症状辨证施治。一般病情轻者，驱蛔杀虫即可；病程日久、脾胃虚弱者，应先调理脾胃，而后驱虫；腹痛剧烈，伴有并发症者，当权衡利弊，随症施治。方可选用使君子散、乌梅丸、生姜泻心汤、大承气汤、四君子汤等加减治疗。

【典型医案】

病例 1 郑某，女，1 岁 8 个月，1974 年 3 月 17 日初诊。

[主诉] 呕吐 1 小时。

[病史] 患儿近两月来睡中磨牙，曾三次出现不明原因之腹痛、呕吐，吐后短时间内精神不振，均未经治疗而缓解。今日中午喂食凉食后入睡，醒后出现呕吐，开始为不消化食物残渣，继之为清水样胃内容物，饮入即吐，呈喷射状，急来诊治。

[现症] 发育正常，营养较差，精神疲倦，面色、口唇发白，四肢欠温，腹平软，肝于右肋缘下可触及，左下腹可触及一条索状物，神经系统检查（−），舌质淡，苔薄白，指纹淡红。体温 36.2℃。X 线腹部透视报告：不完全性肠梗阻。其父请求观察治疗。

问题

（1）患儿呕吐，属何脏腑发病？

（2）患儿为何营养较差，精神疲倦，面色、口唇发白？

（3）患儿为何左下腹可触及一条索状物？

（4）患儿舌质淡，苔薄白，指纹淡红，对辨证有何提示？

（5）按脏腑辨证，本案主要涉及哪个脏腑发病？应采取何种治法？可选用哪些方剂配伍治疗？

[治疗过程]

初诊：1974年3月17日。乌梅6g，干姜3g，黑附子3g，川椒2.4g，细辛1.5g，黄连1.5g。1剂，水煎频服。因就诊较近，未给他药。

二诊：同日晚10时。上药于下午4时开始小量频服喂之，于8时喂完，呕吐停止而入睡，口唇、面色转红，四肢复温，右下腹条索状物变细变软。给予驱蛔灵4片，嘱其明日早晚各2片服之。3月18日上午往视，未再呕吐，已能进食，驱蛔灵已服2片。

三诊：1974年3月19日。于昨晚10时许大便一次，便出蛔虫21条，今早又便出6条，其父母惊讶不止："1岁多的孩子哪来蛔虫如此之多？"视患儿仍精神倦怠，右下腹条索状物消失，舌质淡红，苔薄白，指纹沉红，蛔邪已除，正气未复。党参3g，白术4.5g，茯苓3g，炒山药6g，黑附子3g，生姜2片，大枣2枚，炙甘草3g。3剂，日1剂，水煎服。

1974年3月27日随访，服上药后，饮食正常，大便日1次、成形，精神活泼而愈。

问题

（6）初诊时选用的主方是什么？如何理解处方配伍？

（7）三诊的主方是什么？如何理解用方意义？

病例2 宋某，女，2岁，1975年12月5日初诊。

[主诉] 呕吐、泄泻2天。

[病史] 两天前因喂养不当而出现呕吐，日2～3次，为不消化食物残渣，非喷射性。泄泻日3～4次，为黄色稀便，量少，气味腥臭，无脓血。经当地注射庆大霉素、爱茉尔后来诊。

[现症] 发育正常，营养较差，面色萎黄，精神稍显困乏，无明显脱水，舌质红，苔黄腻，指纹紫滞。

问题

（1）患儿呕吐，属何脏腑发病？

（2）患儿大便为何气味腥臭？

（3）患儿为何会出现精神困乏？

（4）患儿舌脉征象对辨证有何提示？

（5）按脏腑辨证，本案主要涉及哪个脏腑发病？应采取何种治法？可选用哪些方剂配伍治疗？

[治疗过程]

初诊：1975 年 12 月 5 日。姜半夏 3g，黄连 3g，黄芩 3g，藿香 6g，焦三仙各 3g，滑石 6g，生姜 3 片。2 剂，日 1 剂，水煎服。

1 小时后，父母抱患儿含泪又至，述"持药离院遇一熟人外科医生，给患儿复诊，讲孩子是后腹壁肿瘤，需做手术"，请求再诊。令患儿解衣触诊，果于左下腹触及 3 个核桃大的团状物，连接呈条状排列，活动性不大，但不易分离，质较硬，压之变形不明显，无肠形可见。余嘱其遵从外科医生意见。其父讲："我哥在北京工作，我们想去北京做手术，准备明日动身，您看是否来得及？其次，天气寒冷，孩子腹泻、呕吐不止，路途护理不便，是否今晚将这治腹泻呕吐药先吃 1 剂？"余答可以。

二诊：1975 年 12 月 6 日。晨 7 时其父急告："孩子昨晚服药 1 剂，呕吐好转，便出蛔虫一条，腹内肿瘤已摸不到。"邀余往诊。患儿精神较昨天有些好转，左下腹团状物变为条索状，活动性增强，质变柔软。该患儿住在农村，人工喂养，今又便出蛔虫一条，一夜之变，颇感好奇，遂疑蛔虫所致，嘱其暂缓进京，给予驱蛔灵 6 片，分 2 次服。

三诊：1975 年 12 月 7 日。其父母抱女来诊，惊喜若狂，讲今早一次便出蛔虫 54 条之多，已不呕吐，腹泻亦止，开始进食。左下腹肿物消失，腹软，舌质红，苔薄黄。嘱其前药第 2 剂继服。

四诊：1975 年 12 月 8 日。患儿精神如常，饮食倍增，大便日 1～2 次，舌质尖红，仍有薄黄苔，蛔邪已除，湿热未清。黄连 2.4g，滑石 6g，白芍 3g，陈皮 3g，焦三仙各 3g，砂仁 3g，生甘草 2.4g。3 剂，日 1 剂，水煎服。嘱其注意饮食卫生，培养孩子良好卫生习惯。多年随访，健康如常。

> 问题
>
> （6）处方中选用的主方是什么？如何理解处方配伍？
>
> （7）四诊方中砂仁的作用是什么？

【问题解析】

病例 1

（1）蛔虫成虫寄生肠道，可影响脾胃的气机升降，升降失司，胃气上逆而见呕吐，当属胃、大肠发病。

（2）蛔虫在体内能夺取人体水谷精微，导致气血虚弱，故见患儿营养较差，精神疲倦，面色、口唇发白。

（3）虫体过多，壅积肠中，或虫体扭结成团，阻塞肠道，肠道阻塞不通，可发为虫瘕，表现为腹部条索状物。

（4）患儿舌质淡，苔薄白，指纹淡红，提示脾胃虚寒之证。

（5）按照脏腑辨证，本案主要涉及脾胃、大肠，即脾胃虚寒，蛔虫内扰。治当温胃散寒、安蛔止呕为要，可选用乌梅丸加减。

（6）本案方选乌梅丸为主方。乌梅丸出自《伤寒论》，为安蛔止痛的要方。方中重用乌梅味酸以安蛔；配细辛、干姜、黑附子、川椒辛热之品温脏以使蛔伏；黄连苦降以驱蛔。诸药合用，寒热并投，具有温脏安蛔之功。

（7）三诊时患儿蛔邪已除，正气未复，投以四君子汤加减健脾益气，温中散寒，扶正固本而愈。

病例 2

（1）患儿饮食不当，加之蛔虫阻滞胃肠，影响脾胃的气机升降，胃气上逆而见呕吐，属胃、大肠发病。

（2）成虫寄生肠道，内生湿热，湿热内蕴，则泻下腥臭。

（3）蛔虫寄生肠道，生湿蕴热，湿热困脾，则精神困乏。

（4）患儿舌质红，苔黄腻，指纹紫滞，是湿热阻滞之征。

（5）按照脏腑辨证，本案主要涉及胃、大肠，即湿热阻滞，胃失和降，大肠传导失司。治以清热利湿、和胃止呕为要，可选用生姜泻心汤加减。

（6）本案方选生姜泻心汤为主方。生姜泻心汤出自《伤寒论》，治胃中不和、心下痞，或呕吐、肠鸣下利。方中半夏散结除痞，降逆止吐；黄芩、黄连苦寒清热止泻；生姜温胃止呕；藿香、滑石芳香和胃、利湿止泻；焦三仙消食和胃。诸药配伍，共奏清热利湿、和胃降逆之效。

（7）四诊蛔邪已除，湿热未清，继续清利湿热之法，加砂仁以理气醒脾。

【学习小结】

从以上病案可以看出，蛔虫病虽以蛔虫阻滞肠道为主要病机，亦有寒热虚实之不同，临证需详辨虚实寒热，治疗以驱蛔为主。郑教授还强调驱虫之后，应注重调理脾胃，以防过下伤胃。重症患儿，当谨守病机，严防并发症发生。

【课后拓展】

1. 熟读《伤寒论》有关蛔虫病的内容。

2. 检索文献，了解西医学对本病的研究进展。

3. 查阅"小儿虫痛，凡脾胃怯弱者，多有此症。其攻虫取积之法，却又未可常用。及取虫之后，速宜调补脾胃。或集成肥儿丸，或乌梅丸，或六君子汤多服之，以杜虫之复生"的来源出处，如何理解？

4. 通过对本病的学习，写出学习心悟。

5. 参考阅读　郑启仲. 小儿蛔虫性腹泻的初步探讨 [J]. 新中医,1981（12）:30-31.

第九节 疳 证

疳证是因喂养不当，或多种疾病的影响，导致脾胃受损，气液耗伤所致的一种小儿慢性消耗性病证，多发于 1～5 岁小儿，临床以形体消瘦、面黄发枯、精神不振、烦躁不宁、饮食异常、大便不调为特征，为古代儿科四大证之一，相当于西医学的"营养不良"。

【辨治思路】

郑启仲教授认为疳证的主要病位在脾胃，病机为饮食不节、病后失调、禀赋不足、感染诸虫等导致脾胃损伤。其病为本虚标实，积滞诸虫为标，脾胃虚弱为本。治疗以消积导滞、补脾健胃、驱虫清热为法。积去脾运复，胃纳增，气血生化有源，则病可渐复。常用资生健脾丸、七味白术散、参苓白术散及消积扶脾汤（郑启仲教授经验方）等加减治疗。

【典型医案】

病例 1 周某，男，6 岁，2012 年 6 月 28 日初诊。

［主诉］自幼饮食欠佳，形体消瘦。

［病史］患儿自幼一直饮食欠佳，体重不增，形体消瘦，曾至多家医院求治，予肥儿丸、健脾消积口服液等治疗，时有见效，终未能愈，求治于郑教授门诊。

［现症］面色萎黄，发枯而疏，形体消瘦，肚腹胀大，不思饮食，有异嗜，大便溏稀，舌淡红苔白，脉细弱。肝功能未见异常。彩超查肝、胆、脾、胰、双肾及胃肠未见明显异常，血常规未见异常。

问题

（1）患儿饮食欠佳，属何脏腑发病？

（2）患儿为何发枯而疏？

（3）患儿为何肚腹胀大？

（4）患儿舌淡红苔白，脉细弱，对辨证有何提示？

（5）按脏腑辨证，本案主要涉及哪个脏腑发病？应采取何种治法？可选用哪些方剂配伍治疗？

［治疗过程］

初诊：2012年6月28日。穿山甲3g，醋三棱6g，醋莪术6g，鸡内金6g，五谷虫3g，焦山楂6g，炒麦芽6g，陈皮3g，砂仁3g，太子参6g，炒白术10g，炙甘草3g。7剂，每日1剂，水煎服。

二诊：2012年7月5日。母代诉患儿饮食见增，精神转佳。效不更方，上方继服7剂。

三诊：2012年7月12日。其母甚喜，患儿精神好，面黄减轻而华，食欲大增，大便日1次，腹胀明显减轻。舌淡红，苔薄，脉平缓。药已中的，守方再调。上方去五谷虫、三棱、莪术，加山药10g、大枣10g。中药配方颗粒，15剂，日1剂，分2次服。药后诸症消失而愈。随访1年未见复发，生长发育正常。

问题

（6）处方选用的主方是什么？如何理解处方配伍？

病例2 李某，男，3岁，2012年5月6日初诊。

［主诉］消瘦、乏力2年余。

［病史］患儿消瘦、乏力已2年，常不思饮食，经多家医院给予中西药物口服，疗效欠佳，而求郑教授诊治。

[现症] 形体消瘦，神疲乏力，面色少华，毛发稀疏，纳呆食少，大便干，舌淡，苔薄白，脉细。

> 问题
>
> （1）患儿消瘦，属何脏腑发病？
>
> （2）患儿为何纳呆？
>
> （3）患儿为何大便干？
>
> （4）患儿舌脉征象对辨证有何提示？
>
> （5）按脏腑辨证，本案主要涉及哪个脏腑发病？应采取何种治法？可选用哪些方剂配伍治疗？

[治疗过程]

初诊：2012 年 5 月 6 日。人参 6g，炒白术 6g，茯苓 6g，葛根 6g，藿香 6g，木香 3g，穿山甲 3g，炙鳖甲 10g，焦山楂 10g，砂仁 3g，炙甘草 3g。中药配方颗粒，14 剂，每日 1 剂，分 2 次水冲服。服药期间忌食辛辣、生冷、油腻之品。

二诊：2012 年 5 月 20 日。患儿服上药后，纳食增加，神疲好转，大便通畅，日 1 次，面色稍红润，舌淡，苔薄白，脉浮。上方再取 14 剂，每日 1 剂，分 2 次服。

三诊：2012 年 6 月 5 日。诸症基本消失。饮食增加，面色转红，精神活泼。改参苓白术颗粒，每日 1 袋，分 2 次口服，连用 1 个月巩固疗效而愈。

> 问题
>
> （6）初诊时选用的主方是什么？如何理解处方配伍？
>
> （7）三诊改为参苓白术颗粒的作用是什么？

【问题解析】

病例 1

（1）《幼幼集成·诸疳证治》认为："疳之为病，皆虚所致，即热者亦虚中之热，寒者亦虚中之寒，积者亦虚中之积。""脾主运化，胃主受纳"，纳食不佳，病在脾胃。

（2）"发为血之余"，患儿自幼脾胃虚弱，纳运失司，气血生化无源，毛发无以生化滋养，故发枯而疏。

（3）脾胃失和，脾失健运，升降失常，壅塞气机，则肚腹胀大。

（4）患儿舌淡红苔白、脉细弱是脾胃虚弱之征。

（5）按照脏腑辨证，本案主要涉及脾胃，即脾胃失和，纳运失健。治当消积导滞、健胃扶脾为要，可选用消积扶脾汤（郑启仲教授经验方）加减。

（6）方选消积扶脾汤为主方。方中穿山甲活血消癥；三棱、莪术破血行气，消积止痛；鸡内金、五谷虫善消积化食；山楂化食行气，善消肉积；麦芽消食健胃；陈皮理气健脾；砂仁化湿行气，"为醒脾调胃要药"；太子参、白术益气健脾；甘草补脾益气，调和诸药。全方共奏消积导滞、健胃扶脾之效。

病例 2

（1）脾主四肢、肌肉。脾胃虚弱，积滞内停，气血津液（津血同源）生化乏源，不能充养四肢百骸、肌肉皮毛，则见形体消瘦，故属于脾脏发病。

（2）陈修园《医学实在易》曰"不能食者，胃中元气虚也"，可见纳呆与脾胃关系最为密切。脾胃虚损，纳运失司，故纳呆而不欲饮食。

（3）脾胃虚损，气液耗伤，津液不足，大肠传导不利，则大便干。

（4）患儿舌淡，苔薄白，脉细，是脾胃虚弱之征。

（5）按照脏腑辨证，本案主要涉及脾胃，即脾胃失和，纳化失司。治当益气健脾、消积助运为要，可选用七味白术散加减。

（6）本案方选七味白术散为主方。七味白术散出自《小儿药证直诀》，主治小儿脾胃虚弱，乳食不进，身体消瘦。方中四君子汤甘温益脾；藿香叶芳香化浊，开胃健脾，木香和中理气，两药配合以助脾运；葛根升阳，鼓舞胃气，解肌热而生津除烦渴；砂仁化湿行气，醒脾调胃；鳖甲清虚热，滋肾阴，软坚散结；穿山甲通经活络，调和气血；焦山楂消食导滞；炙甘草甘温补中，调和诸药。全方配伍，共奏益气健脾、消积和胃之效。

（7）本案患儿多由喂养不当，导致中焦脾胃受损，运化失司，脾失升清，胃失和降，致胃不司纳，脾不生血而成疳证（疳气）。脾不健则清难升，胃不和则谷难纳，投七味白术散加减治之获效，体现了郑教授治疗疳证"平补缓消"的学术思想，以扶脾为主，兼以消积，忌壅补，慎攻伐，平剂缓图而建功。

【学习小结】

从以上病案可以看出，疳证病因多样，或因饮食不节，或因病后失调，或因禀赋不足，或因感染诸虫，致脾胃损伤，食滞不化，久滞成积，久积成疳。其病为本虚标实，积滞为标，脾胃虚弱为本。郑教授强调治疗疳证时务必处处以顾护脾胃为本，调脾和胃，以助受纳和运化，使后天生化渐充，则可趋康复。疳证病情复杂，虚实互见，应灵活采用先攻后补、先补后攻或攻补兼施诸法，以扶脾贯穿始终，方不致误。

【课后拓展】

1. 熟读《内经》有关疳证的内容。

2. 检索文献，了解西医学对本病的研究进展。

3. 查阅"积是疳之母，所以有积不治乃成疳候"的来源出处，如何理解？

4. 通过对本病的学习，写出学习心悟。

5. 参考阅读　郑宏，郑攀. 郑启仲儿科经验撷粹 [M]. 北京：人民军医出版社，2013：242-243.

第六章 心肝病证

第一节 夜 啼

夜啼是指婴幼儿入夜啼哭不安，时哭时止，或每夜定时啼哭，甚则通宵达旦，但白天能安然入睡的一种病证。古代儿科医籍中称本病为"儿啼""躯啼"等。

【辨治思路】

郑启仲教授认为夜啼多为胎禀脏气失和、喂养调护失宜所致，涉及脏腑主要为心、脾、胆，寒、热、惊是主要病理因素。临证以脏腑辨证为主，以调整脏腑虚实寒热为主要治疗原则，常选理中丸、匀气散、温胆汤、桂枝甘草龙骨牡蛎汤等化裁治疗。

【典型医案】

病例 1 孔某，男，4 岁，2011 年 3 月 16 日初诊。

［主诉］夜卧不宁、惊哭叫闹 11 天。

［病史］患儿随父母赴海南等地旅游，途中饮食伤胃，积滞发热，经治疗热退，而后出现夜卧不宁、惊哭叫闹，经用小儿七珍丹、清热镇惊散、紫雪

散等治疗 10 余天，仍每晚哭闹不安，求郑教授诊治。

［现症］夜间睡中惊醒哭闹，大多在子时发作，白天如常，大便可，纳呆。舌尖边红，苔腻微黄，脉弦滑。

问题

（1）患儿夜啼因何而起？

（2）患儿夜啼子时发作，提示何脏腑发病？

（3）患儿纳呆，属何脏腑发病？

（4）患儿舌尖边红，苔腻微黄，脉弦滑，属何脏腑发病？

（5）按脏腑辨证，本案共涉及哪几个脏腑发病？应采取何种治法？可选用哪些方剂配伍治疗？

［治疗过程］

初诊：2011 年 3 月 16 日。清半夏 6g，茯苓 10g，陈皮 6g，枳实 6g，竹茹 6g，黄连 3g，蝉蜕 5g，钩藤 6g，甘草 3g。3 剂，日 1 剂，水煎服。

二诊：2011 年 3 月 19 日。服上方后第 3 日夜间未惊。原方再进 4 剂，夜惊消失，食纳增加，舌苔转薄白。上方去竹茹、黄连、钩藤，加砂仁 3g、焦山楂 6g，调理 5 剂而愈。随访半年未见复发。

问题

（6）处方中选用的主方是什么？如何理解处方配伍？

（7）二诊为何去竹茹、黄连、钩藤，加砂仁、焦山楂？

病例 2　张某，女，9 个月，2013 年 10 月 22 日初诊。

［主诉］夜间哭闹 10 余日。

［病史］患儿近 10 天来夜间哭闹，时哭时醒，纳呆便溏，经社区医院给予镇静安神等药治疗不效而来诊。

［现症］患儿面黄体瘦，神怯不安，睡眠俯卧、易惊，纳少，腹稍胀，大

便色青，日 2 次，时肠鸣。舌淡红，苔薄白，指纹淡青。查血常规、脑电图未见异常。

> 问题
>
> （1）患儿夜啼因何而起？
>
> （2）患儿纳呆、便溏，属何脏腑发病？
>
> （3）患儿腹胀、肠鸣，对辨证有何提示？
>
> （4）按脏腑辨证，本案共涉及哪几个脏腑发病？应采取何种治法？可选用哪些方剂配伍治疗？

［治疗过程］

初诊：2013 年 10 月 22 日。人参 3g，炒白术 6g，炮姜 3g，肉桂 3g，酒白芍 6g，砂仁 3g，陈皮 3g，炙甘草 3g。中药配方颗粒，3 剂，日 1 剂，分 3 次水冲服。同时予丁桂儿脐贴贴脐。

二诊：2013 年 10 月 26 日。患儿哭闹明显减轻，大便成形，饮食增加，效不更方，守方再进 3 剂而安。

> 问题
>
> （5）处方中选用的主方是什么？如何理解处方配伍？
>
> （6）为何将理中汤的干姜换成炮姜？
>
> （7）肉桂、酒白芍、砂仁、陈皮有何作用？

【问题解析】

病例 1

（1）患儿因旅途饮食不节，积滞发热，痰火内生，扰动心神，加之小儿神气怯弱，易于感触，遂发夜啼。

（2）子时应胆，胆为清净之府，性喜宁谧而恶烦扰。若胆为邪扰，失其宁谧，则胆怯易惊。

（3）脾主运化，胃主受纳，若饮食不节致脾胃失和，可见纳呆。

（4）舌尖边红，苔腻微黄，脉弦滑，提示痰热内生，心胆受扰。

（5）患儿因饮食不节，壅滞中焦，酿生痰热，痰热扰动清净之胆府，而致胆怯惊惕，心神不安。按脏腑辨证，主要涉及胃、胆、心发病，即胆怯痰扰，心神不宁；治以豁痰宁神、温胆和胃，可选温胆汤加减。

（6）本案方选温胆汤为主方。温胆汤出自《三因极一病证方论》，原文载："治心胆虚怯，触事易惊。"初诊处方中清半夏、竹茹、黄连寒温同用，化痰和胃；陈皮与枳实相合，一温一凉，理气化痰之力增强，佐以茯苓健脾以杜生痰之源；蝉蜕、钩藤定惊安神，甘草调和诸药。诸药合用，共奏豁痰宁神、温胆和胃之功，方证契合，疗效迅速。

（7）二诊中夜惊消失，食纳增加，舌苔转薄白，诸症向愈，提示邪退正复，故去黄连、竹茹、钩藤寒凉之品，加砂仁、焦山楂醒脾和胃以善后。

病例 2

（1）本案患儿多由素体禀赋不足，脾寒内生，加之腹部中寒，气机凝滞，不通则痛，因痛而啼。

（2）脾主运化而升清，若脾阳不振，或外中寒邪，运化升清功能失调，可见纳呆、便溏。

（3）腹胀、肠鸣提示腹部中寒，即寒邪凝滞，气机不畅。

（4）《圣济总录·小儿门·小儿夜啼》载："婴儿气弱，脏腑有寒，每至昏夜，阴寒与正气相击，则神情不得安静，腹中切痛，故令啼呼于夜。"按脏腑辨证，本案主要涉及脾胃。患儿除夜啼之外，伴随明显脾阳不振及腹部中寒症状，辨证当属脾虚中寒，凝滞气机，治以温中健脾，理气止痛，方可选理中丸加减。

（5）本案方选理中丸为主方。理中丸出自《伤寒论》，方中干姜为君，温脾阳，祛寒邪，扶阳抑阴；人参为臣，补气健脾；白术为佐，健脾燥湿；炙甘草一为合参、术以助益气健脾，二为缓急止痛，三为调和诸药。全方具有温中祛寒、益气健脾的功效，主治"脾阳虚而寒邪伤内"。

（6）干姜大辛大热，走而不守；炮姜辛燥之性较干姜缓和，虽温里之力不如干姜，但作用持久，且长于温中止痛，《得配本草》谓之"守而不走"，尤宜于中气虚寒所致的腹痛、腹泻，故改干姜为炮姜。

（7）肉桂与炮姜合用，可增强温阳祛寒之力，白芍缓急止痛，砂仁、陈皮理气止痛，醒脾和胃。

【学习小结】

夜啼病位多在心、脾、胆，寒、热、惊为主要病理因素。发病内因多为脏腑幼嫩、阴阳二气稚弱、胎禀脏气失和，外因多为喂养不当、护理不善。临证首辨轻重，若夜间啼哭，白天入睡，哭时声调一致，又无其他病证，病情较轻；若昼夜无明显差异，哭声尖厉、持久、嘶哑或哭声无力，多属严重病变的早期反应，病情较重。辨证属胆怯痰扰、心神不宁者，治以豁痰宁神，温胆和胃，可选温胆汤加减；属脾虚中寒、凝滞气机者，治以温中健脾，理气止痛，方可选理中丸、匀气散加减；属心脾有寒、心神浮越者，治以温阳安神，健脾宁心，方可选桂枝甘草龙骨牡蛎汤加减。除内治法外，药物外治、针灸疗法、推拿疗法亦有良好疗效，临证可在辨证基础上联合应用。

【课后拓展】

1.熟读《育婴家秘·啼哭》的内容。

2.检索文献，了解本病的中医外治法相关内容。

3.查阅"小儿夜啼者，脏冷故也"的来源出处，如何理解？

4.通过对本病的学习，写出学习心悟。

5.参考阅读　陈复正.幼幼集成[M].上海：上海科学技术出版社，1978：175–177.

第二节　汗　证

小儿汗证是指在日常生活环境中，安静状态下，全身或某些部位较正常儿童汗出过多的一种病证，多见于 2～6 岁的小儿。

【辨治思路】

郑启仲教授认为小儿汗证病因有二：一为先天禀赋不足，气血阴阳虚弱，卫外不固，营不内守而汗出过多；二为后天调护失宜，或病未愈汗不止，或药物发散太过迫液外泄，或饮食积滞不化，郁而生热，积热蒸腾而汗出。临证审因论治，以治本为主，以治标为辅，常选用桂枝加附子汤、小柴胡汤、黄芪桂枝五物汤、玉屏风散、当归六黄汤加减化裁。

【典型医案】

病例 1　魏某，男，2 岁 4 个月，2011 年 4 月 2 日初诊。

[主诉] 汗出不止 2 天。

[病史] 患儿 4 天前因发热在当地诊为"感冒"，治疗（用药不详）2 天，发热退而汗出不止，体温 35℃，胸背冷汗，四肢发凉。

[现症] 神清，倦卧，恶风，唇白，额头、胸腹、背部冷汗，四肢发凉，小便少，大便稀。舌质淡，苔白水滑，脉浮大无力。

> 问题
>
> （1）患儿汗证因何而起？
>
> （2）患儿恶风，对辨证有何提示？
>
> （3）患儿为何出现唇白、汗冷、四肢发凉？
>
> （4）患儿大小便及舌脉征象对辨证有何提示？

（5）按六经辨证，本案涉及何经发病？应采取何种治法？可选用哪些方剂配伍治疗？

［治疗过程］

初诊：2011年4月2日。桂枝6g，白芍6g，干姜6g，制附子6g（先煎），大枣6克，炙甘草6g。中药配方颗粒，1剂，频频服之。

二诊：2011年4月3日。恶风已除，汗出明显减少，四肢转温，脉已转平缓。上方加黄芪10g，守法再服。2剂，日1剂，药尽诸症平复而愈。

问题

（6）处方中选用的主方是什么？如何理解处方配伍？

（7）为何将桂枝加附子汤中生姜改为干姜？

（8）二诊为何加用黄芪？

病例2 常某，男，2岁6个月，2012年6月10日初诊。

［主诉］汗多半年余。

［病史］患儿半年前肺炎后长期汗多，运动后尤甚，夜卧则头颈、背部汗出如浴，常湿衣服，曾服桂枝汤、玉屏风散等效差，求郑教授诊治。

［现症］白天活动后汗多，夜惊盗汗，性情急躁，口臭，渴喜冷饮，睡眠差且喜俯卧，小便黄，大便正常。舌红，苔黄，指纹色紫。

问题

（1）患儿汗证因何而起？

（2）患儿夜惊，性情急躁，原因为何？

（3）患儿口臭，渴喜冷饮，原因为何？

（4）患儿小便及舌脉征象提示什么？

（5）按脏腑辨证，本案共涉及哪几个脏腑发病？应采取何种治法？可选用哪些方剂配伍治疗？

［治疗过程］

初诊：2012 年 6 月 10 日。黄连 3g，黄芩 6g，黄柏 6g，生地黄 6g，熟地黄 6g，黄芪 10g，地骨皮 6g，浮小麦 10g，煅龙骨 10g，煅牡蛎 10g，炙甘草 3g。5 剂，日 1 剂，水煎服。

二诊：2012 年 6 月 16 日。出汗减少，口臭减轻，余症同前。前方加连翘 6g，3 剂，日 1 剂，水煎服。

三诊：2012 年 6 月 20 日。出汗减少，睡眠好转，二便可，继服原方 5 剂而愈。

问题

（6）处方中选用的主方是什么？如何理解处方配伍？

（7）初诊主方之外的药物的作用是什么？

（8）二诊为何用前方加连翘？

【问题解析】

病例 1

（1）小儿脏腑娇嫩，腠理不密，伤风外感后，发散太过，使表气虚弱，卫阳不固，遂致漏汗不止，即《素问·痹证》云："阳气少，阴气盛，两气相感，故汗出而濡也。"

（2）外感余邪未清，卫阳被遏，加之汗泄阳虚，无以卫外，故见恶风，提示表证犹在，阳气已虚。

（3）津能载气，津液的丢失必有阳气的损耗，阳气不足，机体失却温煦，不能抵御阴寒之气，而寒从内生，故见唇白、汗冷、四肢发凉。

（4）提示阳气亏虚。汗多则便自少，另外，津液的生成与输布有赖阳气的推动与调控作用。若阳气亏虚，失其气化与蒸腾之职，则可见小便少，大便稀；水津不布，聚而为饮，故见舌质淡、苔白水滑；表邪未清，阳虚鼓动乏力，故见浮大无力之脉象。

（5）按六经辨证，本案主要涉及太阳经发病。《伤寒论》："太阳病，发汗，遂漏不止，其人恶风，小便难，四肢微急，难以屈伸者，桂枝加附子汤主之。"根据病史、现症，本案辨证当属汗过伤阳，卫阳不固，治以温护阳气，固表止汗，方选桂枝加附子汤加减。

（6）本案方选桂枝加附子汤为主方。桂枝加附子汤出自《伤寒论》，以桂枝汤加附子而成。桂枝汤方中桂枝为君，助卫阳，通经络，解肌发表而祛在表之风邪；芍药为臣，敛固外泄之营阴，二药合用，营卫同治，邪正兼顾；炙甘草合桂枝之辛甘，化阳以实卫，合芍药酸甘化阴以和营；生姜、大枣辛甘相合，补益营卫，助正气祛邪气。《伤寒来苏集》谓桂枝汤："为仲景群方之冠，乃滋阴和阳、调和营卫、解肌发汗之总方也。"以附子入桂枝汤中，补助阳气，并御虚风，诸药合用，为固表回阳上剂。

（7）生姜偏于发汗解表，干姜偏于回阳。本案表里俱虚，用生姜恐犯虚虚之戒，将生姜改为干姜，旨在加强温阳之力。

（8）二诊时恶风已除，汗出明显减少，四肢转温，脉已转平缓，提示表证已解，阳气渐复，加黄芪甘温益气，与附子同用，使阳气外固而津液内藏，则汗自止。

病例 2

（1）本案患儿大病之后，失于调护而致气阴两虚，气虚不能敛阴，汗自外泄；阴虚，则阳独治，故有虚热，虚火内迫，蒸腾津液外泄，故汗出。《素问·评热病论》云："阴虚者阳必凑之，故少气时热而汗出也。"

（2）小儿五脏本就"心常有余""肝常有余"，若津液随汗而泄，导致阴不制阳，水不济火，火热熏蒸，内扰心神，可见夜寐惊惕不安；内扰于肝，可见性情急躁。

（3）胃阴不足，胃火偏盛，可见口臭；阴虚则津亏，津不上润而作渴，虚热内扰，故喜饮冷水以清其热。

（4）提示虚火内炽。火热下移小肠，泌别失职，故见小便黄；舌红、苔黄、指纹色紫均为虚火内炽之象。

（5）按脏腑辨证与八纲辨证，本案涉及脏腑主要有心、肝、胃、小肠，总的病机不外气虚不能敛阴，阴亏虚火内炽，辨证当属阴虚内热，津液外泄。治以养阴清热，固表敛汗，方选当归六黄汤加减化裁。

（6）本案方选当归六黄汤为主方。当归六黄汤出自《兰室秘藏》，为治疗阴虚火旺盗汗之常用方。方中生地黄、熟地黄合用，补阴养血，使阴精充则水能制火；黄连清泻心火，合黄芩、黄柏泻火以除烦，清热以坚阴；汗出过多，导致卫虚不固，故用黄芪益气实卫以固表。诸药合用，育阴、泻火、固表并进，标本兼顾，使营阴内守，卫外固密，盗汗诸症相应而愈。

（7）除主方外，加用地骨皮清热除蒸，又可生津止渴；浮小麦固表止汗，益气除热；煅龙骨、煅牡蛎收敛固涩，又可镇惊安神，平肝潜阳；炙甘草调和诸药，又可制约诸药之苦寒伤胃。

（8）二诊时出汗减少，口臭减轻，余症同前，提示方证契合，但阴亏未复，虚热未清，故继续守方滋阴泻火，固表止汗，加连翘清泻心火、除烦以安神。

【学习小结】

从以上病案可以看出，小儿汗证有阴阳偏胜之不同。汗证常见的病理有表虚不固、营卫失调、气阴两虚。另外，郑教授认为临床不乏食滞化热，蒸腾津液外泄而致汗证者，不可见汗止汗，总以辨证为主，不必囿于"自汗气虚，盗汗阴虚"之说。本病的治疗以治本为主，治标为辅，治本在于调理气血阴阳，治标在于敛汗止汗。常用桂枝加附子汤、小柴胡汤、黄芪桂枝五物汤、玉屏风散、当归六黄汤等加减化裁，灵活运用，可见速效。

【课后拓展】

1.熟读《医宗金鉴·幼科心法要诀》有关汗证的内容。

2.查阅"阳加于阴谓之汗"的来源出处，如何理解？

3.查阅文献，了解中医学对汗证的研究进展。

4.通过对本病的学习，写出学习心悟。

5.参考阅读　张景岳.景岳全书[M].北京：中国医药科技出版社，2011：126-130.

第三节　嗜异症

嗜异症又称异食癖，指小儿在能够主动选择食物时，有意识地挑选非食品的异物，如泥土块、炉灰渣、墙壁灰、纸张、火柴等，进行难以控制的咀嚼或吞咽。本症的描述，散见于中医古籍"虫积""疳证"等。

【辨治思路】

郑启仲教授认为本病发病的内因为体质虚弱，外因为饮食失节。"怪病多由痰成也"，患儿禀赋不足或久病体虚皆可致脾胃虚馁，运化失常，内生痰浊，喜食异物；饮食失节，蓄积胃中，滞而不化，郁而生热，"胃热者善饥"，则可不择食物或偶尔误食异物，食久成癖。治疗上应注重理脾和胃，清热化痰，常选用柴胡加龙骨牡蛎汤、三仁汤、四君子汤等加减治疗。

【典型医案】

病例1　孙某，男，4岁，2009年7月4日初诊。

［主诉］嗜食异物2年余。

［病史］患儿从1岁半起嗜食异物，如指甲、泥土、煤渣、纸张等。经驱虫、肥儿丸、王氏保赤丸等治疗，嗜异症状日见加重而求郑教授诊治。

［现症］患儿面色萎黄，双风池、气池色紫，心烦易怒，夜卧不宁，食纳可，大便干。舌边尖红，苔白兼黄，脉弦。

问题

（1）患儿为何出现面色萎黄？

（2）患儿风池、气池色紫提示什么？

（3）患儿为何心烦易怒、夜卧不宁？

（4）患儿大便及舌脉征象对辨证有何提示？

（5）按六经辨证，本案共涉及何经发病？应采取何种治法？可选用哪些方剂配伍治疗？

［治疗过程］

初诊：2009 年 7 月 4 日。醋柴胡 6g，姜半夏 6g，黄芩 6g，黄连 3g，茯苓 10g，桂枝 3g，酒大黄 3g，生龙骨 10g，生牡蛎 10g，石菖蒲 6g，远志 3g，莲子心 3g。3 剂，日 1 剂，水煎，分 2 次服。

二诊：2009 年 7 月 8 日。夜卧转平，嗜异未见变化。原方再进 7 剂。

三诊：2009 年 7 月 15 日。异嗜明显减少，大便调，食纳增，守法再进 7 剂，嗜异止，诸症平复。随访 2 年未见复发。

问题

（6）处方中选用的主方是什么？如何理解处方配伍？

（7）初诊主方之外的药物的功效是什么？

病例 2　连某，女，10 岁，2010 年 5 月 8 日初诊。

［主诉］嗜食泥土半年余。

［病史］患儿半年前出现不思饮食，嗜食泥土而不能自控，每天食 100g 左右，兼见困倦无力，身体消瘦。曾在某医院按钩虫病及蛔虫病治疗无效。

［现症］面色萎黄，双气池色暗，精神倦怠，形体消瘦，心烦，失眠多梦，二便正常。舌淡红，苔黄而腻，脉濡数。

问题

（1）患儿为何出现面色萎黄、精神倦怠、形体消瘦？

（2）患儿双气池色暗提示什么？

（3）患儿为何出现心烦、失眠多梦？

（4）患儿舌脉征象对辨证有何提示？

（5）按脏腑辨证，本案共涉及哪几个脏腑发病？应采取何种治法？可选用哪些方剂配伍治疗？

［治疗过程］

初诊：2010 年 5 月 8 日。杏仁 10g，白蔻仁 6g，薏苡仁 20g，法半夏 6g，厚朴 12g，滑石 10g，淡竹叶 10g，黄连 6g，远志 10g，夜交藤 30g，琥珀 2g（研极细末冲服）。5 剂，日 1 剂，水煎，分 2 次服。

二诊：2010 年 5 月 13 日。患儿自述嗜异症减轻，见泥土能自控，睡眠好转。前方去琥珀，加党参 10g、白术 12g、麦芽 20g，继服 14 剂，嗜泥土等症悉除。

问题

（6）处方中选用的主方是什么？如何理解处方配伍？

（7）主方之外的药物的功效是什么？

（8）二诊为何去琥珀，加党参、白术、麦芽？

【问题解析】

病例 1

（1）患儿嗜食异物，积而不消，气滞不行，脾胃运纳失职，气血生化乏源，精微不敷，故见面色萎黄。

（2）提示邪热内蕴脾胃。风池、气池多主脾胃病证，紫为赤之甚，提示阳明燥火过盛，胃火蕴郁日久。

（3）积滞内停，蕴生痰热，心肝之火上扰，故见心烦易怒，夜卧不宁。

（4）患儿大便干，提示阳明燥火过盛，腑气不通；舌边尖红，苔白兼黄，脉弦，提示心肝之经有热。

（5）按六经辨证，本案属少阳、阳明同病，辨证为少阳郁热，阳明热盛，治当和解少阳，清泄阳明。按脏腑辨证，本案病位在脾、胃、心、肝，结合病史、现症，可辨证为痰火内扰，肝胃失和，治疗应疏肝和胃，清心化痰，可选柴胡加龙骨牡蛎汤加减治疗。

（6）本案方选柴胡加龙骨牡蛎汤为主方。柴胡加龙骨牡蛎汤出自《伤寒论》，原方主治伤寒邪陷少阳，枢机不利。初诊方中，柴胡、黄芩和解少阳之邪；桂枝、茯苓通阳化气，兼通血脉之滞；酒大黄开阳明之阖，泻中焦有形之热结；姜半夏化阴分之痰，与茯苓同用，又可健脾和胃；龙骨重能镇惊而平木，牡蛎咸寒可除烦热。诸药合用，既能和少阳、泄邪热，又可化痰浊、和脾胃。

（7）初诊主方外，黄连苦寒，既长于清中焦实热，又善泻心经实火；石菖蒲辛开苦燥温通，具有化痰浊、醒脾胃、行气滞之功；远志苦辛性温，性善宣泄通达，功擅逐痰涎、安心神；莲子心味苦性寒，功能清心安神。

病例 2

（1）患儿脾本薄弱，又嗜食泥土，损脾伤胃，使脾失升运，胃失和降，纳谷不香，食而不化，水谷精微不布，形神失于荣养，故见面色萎黄、精神倦怠、形体消瘦。

（2）双气池色暗，提示脾胃虚弱，气血不足。

（3）脾虚不能生化精微，营血亏虚不能奉养于心，故见心烦、失眠多梦。

（4）苔黄而腻、脉濡数提示湿热内蕴。

（5）按脏腑辨证，本案主要涉及脾、胃发病。结合病史、现症，可辨证为脾胃气虚，湿热内蕴。治疗应先清利湿热，祛邪以治其标，继则健脾和胃，扶正以治其本，标本兼治，可选三仁汤加减治疗。

（6）本案方选三仁汤为主方。三仁汤出自《温病条辨》，主治湿温初起，湿重热轻之证。初诊方中，杏仁苦温，善开上焦，宣通肺气；蔻仁芳香苦辛，能宣中焦，和畅脾胃；薏苡仁甘淡，益脾渗湿，疏导下焦；配以半夏、厚朴苦温除湿，滑石、竹叶清利湿热。诸药合用，共成宣化畅中、清热利湿之功。

（7）初诊主方外，黄连苦寒，善清脾胃湿热；远志苦辛温，定心气、安心神以除烦；夜交藤味甘、苦，性温，功能养心安神；琥珀甘、平，镇惊安神，与夜交藤合用，善治虚烦失眠多梦。

（8）二诊时，患儿嗜异症减轻，睡眠好转，故去琥珀质重之品，以防伤正之虞；加党参、白术、麦芽，益气健脾和胃以图治本。

【学习小结】

嗜异症是儿科常见病，症状虽似于虫积、疳证，但治疗不可囿于杀虫、消积除疳。本病病位主要在脾胃，亦可累及心肝，临证首辨虚实，断标本轻重缓急，治疗务必以顾护脾胃贯穿始终。治本者，健脾和胃以扶正，方选四君子汤、异功散加减；治标者，或化痰浊，或清湿热以祛邪，方选三仁汤、柴胡加龙骨牡蛎汤加减。审证求因，随证立法，如《景岳全书·求本论》说："直取其本，则所生诸病，无不皆退。"

【课后拓展】

1.熟读《幼科发挥·调理脾胃》的有关内容。

2.查阅"凡脾土亏损，必变症百出矣"的来源出处，如何理解？

3.检索文献，了解西医学对本病的研究进展。

4.通过对本病的学习，写出学习心悟。

5.参考阅读 郑攀，郑宏.郑启仲儿科医案 [M].北京：中国中医药出版社，2015：152-154.

第四节　癫　痫

癫痫是由多种原因引起的一种脑部慢性疾患，以突然仆倒，昏不知人，口吐涎沫，两目上视，肢体抽搐，喉中发出异声，片刻即醒，醒后一如常人为临床特征，具有反复性、发作性及发作多呈自限性的特点，在历代医学著作中又被称为"痫证""羊癫疯"。

【辨治思路】

郑启仲教授认为癫痫病因虽复杂，归纳起来不外顽痰内伏、暴受惊恐、惊风频发、外伤血瘀等。其病理变化，多为一时风痰上涌，邪阻心窍，内乱神明，外闭经络，神志怫郁，如《幼科释迷·痫痉》云："然诸痫症，莫不有痰，咽喉梗塞，声出多般，致疾之由，惊食风寒，血滞心窍，邪犯心官。"郑教授在辨证时着眼于痰气逆乱的关键病机，治疗时着重豁痰顺气、息风开窍，临床常选升降散、四逆散、柴胡加龙骨牡蛎汤、白金丸、涤痰汤等加减化裁治疗。

【典型医案】

病例 1　孙某，男，5 岁，第一胎，产时难产，改为剖腹产出生，人工喂养，2008 年 3 月 22 日初诊。

［主诉］间断面部抽动半年。

［病史］患儿半年前无明显原因出现面部抽动，每次持续约数秒，可自行缓解，发作时意识清楚，每天发作 3～5 次，无明显肢体症状，曾在我院做 24 小时脑电图，提示癫痫，家长恐西药不良反应而求郑教授中医治疗。

［现症］神志清，精神佳，面色萎黄，声音响亮，纳食可，二便正常。舌质红，苔白腻，脉弦。

问题

（1）患儿面部抽动的病因病机为何？

（2）患儿面色萎黄对辨证有何提示？

（3）患儿舌脉之象提示什么？

（4）按脏腑辨证，本案共涉及哪几个脏腑发病？应采取何种治法？可选用哪些方剂配伍治疗？

［治疗过程］

初诊：2008 年 3 月 22 日。柴胡 5g，枳实 5g，白芍 10g，川黄连 5g，姜半夏 5g，天南星 6g，白附子 5g，生龙牡各 10g，全蝎 5g，炒僵蚕 5g，红景天 10g，甘草 5g。14 剂，日 1 剂，水煎服。

二诊：2008 年 4 月 5 日。服上药期间发作较前稍减少，每天发作 2 ～ 3 次。上火流鼻血 2 次，大便稍干，咽不利，舌淡苔白，脉沉弱，改为柴胡加龙骨牡蛎汤加减：醋柴胡 6g，姜半夏 6g，黄芩 6g，党参 10g，茯苓 10g，桂枝 3g，酒大黄 3g，生龙骨 10g，生牡蛎 10g，全蝎 5g，制鱼鳔 10g，甘草 10g。21 剂，日 1 剂，水煎服。

三诊：2008 年 4 月 26 日。患儿 2 ～ 3 日发作 1 次，上方加白矾 3g、郁金 3g，继服 1 个月，抽动偶有发作。

继续以柴胡加龙骨牡蛎汤为主方，服药 2 年，患儿无临床症状，3 年复查脑电图正常。后期以益气健脾之六君子汤加减为主巩固治疗，随访 3 年无发作。

问题

（5）处方中选用的主方是什么？如何理解处方配伍？

（6）主方之外的药物的作用是什么？

（7）如何理解二诊时主方柴胡加龙骨牡蛎汤的功效？

（8）二诊时主方之外的药物的作用是什么？

（9）如何理解三诊时白金丸的功效？

（10）后期治疗为何选用六君子汤？

病例 2　魏某，男，14 岁，2013 年 6 月 9 日初诊。

［主诉］发作性抽搐 6 年。

［病史］患儿 6 年前无明显原因出现抽搐，在某大学附属医院行脑电图检测示：儿童异常脑电图，诊断为"癫痫"。服用丙戊酸钠已 4 年，近期仍有发作，表现为大发作。家长为进一步调理而求郑教授诊治。

［现症］每周发作 1～2 次，表现为突然仆倒，不省人事，口吐白沫。查其面色萎黄，双气池紫暗，表情呆滞，饮食差，睡眠可，大便较稀，小便正常。舌尖微红，苔黄，脉弦。脑电图：儿童异常脑电图。肝肾功无异常。

问题

（1）患儿癫痫的病因病机为何？

（2）患儿为何出现突然仆倒，不省人事，口吐白沫？

（3）患儿为何出现面色萎黄？

（4）患儿双气池紫暗有何提示？

（5）患儿表情呆滞，饮食差，原因为何？

（6）患儿舌脉征象提示什么？

（7）按脏腑辨证，本案共涉及哪几个脏腑发病？应采取何种治法？可选用哪些方剂配伍治疗？

［治疗过程］

初诊：2013 年 6 月 9 日。醋柴胡 10g，姜半夏 10g，黄芩 10g，人参 10g，胆南星 6g，远志 10g，郁金 10g，白矾 3g（化，兑服），石菖蒲 10g，生龙骨 30g（先煎），生牡蛎 30g（先煎），生姜 6g。15 剂，日 1 剂，水煎服。

二诊：2013年6月25日。服上药期间未有发作。上方去胆南星、生姜，加栀子10g、莲子心6g、地龙10g。再取15剂，日1剂，水煎服。

三诊：2013年7月12日。服药期间发作1次，全身症状轻，无吐沫，守法调方如下：醋柴胡10g，姜半夏10g，桂枝3g，人参10g，郁金10g，白矾3g，远志10g，石菖蒲10g，生龙骨30g，生牡蛎30g，生姜6g，甘草6g。30剂，日1剂，水煎服。

四诊：2013年8月12日。服药期间发作1次，约几分钟，无呕吐，舌尖边红，苔白腻。上方去桂枝，加白芍15g、天麻10g。30剂，日1剂，水煎服。

患儿抽搐未有发作，复查脑电图明显改善，原方加减继服，西药用量自行减半，随访1年无发作。

> 问题
>
> （8）如何理解本案以柴胡加龙骨牡蛎汤加减为主治疗？

【问题解析】

病例1

（1）患儿剖腹产出生，人工喂养，或有禀赋不足及后天失养之因。脾主运化，肝主疏泄，若五脏失和，气机不畅，痰浊内生，痰气郁久化火，引动肝风，则见面部抽动。

（2）癫痫屡发不已，日久迁延不愈，正气多虚，加之痰浊阻滞气机，脾失健运，水湿不化，故见面色萎黄。

（3）患儿舌质红，苔白腻，脉弦，为肝气郁而化火、痰浊内蕴之象。

（4）按脏腑辨证，本案主要涉及肝、脾发病，辨证为肝气郁结，痰浊内蕴。治疗当以疏肝解郁、化痰息风为要，可选用四逆散加减。

（5）本案方选四逆散为主方。四逆散出自《伤寒论》，方中柴胡为君，疏肝解郁，芍药为臣，养血柔肝，君臣配伍，共调肝之体用；枳实之苦泄热破结，兼擅涤痰之长，与柴胡同用，一升一降，加强舒畅气机之功，并奏升清降浊之效；甘草调和诸药，益脾和中。郑教授认为，四逆散是因其所治之病证而命名，其制方旨在调畅气机，疏肝理脾，若能灵活加减，可广泛用于气机失调、肝脾气郁引起的各种疾病，临证不必拘泥原方主治的"少阴病，四逆"诸症。

（6）半夏、天南星、白附子、全蝎、僵蚕为《杨氏家藏方》治癫痫名剂五痫丸主药。五药合用，共奏祛风化痰之效。黄连可清泄郁热，生龙牡镇惊安神，红景天健脾益气，甘草调和诸药。

（7）二诊方选柴胡加龙骨牡蛎汤为主方。柴胡加龙骨牡蛎汤出自《伤寒论》，由小柴胡汤化裁而来，是仲景用于治疗柴胡证误下后少阳之邪未解，热邪内陷，胸满未除，复增烦惊病证的方剂。《医宗金鉴》谓其："以错杂之药，而治错杂之病也。"取小柴胡汤以调和肝胆，加桂枝以通阳，并抑上冲之气；龙骨、牡蛎摄纳浮阳，镇惊安神，龙、牡得半夏与所加之茯苓，能豁肝胆之惊痰；复以大黄使郁热、痰滞得下。诸药和解肝胆，协调上下，潜阳息风，寒温并用，攻补兼施，因势导之，可使壅滞之机得畅，横恣之势得柔，而取定癫平痫之效。

（8）二诊除主方用药外，黄芩之降泄，合柴胡之升散，可使邪气得解，气机得利；全蝎息风通络，为治痉挛抽搐之要药；制鱼鳔可滋养筋脉以止抽。

（9）白金丸首载于《医方考》，主治癫痫。白矾咸寒，可以软顽痰，郁金苦辛，可以开结气，二药合用破结化痰，以除痫热，《医方论》谓之"治痰而兼解郁"。

（10）癫痫日久，反复发作，可致气血耗散，正气虚馁，治当补虚断痫，以图其本，故方选六君子汤，取其益气健脾、理气化痰之功以善后。

病例2

（1）小儿脾常不足，若内伤积滞，运化不健，水谷精微不能化生气血，反而凝聚为痰，痰浊停膈，上逆阻塞窍道，绝其脏腑气机升降出入道路，阴阳不相顺接，清阳蒙蔽，因而作痫。

（2）无形之痰随气上逆，蒙蔽心窍，上扰神明，故见突然仆倒，不省人事；有形之痰随风而动，风痰上泛，可见口吐涎沫。

（3）癫痫时发，经久不愈，耗伤气血，气血无以上荣，则见面色萎黄。

（4）双气池色紫暗，主痰火之证，提示痰火内蕴。

（5）痰迷心窍，精神失守，神明无主，故见表情呆滞；痰湿阻滞气机，胃失受纳，脾失健运，故见纳差。

（6）舌尖微红，提示邪热扰心；苔黄主里热；脉弦多见于肝胆、痰饮为病，结合现症，舌脉征象提示肝胆郁热，痰浊内蕴。

（7）按脏腑辨证，本案主要涉及肝、胆、脾、心发病，即肝胆郁热，痰扰清窍。治疗当疏肝利胆，化痰息风，可选柴胡加龙骨牡蛎汤加减。

（8）本案方选柴胡加龙骨牡蛎汤为主方。柴胡加龙骨牡蛎汤出自《伤寒论》，此方诸药合用，散与敛、通与补、温与清之功并存，使郁热清而痰浊除，闭阻解而神明复用，浮神敛而惊悸安。徐大椿谓："此方能治肝胆之惊痰，以之治癫痫必效。"故用此方为主，随症加减，以契合本案肝胆郁热、痰浊内蕴之病机。

【学习小结】

癫痫发病与风、痰、气滞密切相关，标象属实，因风有动静，痰有聚散，气有顺逆，故时发时止，病有间断。本病病位主要在心、肝、脾、肾四脏，发作期治疗原则主要为豁痰清火，通窍息风，安神定痫，方选升降散、四逆散、柴胡加龙骨牡蛎汤、白金丸、涤痰汤加减；亦可视其证候轻重缓急，标本同治。发作控制较长时间后，若有虚象，则以治本为主，或健脾化痰，调补气血，或养心益肾，固本培元，常选用六君子汤、大补元煎加减治疗。

【课后拓展】

1. 熟读《医宗金鉴·幼科心法要诀》痫证门的内容。

2. 查阅"惊风三发便为痫"的来源出处，如何理解？

3. 查阅文献，了解西医学对癫痫的研究进展。

4. 通过对本病的学习，写出学习心悟。

5. 参考阅读 郑宏，郑攀.郑启仲儿科经验撷萃 [M].北京：人民军医出版社，2013：216-218.

第五节 多发性抽动症

多发性抽动症又称 Tourette 综合征，是一种儿童期起病，以慢性多发运动性抽动和（或）发声抽动为特征的慢性神经精神障碍性疾病，常伴有强迫、多动等行为和情绪障碍。其临床特征为慢性、波动性、多发性运动肌快速抽搐，并伴有不自主发声和语言障碍。其起病在 2 ～ 12 岁之间，属中医学"慢惊风""瘛疭""筋惕肉𥆧""痉风""郁证"等范畴。

【辨治思路】

郑启仲教授认为本病为本虚标实之证，病位在五脏，主要表现在肝。病机为痰邪内扰，气机失调，升降失常，肝风内动。痰浊、风、火、瘀为其病理产物，亦为致病因子。痰浊与风、火、瘀相互胶结，导致多发性抽动症症状怪异，变化多端，反复发作，迁延难愈。郑教授把多发性抽动症的病机概括为"痰邪内扰，气机失调，升降失常，肝风内动"。治疗之法当以"升清降浊、化痰息风"为要，方用自拟升清降浊制动汤（简称：升降制动汤）作为核心方，由升降散、牵正散、芍药甘草汤三方化裁而成。结合自己临床经验，郑教授将多发性抽动症分为脾虚肝亢、痰火扰心、肝郁化火、水不涵木 4 个证型进行辨证治疗。

【典型医案】

病例 1 宋某，男，6 岁，2012 年 3 月 10 日初诊。

［主诉］眨眼、摇头、噘嘴、耸肩 2 年余，加重 3 个月。

［病史］患儿 2 年前出现不明原因的眨眼，曾以眼病在眼科就诊，时轻时重，3 个月后出现噘嘴、摇头表现，而后出现左手不自主抖动，有时四肢晃动。在当地医院诊为"多发性抽动症"，给予氟哌啶醇、安坦等治疗，一度好转，

因惧其药物不良反应而停药,遂又发作如前。近3个月来明显加重,而求中医诊治。

[现症]形体消瘦,面色红赤,双眼不自主眨动,摇头,噘嘴,耸肩,时有左手不自主抖动,四肢晃动明显,幅度较大、有力,心烦易怒,急躁不安,大便干,小便黄。舌质红,舌苔黄厚,脉弦数。查脑电图正常,肝肾功能检查正常。

> 问题
>
> (1)患儿眨眼、摇头、耸肩、抖手,属何脏腑发病?
>
> (2)患儿面红赤,心烦易怒,急躁不安,属何脏腑发病?
>
> (3)患儿舌质红,舌苔黄厚,脉弦数,为何脏病变?
>
> (4)按脏腑辨证,本案主要涉及哪个脏腑发病?应采取何种治法?可选用哪些方剂配伍治疗?

[治疗过程]

初诊:2012年3月10日初诊。柴胡6g,黄芩10g,栀子6g,淡豆豉6g,蝉蜕6g,炒僵蚕9g,片姜黄6g,大黄3g,生白芍15g,全蝎6g,甘草6g,羚羊角粉1g(冲服)。7剂,日1剂,水煎服。

二诊:2012年3月17日。眨眼明显好转,摇头、耸肩、甩手减轻。情绪稍稳定,睡眠好转,大便通畅。药已中的,守法再调。上方去大黄、羚羊角粉,加天麻6g。7剂,日1剂,水煎服。

三诊:2012年3月24日。症状基本消失,偶有摇头、甩手,睡眠安,二便调。舌淡红,苔薄白,脉见缓象。上方去黄芩、栀子、豆豉,加生龙骨12g、茯神12g,以镇心安神。14剂,日1剂,水煎服。

四诊:2012年4月8日。服上药后,诸症消失。为防复发,上方去柴胡,加白术10g、当归6g、陈皮6g、砂仁6g。改为中药配方颗粒,15剂,日1剂,分2次冲服。15剂后,病情未见反复,守法调理至8月末停药观察。随访1年未见复发。

问题

（5）处方中选用的主方是什么？如何理解处方配伍？

（6）四诊中加白术、当归、陈皮、砂仁的目的是？

病例2　李某，男，9岁，2012年9月26日初诊。

［主诉］反复清嗓子伴眨眼、咧嘴、鼓肚子1年，加重1周。

［病史］患儿平素喜食肉食，1年多前出现清嗓子、眨眼、咧嘴、腹肌抽动，起初症状较轻，家属自认为不良习惯，未引起重视，后症状逐渐加重，严重影响生活和学习，遂求诊于郑教授。

［现症］患儿清嗓，声音响亮，眨眼、咧嘴同时发作，腹肌抽动，偶有怪叫，夜卧不安，挑食，大便干，2～3天1次，小便黄。舌红，苔黄，脉弦滑。

问题

（1）患儿喉中清嗓、眨眼，属何脏腑发病？

（2）患儿咧嘴、腹肌抽动，属何脏腑发病？

（3）患儿舌红，苔黄，脉弦滑，按脏腑辨证属何脏病证？

（4）按脏腑辨证，本案主要涉及哪个脏腑发病？应采取何种治法？可选用哪些方剂配伍治疗？

［治疗过程］

初诊：2012年9月26日。僵蚕10g，蝉蜕6g，酒大黄6g，姜黄6g，藿香12g，石膏20g，炒栀子10g，桔梗12g，炒枳壳6g，牛蒡子10g。7剂，日1剂，水煎分2次服。

二诊：2012年10月3日。服上方7剂后，清嗓、腹肌抽动明显减轻，大便日1次，咽红，舌苔黄，脉平。上方去石膏、酒大黄，加谷精草10g、菊花10g、天麻10g、白芍10g。30剂，日1剂，水煎服。

三诊：2012年11月6日。患儿病情稳定，诸症消失，请求根治之法。生白术15g，生白芍15g，天麻10g，蝉蜕10g，谷精草10g，石菖蒲6g，制远志6g，生龙牡各15g，葛根10g，陈皮6g，生甘草6g。中药配方颗粒，隔日1剂，以善其后。

连服2个月，停药。随访1年未再复发。

问题

（5）处方中选用的主方是什么？如何理解处方配伍？

（6）二诊中为何加谷精草、菊花、天麻、白芍？

【问题解析】

病例1

（1）“诸风掉眩，皆属于肝”。患儿素体内热，多食肥甘，蕴积化热，痰火内生，引动内风，风痰上扰则眨眼、摇头、耸肩、抖手等诸症丛生。

（2）患儿后天脾胃失养，痰火内生，上扰心神，则心烦易怒，急躁不安，心火上炎则面色红赤。

（3）患儿舌质红，舌苔黄厚，脉弦数，乃肝胆火郁、痰火内扰之象。

（4）按脏腑辨证，本案主要为肝风内动，痰火内扰所致，治疗当清肝泻火，化痰息风，方选小柴胡汤合栀子豉汤、升降散加减。

（5）本案方选小柴胡汤合栀子豉汤、升降散加减。患儿眨眼、摇头、噘嘴、耸肩2年余，久治不愈，乃肝胆火郁、痰火内扰之故。郑教授取小柴胡汤合栀子豉汤疏解肝胆，清宣三焦之火热；合升降散化痰散火、平肝息风，此乃三箭齐发，使痰火邪风无处藏身。

（6）脾胃为后天之本，禀赋不足或后天失养，损伤脾胃，脾失健运，水湿潴留，聚液成痰则诸症丛生，故加白术、当归、陈皮、砂仁健脾养胃，以防复发。

病例2

（1）患儿自幼多膏粱厚味，痰火内生，阻碍脏腑气机运行而致升降失常，浊阴不降，清阳不升，痰热内扰，邪热郁于肺脾，引动风痰上扰，邪热犯肺，金鸣异常故清嗓；风邪上扰，故见眨眼。

（2）脾胃伏热发于外则见咧嘴，胃不和则腹肌抽动、夜卧不安。

（3）舌红，苔黄，脉弦滑，为肺脾郁热、风痰上扰之象。

（4）按脏腑辨证，本案涉及肺、脾、肝发病，即肺脾郁热，风痰上扰，肝风内动。治宜升清降浊，平肝息风，可选升降散合泻黄散加减。

（5）本案方选升降散合泻黄散加减。升降散源于明·龚廷贤《万病回春》，经清代温病医家杨栗山发挥，载于其著作《伤寒瘟疫条辨》一书。方中僵蚕清热解郁，化痰息风，为治风痰之圣药，既能升清，又能散逆浊结滞之痰，《本草经疏》称其"能辟一切怫郁之邪气"；蝉蜕甘寒无毒，祛风止痉，散热解毒，杨栗山称"夫蝉衣寒无毒，味咸且甘，为清肃之品，出粪土之中，处极高之上，自感风露而已，吸风得清阳之真气，所以能祛风而胜湿，饮露得太阴之精华，所以能涤热而解毒也"；姜黄辛苦温，能破血行气，善理血中之气，利肝脾而散郁，杨栗山称其"气味辛苦，大寒无毒，蛮人生啖，喜其去邪伐恶，行气散郁，能入心脾二经，建功辟疫"；大黄力猛善走，可入气血两分，荡涤瘀浊。四药合用，僵蚕、蝉蜕宣畅肺卫，开启上焦，升阳中之清阳，姜黄、大黄疏调气血，由中焦畅达下焦，可降阴中之浊阴，一升一降，升降并施，调畅气机，通和内外。加桔梗、枳壳增强升降、宣散之功，牛蒡子清热利咽。泻黄散中石膏、山栀泄脾胃积热，藿香叶芳香醒脾，配合成方，共奏泻脾胃伏火之功。

（6）患儿脾胃伏热已去，肺经风热未尽，故加谷精草、菊花、天麻、白芍以疏风清肺，息风止痉。

【学习小结】

从以上病案可以看出，无论内因外因，只有在造成气机升降失常的状态下才能发生疾病。气机失调，升降失常，清阳不升，浊阴不降，痰浊内生，痰阻气机，致脏腑失调，阴阳失衡，变生诸症。痰浊既是病理产物，又是重要的致病因子。多发性抽动症各种怪异见症均与清阳不升，浊阴不降，痰浊上蒙清窍、阻滞经脉有关。《灵枢·邪气脏腑病形》曰："十二经脉，三百六十五络，其血气皆上于面而走空窍，其精阳气上走于目而为睛，其别气走于耳而为听，其宗气上出于鼻而为臭……"肝经、大肠经、胃经、心经、小肠经、膀胱经、三焦经、胆经8条经脉与头直接相连，肺经、脾经、肾经、心包经等以表里与脑络属。升降正常，经络畅通是脑主神明的基础。若清阳不升，浊阴不降，痰浊上蒙，经脉被阻，窍道阻塞，则出现多发性抽动症的各种见症。

【课后拓展】

1. 了解《伤寒瘟疫条辨》中升降散的相关内容。

2. 查阅"诸风掉眩，皆属于肝"的来源出处，如何理解？

3. 检索文献，了解西医学对本病的研究进展。

4. 通过对本病的学习，写出学习心悟。

5. 参考阅读 郑攀，郑宏 . 郑启仲儿科医案 [M]. 北京：中国中医药出版社，2015：158-166.

第七章　肾系病证

第一节　急性肾炎

急性肾炎又称急性肾小球肾炎，临床以急性起病、浮肿、少尿、血尿、蛋白尿及高血压为主要特征。本病是小儿时期最常见的一种肾脏疾病，多发生于3～12岁儿童。据其临床表现，多属中医学"水肿""尿血"范畴。

【辨治思路】

郑启仲教授认为本病病因不外感受外邪与正气不足两方面。导致本病的外邪主要有风邪、湿邪及热毒之邪；内在因素主要为肺、脾、肾三脏功能不足。如《诸病源候论·诸肿候》指出："肿之生也，皆由风邪寒热毒气，客于经络，使血涩不通，壅结皆成肿也。"又《水通身肿候》说："水病者，由脾肾俱虚故也，肾虚不能宣通水气，脾虚又不能制水，故水气盈溢，渗入皮肤，流遍四肢，所以通身肿也。"上述高度概括了本病病因、病位及病机。治疗时，应紧扣急性期以邪实为患，恢复期以正虚邪实为主的病机，临床常选用麻黄加术汤、麻黄连翘赤小豆汤、五苓散、银翘散、六味地黄丸、二至丸等加减治疗。

【典型医案】

病例 1 张某，女，7 岁，2008 年 11 月 28 日初诊。

［主诉］咳嗽 10 天，全身浮肿 4 天。

［病史］患儿始因受冷而咳嗽、流涕 10 天，近 4 天来出现颜面及全身浮肿而就诊。

［现症］面部及全身浮肿，以面部及上半身偏重，全身肌肉及骨节酸痛，无汗，恶寒，无发热，伴咳嗽、吐白痰，大便稀，小便少。血压：90/60mmHg。查尿常规：蛋白（±），红细胞（+++）。舌质淡，苔白腻，脉浮滑。

问题

（1）患儿水肿因何而起？

（2）患儿水肿为何以面部及上半身偏重？

（3）患儿全身肌肉及骨节酸痛，无汗，恶寒，咳嗽、吐白痰，对辨证有何提示？

（4）患儿尿常规为何出现蛋白（±）、红细胞（+++）？

（5）患儿二便及舌脉征象对辨证有何提示？

（6）按脏腑辨证，本案共涉及哪几个脏腑发病？应采取何种治法？可选用哪些方剂配伍治疗？

［治疗过程］

初诊：2008 年 11 月 28 日。麻黄 6g，桂枝 6g，杏仁 6g，白术 9g，泽泻 6g，白茅根 15g，甘草 6g。2 剂，日 1 剂，先煎麻黄，去上沫，再入他药同煎，睡前服，令汗出为度。

二诊：2008 年 11 月 30 日。浮肿基本消失，咳嗽止，恶寒、身痛消失，小便利，大便调，舌质淡，苔白，脉浮缓。尿常规：红细胞（+）。原方再进 3 剂。

三诊：2008 年 12 月 2 日。浮肿消，诸症悉平。查尿常规：红细胞（＋）。上方去麻黄、桂枝、杏仁，加黄芪 15g、当归 6g、小蓟 15g、益母草 15g。5剂，日 1 剂，水煎服。查尿常规（－），诸症消失而愈。

问题

（7）处方中选用的主方是什么？如何理解处方配伍？

（8）主方之外的药物的功效是什么？

（9）三诊时为何去麻黄、桂枝、杏仁，加黄芪、当归、小蓟、益母草？

病例 2　冯某，女，16 岁，2012 年 9 月 7 日初诊。

［主诉］患急性肾小球肾炎半年余。

［病史］患儿半年前出现全身浮肿，经当地医院诊为"急性肾炎"。

［现症］双下眼睑稍浮肿，伴头晕乏力、手心热，平素易感冒，纳差，大便溏薄，舌红少苔，脉细数。尿常规：蛋白（＋）、红细胞（＋）。

问题

（1）患儿水肿因何而起？

（2）患儿为何出现头晕乏力？

（3）患儿平素易感冒，纳差，大便溏薄，对辨证有何提示？

（4）患儿手心热、舌脉征象对辨证有何提示？

（5）患儿尿常规为何出现蛋白（＋）、红细胞（＋）？

（6）按脏腑辨证，本案共涉及哪几个脏腑发病？应采取何种治法？可选用哪些方剂配伍治疗？

［治疗过程］

初诊：2012 年 9 月 7 日。熟地黄 15g，山药 12g，山萸肉 10g，茯苓 10g，牡丹皮 9g，泽泻 6g，仙鹤草 15g，旱莲草 15g，女贞子 15g，白茅根 30g，益母草 30g，甘草 9g。7 剂，日 1 剂，水煎服。

二诊：2012 年 9 月 15 日。尿常规：蛋白（±），红细胞（＋）。仍神疲乏力，舌紫暗，脉细数。上方加三七粉 3g，14 剂。

三诊：2012 年 9 月 30 日。患儿病情稳定，尿常规检查：蛋白（－），红细胞（－）。继服中药 15 剂，诸症悉平。

问题

（7）处方中选用的主方是什么？如何理解处方配伍？

（8）主方之外的药物的功效是什么？

（9）二诊为何加用三七粉？

【问题解析】

病例 1

（1）本案患儿水肿因风寒外袭而生。风寒袭于肌表，致肺气郁遏，失于宣降之职，上不能宣发敷布水津，下不能通调水道，致风遏水阻，风水相搏，内侵脏腑经络，外犯四肢肌肤，而发为水肿。如《证治汇补·水肿》所言："肺主皮毛，风邪入肺，不得宣通，肺胀叶举，不能通调水道，下输膀胱，亦能作肿。"

（2）"面肿曰风"，"伤于风者，上先受之"，风性轻扬，其性走上，故患儿水肿以面部及上半身偏重。

（3）提示外感风寒。风寒外袭，郁于肌腠，清阳不展，经络不舒，故见全身肌肉及骨节酸痛；风寒外束，腠理闭塞，卫阳被遏，故见无汗、恶寒；风寒束肺，肺气壅遏，不得宣通，故见咳嗽；寒邪郁肺，气不布津，津液凝聚为痰，故见咳吐白痰。

（4）水湿流注下焦，郁而化热，肾热传于膀胱，内伤络脉而见血尿，所谓"热在下焦者，则尿血"；膀胱气化失司，清浊不分可见蛋白尿。

（5）提示寒邪犯肺，风遏水阻。寒湿困脾，脾胃运化无权，故见大便稀；风寒束肺，肺不能宣降水气以下输膀胱，故尿少；舌质淡、苔白腻、脉浮滑皆为风寒外束，水饮内停之征。

（6）按脏腑辨证，本案因外感风寒而诱发水肿，起病急，变化快，全身皆肿，以头面、上半身为甚，并伴有明显的全身肌肉及骨节酸痛、恶寒、无汗、咳嗽等表寒之象，属正盛邪实阶段，结合病史、现症可辨证为寒邪犯肺、风遏水阻证，共涉及肺、脾、肾、膀胱发病。治当散寒宣肺，利水消肿，可选用麻黄加术汤、麻黄汤合五苓散加减。

（7）本案方选麻黄加术汤为主方。麻黄加术汤出自《金匮要略》，原方主治"湿家身烦疼"。方中麻黄开汗孔以发汗，杏仁降泄逆气，甘草和中，桂枝从肌以达表。又恐大汗伤阴，寒去而水湿不去，故加白术健脾生液以助除水湿之气，在发汗中又有缓汗之法。正如《张氏医通》所言："用麻黄汤开发肌表，不得白术健运脾气，则湿热虽以汗泄，而水谷之气依然复为痰湿，流薄中外矣。"全方行者行，守者守，并行不悖，共奏散寒宣肺、利水消肿之功。

（8）初诊主方外，泽泻甘寒，归肾、膀胱经，功能利水消肿、渗湿泄热，《药性论》载"利膀胱热，宣通水道"；白茅根甘寒，归肺、胃、膀胱经，《本草正义》谓："寒凉而味甚甘，能清血分之热而不伤于燥，又不黏腻，故凉血而不虑其积瘀。"二药合用，尤适于湿热蕴结下焦，热灼膀胱血络所致的尿血。

（9）三诊时浮肿消，诸症悉平，尿常规：红细胞（+），提示风寒表邪已散，水湿渐消，唯有下焦湿热未解，故去麻黄、桂枝、杏仁发散解表之品，以防发汗太过，耗气伤阴。加黄芪，甘、微温，归肺、脾经，功可补肺实卫以固表，益气健脾以摄血；当归气温味甘，能和血补血；小蓟性凉濡润，善入血分，最清血分之热，兼能利尿通淋，尤善治血尿；益母草利水消肿，又能活血化瘀，尤宜于水瘀互阻之水肿、尿血。诸药相伍，祛邪扶正，寒温并用，可使水湿尽去，中州和运，水饮无再聚之机，而病得愈。

病例 2

（1）患儿先天禀赋不足，久病体虚，脏腑亏损，正气愈伤，肺脾肾功能虚弱，精微不得输布吸收与封藏，水湿失于运化而发为本病。

（2）患儿素体虚弱，加之水肿迁延日久，正气虚馁，脾气虚，无以运化水谷精微，气血生化乏源，肝肾阴亏，精血无以上荣，髓海失充，故见头晕乏力。

（3）提示肺脾气虚。患儿禀赋薄弱，又病久易耗伤脾胃之气，致其运化失健，不能司受纳、转输之职，故见纳差、便溏；脾虚肺亦弱，卫外不固，腠理不密，故平素易感冒。

（4）提示阴虚邪恋。患儿早期过用温燥，或利尿过度，尤其在大量使用激素之后，最易伤耗阴气，阴虚则阳盛，故见手心热；舌红少苔、脉细数皆为阴虚内热之象。

（5）患儿病延日久，肾阴已伤，余热未清，虚火下注膀胱，热盛灼络，迫血妄行，膀胱气化失司，脂液不循常道，可见尿常规：蛋白（＋）、红细胞（＋）。

（6）按脏腑辨证，本案病情反复，迁延不愈，主要涉及肺、脾、肾、肝等脏腑发病，属正虚邪恋阶段，结合病史、现症可辨证为肾阴亏虚，余热未清。治当滋补肾阴，兼清余热，可选六味地黄丸加减。

（7）本案方选六味地黄丸合二至丸加减。六味地黄丸出自《小儿药证直诀》，是为肾阴亏损，兼有虚火内扰之证而设，方中重用熟地黄，味甘纯阴，主入肾经，长于滋阴补肾，填精益髓，为君药。山茱萸酸温，主入肝经，滋补肝肾，秘涩精气，益肝血以生肾精；山药甘平，主入脾经，健脾补虚，涩精固肾，补后天以充先天，两药同为臣药。肾为水脏，肾元虚馁每致水浊内停，故以泽泻利湿泄浊，并防熟地黄之滋腻恋邪；阴虚阳失所制，故以牡丹皮清泻相火；茯苓既助泽泻以泄肾浊，又助山药之健运以充养后天之本。三药相合，使补而不滞，涩而不恋邪，俱为佐药。诸药合用，从滋阴补肾立法，"壮水之主，以制阳光"。二至丸出自《扶寿精方》，主治肝肾阴虚。方中女贞子甘苦而凉，滋补肝肾之阴；墨旱莲甘酸而寒，擅养肝肾之阴，又兼凉血止血。二药合而用之，共奏补肝益肾、滋阴止血之功。

（8）主方外，仙鹤草味涩收敛，功擅收敛止血，因其药性平和，无论虚实寒热皆可应用；白茅根味甘性寒入血分，能清血分之热而凉血止血；益母草苦泄辛散，既能利水消肿，又可活血化瘀；甘草合山药、茯苓补脾益气，兼可调和诸药。

（9）二诊时患儿尿常规：红细胞（＋），舌紫暗，提示血热伤络，瘀血内阻，故加用三七粉。三七功擅止血，又能化瘀生新，有止血不留瘀、化瘀不伤正的特点。

【学习小结】

急性肾炎的病理因素是风、湿、热、毒。四种因素互为因果，既是急性肾炎的主要病因，又是本病发展、变化、迁延的关键病理因素。急性肾炎的水肿多属阳水范畴，阳水多属邪实，症见眼睑或全身浮肿、尿少色黄或鲜红，可伴有风寒或者风热表证，如恶寒发热、咽喉肿痛、身发疮毒等。但若病情迁延不愈，则可由阳水转化为阴水，表现为正虚邪恋的证候，而见浮肿消退，但尿检持续不恢复正常，伴有面黄、乏力、纳少、便溏或腰膝酸软、手足心热等气虚或阴虚之证。临证应审证求因，因外感风寒者，治当疏散风寒，通阳利水，方选麻黄汤合五苓散加减；因外感风热者，治当疏风清热，利水消肿，方选银翘散合越婢汤加减；因湿热内侵者，方选麻黄连翘赤小豆汤加减；恢复期阴虚邪恋者，治当滋阴补肾，兼清余热，方选六味地黄丸合二至丸加减；气虚邪恋者，治当健脾化湿，方选参苓白术散加减。

【课后拓展】

1. 熟读《幼科发挥·肿病》的有关内容。

2. 查阅"开鬼门，洁净府"的来源出处，如何理解？

3. 检索文献，了解西医学对本病的研究进展。

4. 通过对本病的学习，写出学习心悟。

5. 参考阅读　陈复正 . 幼幼集成 [M]. 北京：人民卫生出版社，2006：204–209.

第二节　肾病综合征

肾病综合征是一组由多种病因引起的临床症候群，以大量蛋白尿、低蛋白血症、高脂血症及不同程度的水肿为主要特征。本病多发于 2～8 岁小儿，男多于女。根据临床表现，本病属中医学"水肿"范畴。

【辨治思路】

郑启仲教授认为，本病常见病因有禀赋不足、久病体虚、外邪入里三种。其中禀赋不足、久病体虚皆可致肺、脾、肾三脏亏损，精微不得输布吸收与封藏，水湿失于运化而发为本病。外邪入里是本病发作或复发的最常见诱因，以外感风、湿、热邪最多见。本病病机为"本虚标实"。"本虚"为肺、脾、肾三脏亏虚，"标实"即"痰浊瘀血阻滞肾络"，形成"虚生痰瘀，痰瘀致虚，痰瘀虚互为因果"的病机特点，致使本病缠绵难愈。基于以上见解，郑教授从"痰瘀虚"论治本病，并创制了以"化痰、活瘀、补虚"为用的经验方——清漾汤（肾主水，清即水清，漾即碧波荡漾，取肾病康复之意）。此外，若湿热内蕴明显者，治当清热解毒，利湿消肿，方可选五味消毒饮、三仁汤加减；若脾肾阳虚明显者，治以温肾健脾，化气行水，方选真武汤、实脾饮加减。随证立法施治，方获良效。

【典型医案】

病例 1　周某，女，8 岁，1997 年 9 月 26 日初诊。

[主诉] 浮肿时轻时重，伴尿检异常 2 年余。

[病史] 患儿于 1995 年 4 月发现全身水肿，经北京某大学医院诊为"肾病综合征"，用激素、环磷酰胺等治疗已 2 年余，属激素不敏感型肾病。尿蛋白反复（＋～＋＋）。

[现症] 轻度浮肿，精神不振，心烦易怒，面部褐斑，咽色红，扁桃体Ⅱ

度肿大、色暗紫，大便色深不畅，小便黄。舌质暗、有瘀点，苔薄黄，脉沉弦。查尿常规：蛋白（++），肝肾功能未见异常。时正服强的松 30mg，隔日 1 次。

问题

（1）患儿浮肿反复，尿检异常，属何脏腑发病？

（2）患儿为何精神不振？

（3）患儿面部褐斑，咽色红，扁桃体肿大、色暗紫，对辨证有何提示？

（4）患儿二便及舌脉征象对辨证有何提示？

（5）按脏腑辨证，本案共涉及哪几个脏腑发病？应采取何种治法？可选用哪些方剂配伍治疗？

［治疗过程］

初诊：1997 年 9 月 26 日。猫爪草 15g，炒僵蚕 10g，刘寄奴 10g，益母草 30g，地龙 10g，黄芪 30g，当归 10g，赤芍 10g，川芎 10g，桃仁 6g，红花 6g，制水蛭 3g。14 剂，日 1 剂，水煎服。

二诊：1997 年 10 月 11 日。尿蛋白（+），浮肿消退，舌苔仍薄黄。上方加黄柏 10g、土茯苓 15g，猫爪草加至 30g，日 1 剂，水煎服，连进 30 剂。

三诊：1997 年 12 月 10 日。尿蛋白（+-），舌紫减轻，黄苔已退，面部褐斑减少。强的松已减至 20mg，隔日 1 次。守法再调，清漾汤合桃红四物汤出入服 60 剂，尿蛋白（-），激素已减至 10mg，隔日 1 次。中药守法出入再进 90 剂，诸症悉平。随访 10 年未复发。

问题

（6）处方中选用的主方是什么？如何理解处方配伍？

（7）二诊时为何加黄柏、土茯苓？

病例 2 程某，女，16 岁，2012 年 4 月 5 日初诊。

［主诉］水肿反复发作 2 年余。

［病史］患儿于 2010 年 2 月因皮肤感染后出现双下肢浮肿，遂来我院住院治疗，查尿常规：尿蛋白（++++），24 小时蛋白定量 2.5g，血白蛋白 15g/L。诊断为"肾病综合征"，给服中药及口服强的松（足量口服 4 周后逐渐减量）两周尿蛋白转阴，出院后坚持服药至 2010 年 9 月停药，期间无复发。患儿平素嗜食辛辣，半月前下肢小腿至足面出现数个疖肿，溃烂渗出，一周前双下肢浮肿，而求郑教授诊治。

［现症］患儿眼睑及双下肢浮肿，按之凹陷。双侧下肢小腿至足面出现数个疖肿，溃烂渗出。舌红，苔黄厚，脉滑数。复查尿常规：蛋白（++），24 小时尿蛋白定量 1.6g/L，血白蛋白 28g/L。

问题

（1）患儿此次水肿因何而起？

（2）患儿为何出现尿蛋白？

（3）患儿舌脉征象对辨证有何提示？

（4）按脏腑辨证，本案涉及哪几个脏腑发病？应采取何种治法？可选用哪些方剂配伍治疗？

［治疗过程］

初诊：2012 年 4 月 5 日。野菊花 12g，蒲公英 15g，金银花 15g，土茯苓 15g，紫花地丁 12g，薏苡仁 15g，白蔻仁 6g，杏仁 9g，滑石 15g，竹叶 9g，黄柏 10g，厚朴 6g。7 剂，日 1 剂，水煎服。

二诊：2012 年 4 月 13 日。服上药后，疖肿逐渐收敛缩小，小便量较前增多，水肿减轻，时有心烦不安，舌质红，苔黄微厚，脉细滑而数，尿常规：蛋白（+），24 小时蛋白定量 0.6g/L。上方去厚朴、滑石，加山药 12g、麦冬 12g。7 剂，日 1 剂，水煎服。

三诊：2012 年 4 月 20 日。疖肿已愈，水肿全消，心烦已除，尿蛋白转阴，24 小时蛋白定量 0.1g/L。后以健脾、清利湿热之剂调理月余，随访半年未复发。

问题

（5）处方中选用的主方是什么？如何理解处方配伍？

（6）主方之外的药物的功效是什么？

（7）二诊为何去厚朴、滑石，加山药、麦冬？

【问题解析】

病例 1

（1）患儿禀赋不足，肺脾肾三脏素虚，脾肾虚弱尤甚，运化、气化功能失常，封藏失职，精微外泄，水液停聚而见浮肿、尿检异常。如《诸病源候论·水通身肿候》说："水病者，由脾肾俱虚故也，肾虚不能宣通水气，脾虚又不能制水，故水气盈溢，渗入皮肤，流遍四肢，所以通身肿也。"

（2）患儿脾气素虚，无以运化水谷精微，气血生化乏源，加之病久气血耗伤，神失所养，故见精神不振。

（3）提示瘀血内阻。患儿水湿内停可致气机不畅，气滞则血瘀；病久不愈，深而入络，可致脉络瘀阻；素来体虚、长期使用激素使卫外不固，易感外邪，外邪入侵，客于经络，使脉络不和，血涩不通，故可见面部褐斑，咽色红，扁桃体肿大、色暗紫等症。

（4）提示痰瘀互阻，邪热内蕴。痰湿阻遏肠胃气机，故见大便不畅；气滞血瘀，故见舌质暗、有瘀点；水湿内停，郁久化热，或长期使用激素助火生热，可见小便黄、舌苔薄黄；脉沉弦亦是痰瘀互阻之象。

（5）按脏腑辨证，本案主要涉及肺、脾、肾、肝等脏发病。病因为禀赋不足，脾肾素虚，水湿内停。日久则湿凝为痰，痰浊流注经脉，则壅塞脉络，阻碍气机运行，导致气滞血瘀，则形成痰夹瘀血之证。结合病史、现症可辨证为痰瘀互结，阻滞肾络证，治当化痰活瘀，通络理肾，方可选清漾汤、桃红四物汤加减。

（6）本案方选清漾汤合桃红四物汤加减。清漾汤为郑教授经验方，基于肾病综合征"虚生痰瘀，痰瘀致虚，痰瘀虚互为因果"的病机特点而设。初诊方中猫爪草甘、辛、微温，功善化痰散结，解毒消肿；刘寄奴苦、温，善走，能活血散瘀；黄芪甘、微温，补气健脾，利尿消肿。上三药为治疗本病不可或缺的"三宝"，是清漾汤的配伍核心。僵蚕为治风痰之圣药，与猫爪草配伍，加强化痰、散结、解毒功效；益母草辛、苦、微寒，活血调经，利水消肿；地龙咸、寒，清热通络利尿，与刘寄奴、益母草合用，活血化瘀、通络利水之效倍增。桃红四物汤载于《玉机微义》，即四物汤加桃仁、红花，初诊用原方去熟地黄加制水蛭，以增强其活血化瘀之力。两方配伍，共奏化痰、活瘀、补虚之功，正切"痰、瘀、虚"之病机。

（7）二诊时舌苔仍薄黄，提示湿热未退，故加黄柏清泄下焦湿热，土茯苓利湿去热，入络搜剔湿热之蕴毒。

病例 2

（1）患儿此次水肿主要病因有二：一为风毒由体表皮肤入于肺，肺失宣化，不能通调水道，下输膀胱，风遏水阻，风水相搏，流溢肌肤，发为水肿；二为湿热内及于脾，患儿平素嗜食辛辣，湿热由生，伤及脾胃，致使脾失健运，不能升清降浊，水湿留滞中州，溢于肌肤，形成水肿。

（2）湿热之邪侵入下焦，伤及肾络，封藏失职，精微外泄，故见尿蛋白。

（3）患儿舌红、苔黄厚、脉滑数皆为湿热内蕴之象。

（4）按脏腑辨证，本案水肿主要以邪实为患。患儿平素嗜食辛辣，又伴有皮肤疖肿等典型的湿毒证候，结合病史、现症可辨证为湿毒内蕴证，涉及肺、脾、胃、肾、膀胱发病。治当清热解毒，利湿消肿，可选五味消毒饮、三妙丸、三仁汤加减治疗。

（5）本案方选五味消毒饮合三仁汤加减。五味消毒饮首见于《医宗金鉴》，主治疔疮初起。初诊方中金银花外清气分之毒，内清血分之毒，宣通气血，疏散毒热，为治疮痈圣药；紫花地丁、野菊花、蒲公英同具清热解毒之力，同用则消肿散结之功颇峻。三仁汤出自《温病条辨》，主治湿温初起。方中薏苡仁、蔻仁、杏仁三仁分入三焦，宣发肺气以开水源，燥湿化浊以复脾运，淡渗利湿以疏水道，使气机宣畅，湿去热清。湿热交阻，宜清宜利，故配伍滑石、竹叶甘寒淡渗，疏导下焦，使湿有出路；厚朴苦燥辛散，行气化湿。两方合用，具有清热解毒、利湿消肿之功。

（6）主方外，黄柏苦、寒，长于清下焦湿热，又能泻火解毒；土茯苓甘淡渗利，解毒利湿，尤宜于疮毒浸淫引起的水肿。

（7）二诊时，尿量增，水肿减轻，尿蛋白减少，提示湿热渐退；时有心烦不安，脉细滑而数，提示津液已伤，故去温燥之厚朴、淡利之滑石；加山药、麦冬旨在益气养阴，以防伤阴之虞。

【学习小结】

肾病综合征的病位在肺脾肾，内因主要是肺脾肾三脏水液调节功能失常，《景岳全书·杂证谟·肿胀》："凡水肿等证，乃肺脾肾三脏相干之病，盖水为至阴，故其本在肾；水化于气，故其标在肺；水惟畏土，故其制在脾。"感受外邪为诱因、次因，内外因有时可互为因果。郑教授认为本病主要病理因素为痰浊和瘀血。痰浊不仅是贯穿病程始终的病理产物，成为损伤人体正气、阻碍气机运行的主要因素，同时又是伤阳、化热，使瘀血形成，推动疾病发展的重要病理环节。瘀血是肾病发生、发展、迁延难愈的重要因素。故本病的治疗应紧扣"痰瘀虚"的病机，临证首辨本证、标证，可选清漾汤加减治疗。本证有四：①脾肺气虚证：清漾汤合四君子汤加减；②脾肾阳虚证：清漾汤合真武汤加减；③肝肾阴虚证：清漾汤合知柏地黄汤或二甘汤加减；④气阴两虚证：清漾汤合参芪地黄汤加减。标证有五：①外感：风寒外感，清漾汤合麻黄附子细辛汤加减；风热外感，清漾汤合银翘散加减。②水湿：清漾汤合五苓散加减。③湿热：清漾汤合龙胆泻肝汤加减。④血瘀：清漾汤合桃红四物汤加减；⑤湿浊：清漾汤合温脾汤加减。

【课后拓展】

1. 熟读《诸病源候论·小儿杂病诸候四·肿满候》的有关内容。

2. 查阅"诸湿肿满，皆属于脾"的来源出处，如何理解？

3. 检索文献，了解西医学对本病的研究进展。

4. 通过对本病的学习，写出学习心悟。

5. 参考阅读 郑宏，郑攀，郑启仲. 小儿肾病综合征从"痰瘀虚"论治经验 [J]. 中华中医药杂志，2012，27（7）：1859-1861.

第三节 过敏性紫癜性肾炎

过敏性紫癜性肾炎简称紫癜性肾炎，是过敏性紫癜出现肾脏损害时的表现。临床表现除有皮肤紫癜、关节肿痛、腹痛、便血外，主要为血尿和（或）蛋白尿，病势缠绵难愈。根据其发病特点，本病归属于中医学"紫斑""尿血""肌衄""水肿"等范畴。

【辨治思路】

郑启仲教授认为紫癜性肾炎以风、湿、热、瘀四种因素互为因果。风、湿、热、瘀既是紫癜性肾炎的主要病因，又是本病发生、变化、迁延的关键病理因素。本病临床以正盛邪实居多，但若病情缠绵不愈，亦可表现为正虚邪恋的证候，故临证需把握病情的演变，以辨清虚实、寒热。治疗上，邪实者以祛邪为旨，宜疏风清热，凉血安络，活血化瘀，解毒利湿；正虚邪恋者以扶正祛邪为要，或滋阴补肾，兼清余热，或益气健脾，兼化湿浊。常选升降散、四妙丸、二至丸、桃红四物汤、犀角地黄汤等加减化裁治疗。

【典型医案】

病例 1 孙某，女，14 岁，2009 年 5 月 10 日初诊。

［主诉］双下肢皮肤紫癜半年。

［病史］患儿平素体弱易感，于半年前发现双下肢皮肤紫癜，尿蛋白（++），某医院诊为"过敏性紫癜性肾炎"。服强的松、潘生丁等治疗，紫癜消失，尿蛋白转阴出院。出院后不规则服药治疗，病情时有反复，鼻塞、咳嗽 3

天而求郑教授诊治。

[现症] 鼻塞，轻咳，咽红痛，双下肢散见鲜红色紫癜，压不褪色，小便黄，大便干，腰酸乏力。舌红，苔薄黄，脉浮数。查血压正常，尿常规：蛋白（+），红细胞（+++）。

问题

（1）患儿此次紫癜因何而起？

（2）患儿鼻塞、轻咳、咽红痛提示什么？

（3）患儿为何出现腰酸乏力？

（4）患儿为何出现血尿、蛋白尿？

（5）患儿二便及舌脉征象对辨证有何提示？

（6）按脏腑辨证，本案共涉及哪几个脏腑发病？应采取何种治法？可选用哪些方剂配伍治疗？

[治疗过程]

初诊：2009 年 5 月 10 日。炒僵蚕 10g，蝉蜕 10g，片姜黄 6g，大黄 6g，菊花 10g，桑叶 15g，牛蒡子 10g，桔梗 10g，玄参 10g，生地黄 10g，白茅根 30g。7 剂，日 1 剂，水煎服。服药期间忌食辛辣、生冷、油腻之品。

二诊：2009 年 5 月 18 日。鼻塞止，咽痛平，大便畅，小便清，皮肤紫癜减少。尿常规：蛋白（+），红细胞（++）。上方去菊花、牛蒡子、大黄、桔梗、玄参，加黄芪 30g、白术 10g、益母草 30g，14 剂，同时服维生素 C200mg，3 次 / 日，芦丁片 40mg，3 次 / 日，盐酸西替利嗪片 5mg，1 次 / 日。

三诊：2009 年 6 月 2 日。尿蛋白转阴，红细胞（+），守法调理 3 个月，诸症消失。

问题

（7）处方中选用的主方是什么？如何理解处方配伍？

（8）如何理解二诊时药物的加减化裁？

病例2 魏某，男，10岁，2009年3月11日初诊。

［主诉］血尿、蛋白尿1年余。

［病史］患紫癜性肾炎已1年8个月，经用中西药治疗，血尿、蛋白尿时轻时重，未能转阴，遂求诊于郑教授。

［现症］体偏瘦，面色赤，尿蛋白（＋）、隐血（＋＋），皮肤无紫癜，食纳可，大便偏干，咽红，扁桃体Ⅰ度，舌质红，尖边有瘀点，苔黄腻，脉弦滑。

问题

（1）患儿血尿、蛋白尿因何而起？

（2）患儿面色赤，大便干，咽红，扁桃体Ⅰ度，对辨证有何提示？

（3）患儿舌脉征象对辨证有何提示？

（4）按脏腑辨证，本案共涉及哪几个脏腑发病？应采取何种治法？可选用哪些方剂配伍治疗？

［治疗过程］

初诊：2009年3月11日。苍术15g，黄柏10g，生薏苡仁15g，川牛膝10g，当归10g，赤芍10g，川芎10g，生地黄10g，红花6g，益母草30g，刘寄奴10g。7剂，日1剂，水煎服。

二诊：2009年3月19日。尿蛋白（＋－）、隐血（＋），黄腻舌苔见退，原方再进14剂。

三诊：2009年4月3日。尿蛋白（－）、隐血（－），守法随症出入服药6个月，至2009年9月停药观察，随访2年未见复发。

> 问题
>
> （5）处方中选用的主方是什么？如何理解处方配伍?
>
> （6）主方之外的药物有何功效?

【问题解析】

病例 1

（1）患儿平素体弱，卫表不固，易感外邪。此次紫癜由外感时邪引发伏热而成，邪热由表入里，入营入血，迫血妄行，络脉损伤，血不循经，溢于肌肤发为紫癜。

（2）提示感受外邪。鼻为肺之窍，咽喉为肺之门户，外邪从口鼻、皮毛侵入，循经上犯则鼻塞、咽红痛。肺主气，司呼吸，主宣发肃降，外邪直侵犯肺，则肺失宣降，气机不利而见咳。

（3）患儿禀赋薄弱，加之久病迁延不愈，调治失宜，以致正气虚馁，腰为肾之府，肾气不足，可见腰酸乏力。

（4）邪热由表入里，热毒移注下焦，灼伤膀胱之络，可见血尿；肾气不足，封藏失职，或邪热蕴结，膀胱气化不利，不能分清别浊，精微随小便而出，可见蛋白尿。

（5）提示表里俱热。患儿小便黄、大便干，提示邪热入里；舌红、苔薄黄、脉浮数，提示表热未解。

（6）按脏腑辨证，患儿紫癜色鲜红，腰酸乏力，有血尿、蛋白尿，并伴轻咳等明显外感风热证候，结合大小便及舌脉征象，当属风热犯肺，血热伤络，肾气不足，涉及肺、脾、肾、膀胱等脏腑发病。治疗首应祛邪，法当辛凉解表，清热凉血，可选用桑菊饮、升降散等加减治疗。

（7）本案方选升降散合桑菊饮加减。升降散出自《伤寒瘟疫条辨》，是杨栗山为治疗温病"表里三焦大热，其证治不可名状者"所设。升降散方中僵蚕"清热解郁，从治膀胱相火"；蝉蜕"饮露得太阴之精华，所以能涤热而解毒"；姜黄祛邪散郁，行气活血；大黄清热解毒，攻下逐秽，推陈致新。四药配伍，对病机属邪热充斥内外、阻滞气机者尤宜。桑菊饮中菊花、桑叶辛凉解表，清肺止咳；牛蒡子、桔梗宣肺利咽。加玄参、生地黄、白茅根清热凉血，养阴生津。诸药合用，表里同治，清补兼施，气血共调，切中病机，而见速效。

（8）二诊时，患儿鼻塞止，咽痛平，提示表证已除；大便畅，小便清，皮肤紫癜减少，提示里热渐退，故减菊花、牛蒡子、大黄、桔梗、玄参寒凉之品。邪气渐平，正气已虚，故加黄芪、白术培补中土，益卫固表，又可滋先天肾气，助其封藏之职；益母草苦泄辛散，活血化瘀，对血热及瘀滞之尿血者尤宜。

病例 2

（1）湿热蕴结膀胱，伤及膀胱血络，可致血尿。《素问·六节藏象论》："肾者，主蛰，封藏之本，精之处也。"肾之蒸化功能失常，不能助膀胱泌别清浊，封藏失职，精微外泄，故见蛋白尿。

（2）面色赤主热证；大便干提示热盛伤津，阴血亏虚，肠失濡润，传化不行；咽红、扁桃体Ⅰ度提示热毒壅盛。

（3）患儿舌质红，尖边有瘀点，提示血行不畅，瘀热互结；苔黄腻、脉弦滑提示湿热内蕴。

（4）按脏腑辨证，本案涉及肝、胆、肾、膀胱等脏腑发病，证属湿热夹瘀，阻络伤肾。治以清热化湿，活血通络，可选四妙丸、桃红四物汤加减。

（5）本案方选四妙丸合桃红四物汤加减。四妙丸出自《成方便读》，由朱丹溪二妙散加川牛膝、薏苡仁化裁而来，主治湿壅热盛于下焦。清其流者必洁其源，方中苍术辛苦而温，芳香而燥，直达中州，为燥湿强脾之主药；病在下非治中可愈，黄柏苦寒下降之品，直清下焦之湿热；川牛膝利水祛湿，活血化瘀，补益肝肾，又可引苍术、黄柏入下焦而去湿热；薏苡仁健脾、清热、渗湿。四药合用，标本共治，中下两宜。桃红四物汤由《仙授理伤续断秘方》之四物汤加桃仁、红花而来。初诊时将原方熟地黄改为生地黄，白芍易为赤芍，取二者清热凉血、活血祛瘀之功；当归、川芎辛香温润，能养血而行血中之气，与地、芍配伍动静相宜，当归合生地黄又可润肠通便，导湿热之邪下行；川芎、红花相须为用，活血化瘀之力倍增。二方合用，行而不伤正，补而不滞邪，共奏清热化湿、活血通络之功。

（6）除主方外，益母草辛、苦、微寒，活血祛瘀，又可利水、导热下行，为血热血滞者所宜；刘寄奴苦能降下，辛温通行，功善破血通经，《本草求真》谓："能使滞者破而即通，而通者破而即收也。"

【学习小结】

过敏性紫癜性肾炎发病的内在因素为正气不足，邪热内伏；外在因素多为感受风、湿、热毒之邪。病机为外邪引动伏热，与气血相搏，灼伤脉络，血不循经，溢于肌肤，出现紫癜；邪热循经犯肾，伤及下焦血络，致肾与膀胱功能失调，而尿检异常。郑教授宗《血证论》之言，"故凡血证，无论清凝鲜黑，总以祛瘀为要"，临证以凉血化瘀为治疗大法，夹有表证者，宜辛凉解表；湿热内蕴者，宜清热利湿；正虚邪恋者，佐以扶正。机圆法活，随证治之，可图确效。

【课后拓展】

1. 熟读《景岳全书·杂证谟·血证》有关内容。

2. 检索文献，了解西医学对本病的研究进展。

3. 查阅"入血就恐耗血动血，直须凉血散血"的来源出处，如何理解？

4. 通过对本病的学习，写出学习心悟。

5. 参考阅读　唐宗海. 血证论 [M]. 北京：人民卫生出版社，2005：91-92.

第八章　疑难杂症

第一节　神经性尿频

神经性尿频是儿童常见的心理行为疾病，以小便频数为特征。主要表现为每天排尿次数增加而无尿量增加，排尿次数从正常的每日 6～8 次增加至20～30 次，严重时数分钟 1 次，每次排尿量少，有时仅见几滴，入睡后则缓解。本病属中医学"尿频"范畴。

【辨治思路】

郑启仲教授认为本病主要病因有二：一由先天不足，肾元不固，气化失利，开阖失司，膀胱失约致尿频；二为病后失调，脾肾两虚，脾虚则水无所制，中气下陷则下关不约，肾虚则闭藏失职而致尿频。此外，亦有湿热内生，下注膀胱而致尿频者，不可不辨。治疗上，虚证者治宜益气补肾、升提固涩；兼有湿邪者，或清热利湿，或健脾化湿，临床常选用缩泉丸、补中益气汤、八正散等加减治疗。

【典型医案】

病例 1　王某，男，8 岁，2012 年 4 月 23 日初诊。

［主诉］白天尿频 1 年余。

［病史］患儿白天尿频 1 年余，白天 10～20 分钟尿 1 次，精神紧张时表现更明显，点滴而出，不能自制，夜间入睡后无遗尿。曾至多家医院治疗，反复检查尿常规等均正常。按"尿路感染""包皮过长"等治疗，效欠佳，求诊于郑教授。

［现症］白天 10～20 分钟尿 1 次，面黄消瘦，神疲气怯，大便溏泄，1～2 次 / 天，舌质淡，苔薄白，脉细弱。

> 问题
>
> （1）患儿尿频因何而起？
>
> （2）患儿为何面黄消瘦、神疲气怯？
>
> （3）患儿为何大便溏泄？
>
> （4）患儿舌脉征象对辨证有何提示？
>
> （5）按脏腑辨证，本案涉及哪些脏腑发病？应采取何种治法？可选用哪些方剂配伍治疗？

［治疗过程］

初诊：2012 年 4 月 23 日。益智仁 10g，乌药 6g，黄芪 20g，炒白术 10g，茯苓 15g，肉桂 3g，山药 15g，金樱子 15g，炙甘草 3g。5 剂，日 1 剂，水煎分 2 次服。

二诊：2012 年 4 月 29 日。服第 2 剂药后，尿频即止。后患儿顽皮，父亲责骂后，精神紧张，再次出现尿频，但较前减轻，上方加龙骨 15g、柴胡 6g，再进 5 剂。

三诊：2012 年 5 月 4 日。已无尿频，大便正常，精神、面色、舌脉亦见明显好转。守上方再进 10 剂，巩固疗效。

> 问题
>
> （6）处方中选用的主方是什么？如何理解处方配伍？
>
> （7）主方之外的药物的功效是什么？
>
> （8）二诊尿频为何止而再现？为何加龙骨、柴胡？

病例2 曾某，女，16岁，2013年10月12日初诊。

［主诉］小便次数增多1周。

［病史］患者1周前开始出现白昼小便次数增多，每半小时甚至20分钟排尿1次，伴有尿急、尿不净，尤其在校期间较重，无尿痛，但入寐后症状消失。平素学习压力较大，求诊于郑教授。

［现症］尿频、尿急，小便色黄，量不多，胸脘痞闷，头身困重，嗜睡多梦，面色萎黄，口渴而不欲饮，食欲不振，时有烦躁，舌淡红，苔薄黄微腻，脉细弱。尿常规及双肾、膀胱、输尿管B超检查均无异常。

> 问题
>
> （1）患儿为何出现尿频、尿急、尿黄？
>
> （2）患儿胸脘痞闷，头身困重，嗜睡多梦，对辨证有何提示？
>
> （3）患儿为何面色萎黄，口渴而不欲饮，食欲不振，时有烦躁？
>
> （4）患儿舌脉征象对辨证有何提示？
>
> （5）按脏腑辨证，本案共涉及哪几个脏腑发病？应采取何种治法？可选用何方治疗？

［治疗过程］

初诊：2013年10月12日。滑石粉10g，小通草10g，车前子10g，萹蓄10g，生大黄5g，生栀子10g，灯心草10g，半夏10g，胆南星5g，陈皮10g，茯苓10g，甘草10g。4剂，日1剂，水煎服。

二诊：2013年10月17日。服药后排尿次数较前减少，40～60分钟排尿 1 次，尿急症状较前减轻，仍觉头身困重、乏力，寐欠安。上方去栀子、大黄，加远志 10g、琥珀粉 1g（冲）。4 剂，日 1 剂，水煎服。

三诊：2013 年 10 月 22 日。服药后排尿次数明显减少，1 ～ 2 小时排尿 1 次，无尿急，食欲较前好转，寐安。上方去萹蓄、胆南星，加桑螵蛸 10g、益智仁 10g。4 剂，日 1 剂，水煎服。

四诊：2013 年 10 月 26 日。已无尿频、尿急等症，无其他明显不适，继服 7 剂而愈。随访 1 年未复发。

问题

（6）处方中选用的主方是什么？如何理解处方配伍？

（7）主方之外的药物的功效是什么？

（8）二诊为何去栀子、大黄，加远志、琥珀粉？

（9）三诊为何去萹蓄、胆南星，加桑螵蛸、益智仁？

【问题解析】

病例 1

（1）患儿先天禀赋不足，脾肾阳气素虚，阳不化气，气虚不固，水失制约，故见尿频。

（2）脾主运化精微以生化气血，脾虚则运化失职，精微不布，气血生化无源，形神失养，故见面黄消瘦、神疲气怯。

（3）脾肾阳虚，命火不足，脾胃失于温煦，水谷不得腐熟，故见大便溏泄。

（4）患儿舌质淡，苔薄白，脉细弱，提示阳气虚馁。

（5）按脏腑辨证，本案涉及脾、肾、膀胱等脏腑发病。结合病史、现症，可辨证为脾肾阳虚，下元不固证。治疗当益气补肾，升提固涩，可选缩泉丸、四君子汤加减治疗。

（6）本案方选缩泉丸为主方。缩泉丸出自《魏氏家藏方》，为治疗下元虚寒所致小便频数而设。初诊方中，益智仁辛温，能温补肾阳，固涩精气，收缩小便，《本草纲目》谓之"行阳退阴之药，三焦命门气弱者宜之"；乌药辛温，善理元气，可调气散寒，能除膀胱肾间冷气，止小便频数；山药甘平，健脾补肾，固涩精气。诸药合用，寓收于散，寓合于开，使气化复常而津液得敛。

（7）初诊主方外，黄芪甘温，益气健脾，升阳举陷；白术甘苦性温，功擅健脾燥湿，《本草通玄》谓之"补脾胃之药，更无出其右者"；茯苓甘淡，健脾渗湿以止泻；肉桂辛甘、大热，补火助元，益阳消阴，为治命门火衰之要药；金樱子酸涩平，功专固涩，尤适于肾虚膀胱失约之尿频，又可涩肠止泻；炙甘草甘平，益气健脾，调和诸药。

（8）二诊时患儿因受责骂，肝气不舒，气机不畅，固涩失职，故尿频再现。龙骨甘涩平，既可镇惊安神，又可收敛固涩；柴胡辛行苦泄，善于条达肝气，疏肝解郁，又能合黄芪升举脾胃清阳之气以缩尿。

病例 2

（1）本案患儿因学习压力大，忧思伤脾，脾失健运，积湿生热，客于膀胱，膀胱气化失常，水道不利，遂致尿频、尿急；湿热下迫，尿液受其煎熬而变黄。

（2）湿困脾土，气不化湿，湿郁气滞而见胸脘痞闷，头身困重；湿邪上蒙清窍，故见嗜睡多梦。

（3）脾气运化失职，胃不能纳，故见食欲不振；气血来源不充，形体失于濡养，故见面色萎黄；湿阻气滞，津液不能上呈口舌，故见渴不欲饮；郁热扰心，可见烦躁。

（4）患儿苔薄黄微腻，脉细弱，为湿热内蕴之征象。

（5）按脏腑辨证，本案主要涉及脾与膀胱发病。结合病史、现症，可辨为脾失健运，湿热下注。治疗应清热利湿，通利膀胱，可选八正散加减。

（6）本案方选八正散为主方。八正散出自《太平惠民和剂局方》，主治湿热蕴于下焦膀胱所致诸症。初诊方中，萹蓄清热泻火，利水通淋；滑石性寒沉降，善利膀胱，清水源；车前子清热以通关窍；栀子清泄三焦湿热；大黄下郁热而膀胱之气自化；灯心草甘淡，清热利尿；甘草甘缓，防诸药苦寒伤胃，并能调和诸药。诸药配伍，着重于"清""利""通"，虽以治下焦为主，实则三焦皆可清利。

（7）初诊主方外，通草气寒味淡而体轻，善于引热下降而利小便；胆南星味苦性凉，功能清热化痰；半夏燥湿化痰，陈皮理气健脾，茯苓健脾渗湿，三药同用，使脾湿得化，脾气得畅，运化有权，以杜痰湿之源。

（8）二诊时，患儿诸症缓解，提示湿热渐消，故去栀子、大黄苦寒之品，以防损伤阳气；夜寐欠安，故加琥珀、远志宁心安神。

（9）三诊时，患儿尿急消失，排尿次数明显减少，故去萹蓄、胆南星苦寒清利之品，防伤津耗液之虞；加桑螵蛸、益智仁温肾助阳，收敛固涩，既防前药苦寒损伤阳气，又防通利太过耗伤阴液。

【学习小结】

本病临床以脾肾两虚多见，湿热下注次之。前者为虚，起病较缓慢，病程亦长，以尿频为主症，或伴神疲乏力、面色萎黄、手足不温等症，一般无尿急，治疗重在温补脾肾、升提固涩，常用缩泉丸、四君子汤、补中益气汤等。后者为实，起病多急，病程较短，除尿频外，常伴尿急及其他湿热证候，治疗重在清热利湿，通利膀胱，常选八正散。临证时亦可见虚实相互转化，或虚实兼见，治宜攻补兼施，标本兼顾。

【课后拓展】

1. 熟读《诸病源候论·小儿杂病诸候五·小便数候》的有关内容。

2. 查阅"中气不足，溲便为之变"的来源出处，如何理解？

3. 检索文献，了解西医学对本病的研究进展。

4. 通过对本病的学习，写出学习心悟。

5. 参考阅读　郑攀，郑宏.郑启仲儿科医案 [M].北京：中国中医药出版社，2015：174-177.

第二节　遗尿症

遗尿是指 5 岁以上小儿不能自主控制排尿，经常睡中小便自遗，醒后方觉的一种病证。本病病程一般较长，易反复发作，时作时止，有的可持续数年，甚则至成年。

【辨治思路】

郑启仲教授认为本病主要病因有二：一为先天禀赋不足，素体虚弱，常表现为肾气不足，下元虚冷，膀胱功能失职而致遗尿，如《幼幼集成》说："睡中自出者，谓之尿床，此皆肾与膀胱虚寒也。"二为大病、久病之后失于调养，致使肺脾气虚，不能约束水道而患遗尿。治疗上，根据虚则补之的原则，下元虚寒者，治以温肾固涩，肺脾气虚者，治以益气收涩，常选桑螵蛸散、缩泉丸、菟丝子散、补中益气汤等加减治疗。

【典型医案】

病例 1　周某，男，6 岁，2009 年 10 月 7 日初诊。

［主诉］遗尿 2 年余。

［病史］患儿自幼出现夜间遗尿，甚者一夜数次，口服中西药物 1 年，效果欠佳，为进一步治疗求诊于郑教授。

［现症］面色萎黄，四肢乏力，气短懒言，每日夜间不能自主排尿，父母叫醒困难，纳呆食少，大便不调，小便清。舌淡苔白，脉弱。尿常规（－），X 线腰骶部正位片（－），脑电图（－）。

问题

（1）患儿为何出现遗尿？

（2）患儿面色萎黄，四肢乏力，气短懒言，对辨证有何提示？

（3）患儿为何纳呆食少、大便不调？

（4）患儿舌脉征象对辨证有何提示？

（5）按脏腑辨证，本案共涉及哪几个脏腑发病？应采取何种治法？可选用哪些方剂配伍治疗？

［治疗过程］

初诊：2009 年 10 月 7 日。黄芪 15g，党参 10g，白术 10g，柴胡 6g，升麻 6g，陈皮 6g，砂仁 6g，制鱼鳔 6g，炙甘草 3g。7 剂，日 1 剂，水煎服。

二诊：2009 年 10 月 14 日。服上药后叫醒较前容易，其中两次自醒排尿。上方再进 7 剂。

三诊：2009 年 10 月 21 日。遗尿基本停止，改隔日 1 剂巩固疗效，又服 10 剂而愈。随访 2 年未复发。

问题

（6）处方中选用的主方是什么？如何理解处方配伍？

（7）主方之外的药物的功效是什么？

病例 2 马某，女，9 岁，2013 年 1 月 14 日初诊。

［主诉］遗尿 6 年。

［病史］患儿 3 岁后，仍常常睡中遗尿，唤之难醒，时轻时重，经多方治疗无效而来诊。

［现症］面黄少泽，睡中遗尿，唤之难醒，溲清便溏。舌淡，苔薄白，脉沉迟。骶尾骨正位片无异常，尿常规检查正常。

问题

（1）患儿为何出现遗尿？

（2）患儿面黄少泽，溲清便溏，对辨证有何提示？

（3）患儿舌脉征象对辨证有何提示？

（4）按脏腑辨证，本案共涉及哪几个脏腑发病？应采取何种治法？可选用哪些方剂配伍治疗？

［治疗过程］

初诊：2013 年 1 月 14 日。桑螵蛸 15g，熟地黄 15g，巴戟天 10g，益智仁 10g，远志 6g，制附子 6g（先煎），乌药 10g，石菖蒲 10g，煅龙骨 20g（先煎），肉桂 3g，生麻黄 3g，炙甘草 6g。15 剂，日 1 剂，水煎服。

二诊：2013 年 1 月 30 日。患儿遗尿减轻，上方加山药 15g，再进 15 剂。

三诊：2013 年 2 月 16 日。患儿服药后病情明显好转，每周遗尿 1 ～ 2 次，叫醒较前容易，父母甚喜，言其走路时仍觉乏力。上方去麻黄、龙骨，加黄芪 30g。

四诊：2013 年 3 月 6 日。已 10 天未见遗尿，乏力明显减轻，守方再取 15 剂，隔日 1 剂善后而愈。随访 1 年未见复发。

问题

（5）处方中选用的主方是什么？如何理解处方配伍？

（6）主方之外的药物的功效是什么？

（7）二诊时加山药有何功效？

（8）三诊时为何去麻黄、龙骨，加黄芪？

【问题解析】

病例 1

（1）肺为水之上源，有通调水道、下输膀胱的功能；脾为中土，主运化水湿。患儿素体虚弱，肺虚则治节不行，气虚下陷则固摄失能；脾虚不能散津于肺、制水于下，故决渎失司，膀胱不约而致遗尿。

（2）提示肺脾气虚。脾气虚弱，运化无权，气血生化无源，不能上荣于面，故见面色萎黄，不能充养肢体，则见四肢乏力；肺主一身之气，肺气虚则气短懒言。

（3）脾主运化，脾虚则运化失司，故见纳呆食少、大便不调。

（4）提示气血不足。气血虚，舌失所养，故见舌淡；肺朝百脉，气虚血脉失养，鼓动无力，故见脉弱。

（5）按脏腑辨证，本案主要涉及脾、肺、膀胱等脏腑发病。结合病史、现症，辨证为肺脾气虚，膀胱失约证。治疗应补中益气，升阳固涩，可选补中益气汤加减。

（6）本案方选补中益气汤为主方。补中益气汤出自《内外伤辨惑论》，为脾胃气虚、清阳不升之证而设。初诊方中，黄芪补益中土，升阳举陷，党参补脾益肺，气血双补，白术专补脾胃，三药合用，寓补土生金之意；柴胡、升麻轻清升散，以协诸益气之品助清阳之气上升，《本草纲目》谓二药为"脾胃引经最要药"；陈皮调理气机，以助升降之复，使诸药补而不滞；炙甘草调和诸药，亦兼作使药。上药合用，可使脾胃健运，元气内充，气陷得举，血虚得补，津液得固。

（7）初诊主方外，砂仁辛散温通，气味芬芳，为醒脾调胃要药；鱼鳔甘温，补肾益精，尤善治肾虚封藏不固诸症。

病例 2

（1）肾为先天之本，藏真阴而寓元阳，主闭藏；膀胱为津液之府，小便乃津液之余，小便的排泄与留贮，为膀胱气化所司，又赖肾阳的温养。患儿禀赋素虚，肾气不足致下元虚冷，膀胱气化制约功能失调而致遗尿。

（2）肾为水脏，又寓命火。命火不足，则气化不行，可见小便清长；肾虚火不暖土，脾虚运化失健，故见面黄少泽、便溏。

（3）提示阳气不足。肾气不足，虚寒内生，阳气不能上荣，故见舌淡；阳气无力鼓动血脉，故见脉沉迟。

（4）按脏腑辨证，本案主要涉及肾、膀胱发病。患儿遗尿多年，伴有溲清便溏、舌淡、脉沉迟等明显阳虚症状，结合病史、现症，辨证为肾虚不固，膀胱失约。治疗应补肾温阳，缩尿固脬，可选桑螵蛸散、缩泉丸加减。

（5）本案方选桑螵蛸散为主方。桑螵蛸散出自《本草衍义》，为治疗心气不足，肾虚不摄，水火不交证而设。初诊方中，桑螵蛸既能补肾助阳，又能固涩脬气，标本兼顾；菖蒲开心窍，远志能通肾气于心，煅龙骨固涩溺窍。诸药合用，共奏调补心肾、缩尿止遗之效。

（6）初诊主方外，熟地黄甘温质润，补肾填精；巴戟天、制附子、肉桂大补命门相火，益阳消阴；益智仁、乌药温肾散寒，缩尿止遗；麻黄性温，除能开窍醒神外，亦可畅达气机，助膀胱气化；炙甘草调和诸药。

（7）二诊，加山药与益智仁、乌药同用，为缩泉丸，健脾补肾，敛涩精气。

（8）三诊，患儿遗尿明显好转，提示方证契合，阳气得复，故去龙骨质重、麻黄辛散之品，以防犯虚虚之戒。患儿乏力，提示气血仍较虚馁，故加黄芪益气健脾，补气生血，以固其本。

【学习小结】

遗尿主要责之于膀胱失约，与肺、脾、肾功能失调关系密切。肾虚下寒与肺脾气虚是最常见的病理变化，二者可互为因果，相互转化。临证应根据遗尿情况与兼症分清三脏虚损孰重孰轻，若伴形寒肢冷、面白神疲、舌淡、脉沉迟等，以肾虚为重，治以温补肾阳，佐以固涩，常用缩泉丸、桑螵蛸散加减；若伴自汗、少气懒言、纳少便溏者，以肺脾虚为重，治以益气健脾为主，升阳收摄为辅，常用补中益气汤加减治疗。

【课后拓展】

1. 熟读《诸病源候论·小便病诸侯·尿床候》的有关内容。

2. 查阅"膀胱者，州都之官，津液藏焉"的来源出处，如何理解？

3. 检索文献，了解西医学对本病的研究进展。

4. 通过对本病的学习，写出学习心悟。

5. 参考阅读 沈金鳌. 幼科释谜 [M]. 北京：人民军医出版社，2012：197.

第三节　特发性性早熟

特发性性早熟是指性特征提前出现的现象，目前认为女孩在 8 周岁以前出现乳房增大，阴毛、腋毛生长等一项或多项第二性征发育，或 10 周岁以前月经来潮，男孩在 9 周岁前出现睾丸、阴茎增大等特征，即可诊断为性早熟。祖国历代医学文献中无性早熟的病名，根据患儿的临床表现可归为"乳疬""月经先期"等范畴。

【辨治思路】

肾藏精，为封藏之本，寓元阴元阳，主生殖。在女子，肾上通于脑，下连冲任二脉而系胞宫，与其生长发育及生殖机能的调节有密切关系。正常女童"七岁肾气盛，齿更发长，二七而天癸至，任脉通，太冲脉盛，月事以时下"。小儿肾常虚，易出现肾失封藏，阴不制阳，虚阳上浮，相火妄动，冲任失调，通盛失时，天癸早萌，月经提前而至。由于肝肾同源，肾阴不足，水不涵木，肝失调达，郁而化火，导致乳房胀痛，提前发育；阴阳失衡，相火妄动，冲任失调，导致天癸早至。故郑启仲教授认为阴阳失衡是发病之根本，主张填补真阴，清泻相火以治本，疏肝泻火以治标。

【典型医案】

病例1 刘某，女，9岁半，2012年7月9日初诊。

［主诉］发现乳房发育2年，月经来潮3个月。

［病史］患儿2年前发现乳房发育，当地医院诊为"单纯乳房早发育"，家长未予重视，间断服用知柏地黄丸治疗，病情未得到控制，半年前出现阴道分泌物增多，3个月前出现月经初潮，骨龄12岁，某医院诊为"特发性中枢性性早熟"，家长拒绝西药治疗，服用大补阴丸治疗，半月前月经再次来潮，而求郑教授治疗。

［现症］乳房发育，经期月经量多、色暗红，阴道分泌物量多、质清稀，伴口舌生疮、面色潮红、乏力头晕、五心烦热、盗汗、夜梦纷纭，时有遗尿，小便清长，大便干，舌尖红，苔白而润，脉沉细数无力。体征：双乳发育Tanner分期Ⅳ期，阴毛Tanner分期Ⅲ期。

问题

（1）患儿乳房发育，经期月经量多、色暗红，阴道分泌物量多、质清稀，属何脏腑发病？

（2）患儿口舌生疮，面色潮红，乏力头晕，五心烦热，盗汗，夜梦纷纭，属何脏腑发病？

（3）患儿舌尖红，苔白而润，脉沉细数无力，属何脏腑发病？

（4）按脏腑辨证，本案主要涉及哪个脏腑发病？应采取何种治法？可选用哪些方剂配伍治疗？

［治疗过程］

初诊：2012年7月9日。盐黄柏10g，砂仁6g，川黄连6g，肉桂1g，五倍子3g，仙鹤草6g，炒蒲黄6g，当归6g，益智仁6g，肉苁蓉6g，甘草6g。7剂，日1剂，水煎服。

二诊：2012年7月17日。口疮消失，阴道分泌物减少，大便正常，未见遗尿，多梦减少，但乏力头晕、盗汗不减。熟地黄 10g，天冬 10g，太子参 10g，盐黄柏 6g，砂仁 3g，黄连 6g，肉桂 1g，炙龟板 10g，炒蒲黄 6g，仙鹤草 10g，当归 6g。14 剂，日 1 剂，水煎服。

三诊：2012 年 8 月 2 日。乏力头晕、盗汗、五心烦热大减，未见月经初潮。舌淡红，苔少，脉细数。上方去炙龟甲、太子参，加生白芍 10g、旱莲草 10g、女贞子 10g。14 剂，日 1 剂，水煎服。

四诊：2012 年 8 月 18 日。未见月经来潮，分泌物量、色基本正常，纳眠正常，停药观察。随访 2 年未见复发。

> 问题
>
> （5）处方中选用的主方是什么？如何理解处方配伍？

病例 2 张某，女，4 岁，2010 年 5 月 10 日初诊。

［主诉］发现乳房硬结半月余。

［病史］患儿家长于半月前洗澡时发现患儿左侧乳房有一硬结，有触痛，到某西医院内分泌门诊就诊，诊为"单纯乳房早发育"，给予知柏地黄丸口服治疗半月无效，并见右侧乳房开始发育，而求郑教授治之。

［现症］双侧乳房硬结，触之疼痛，阴道无分泌物，患儿面黄形瘦，平素性格内向，善太息，近来急躁易怒，食欲欠佳，大便干，小便黄，舌质红，苔黄，脉弦数。体征：双侧乳核 2.0cm×2.0cm，Tanner 分期Ⅱ期，阴毛、腋毛未见，外阴未见明显色素沉着。彩超提示：双侧乳腺发育，双侧卵巢体积小于 1cm^3；骨龄 4 岁半；性激素水平均在正常范围。

> 问题
>
> （1）患儿乳房硬结，触之疼痛，为脏腑辨证中哪一脏发病？
>
> （2）患儿善太息，急躁易怒，为脏腑辨证中哪一脏发病？
>
> （3）患儿食欲欠佳，大便干，小便黄，为脏腑辨证中哪一脏发病？

（4）患儿舌质红，苔黄，脉弦数，对辨证有何提示？

（5）按脏腑辨证，本案主要涉及哪个脏腑发病？应采取何种治法？可选用哪些方剂配伍治疗？

［治疗过程］

初诊：2010 年 5 月 10 日。牡丹皮 5g，栀子 6g，醋柴胡 6g，全当归 6g，生白术 6g，生白芍 6g，醋香附 5g，夏枯草 6g，醋郁金 5g，枳实 5g，厚朴 5g，生大黄 3g（后下）。7 剂，日 1 剂，水煎服。

二诊：2010 年 5 月 18 日。双侧乳房触痛消失，硬结变软，大便软。舌红，苔薄黄，脉弦数稍细。牡丹皮 5g，栀子 6g，醋柴胡 6g，全当归 6g，炒白术 10g，生白芍 6g，醋香附 5g，夏枯草 6g，醋郁金 5g，生地黄 5g，盐知母 5g，炙甘草 5g。14 剂，日 1 剂，水煎服。

三诊：2010 年 6 月 2 日。双侧乳房硬结消失，性情较前温和，食欲好转，二便正常。

问题

（6）处方中选用的主方是什么？如何理解处方配伍？

（7）二诊加知母、生地黄的目的是什么？

【问题解析】

病例 1

（1）肾藏精，为封藏之本，寓元阴元阳，主生殖。在女子，肾上通于脑，下连冲任二脉而系胞宫。小儿肾常虚，易出现肾失封藏，阴不制阳，虚阳上浮，相火妄动，冲任失调，则乳房发育；阴虚阳亢，虚热迫血，则月经量多。

（2）患儿肾失封藏，阴不制阳，虚阳上浮，相火妄动。水火失济，心火偏亢，则口舌生疮，面色潮红，乏力头晕。虚热内生则潮热盗汗，五心烦热，大便干结。

（3）患儿舌尖红，苔白而润，脉沉细数无力，为肾失封藏、相火偏旺之象。

（4）按脏腑辨证，本案主要涉及肝、肾、心发病。患儿为肾失封藏，相火偏旺，水火失济之证，治疗当补肾固精，清泻相火，交通心肾，可选用封髓丹合交泰丸加减。

（5）本案方选封髓丹合交泰丸加减。封髓丹出自元初许国祯《御药院方》，谓能降心火，益肾水。郑钦安非常推崇此方，在其《医理真传》指出："按封髓丹一方，乃纳气归肾之法，亦上中下并补之方也。夫黄柏苦味入心，察天地寒水之气而入肾，色黄而入脾。脾也者，调和水火之枢也，独此一味，三才之意已俱。况西砂辛温，能纳五脏之气而归肾，甘草调和上下，又能伏火，真火伏藏，则人身之根蒂永固，故曰封髓。其中更有至妙者，黄柏之苦，合甘草之甘，苦甘能化阴。西砂之辛，合甘草之甘，辛甘能化阳。阴阳合化，交会中宫，则水火既济，而三才之道，其在斯也"。交泰丸交济水火，药方取黄连苦寒，入少阴心经，降心火，不使其炎上；取肉桂辛热，入少阴肾经，暖水脏，不使其润下；寒热并用，如此可得水火既济。两方合用，紧扣病机，交通心肾。加五倍子、仙鹤草收敛止血；当归、蒲黄养血散瘀；益智仁、肉苁蓉温补肾阳。

病例 2

（1）乳房与脏腑经络有密切关系，乳房为阳明经脉之所过，乳头为厥阴之气所贯，因此乳房硬节主要与肝、胃等脏腑关系密切。

（2）肝喜条达恶抑郁，肝气郁滞，气机不畅而急躁易怒，善太息。

（3）患儿平素脾胃虚弱，又性格内向，易于肝郁，土虚木乘，表现为食欲欠佳，大便干，小便黄。

（4）患儿舌质红、苔黄、脉弦数为肝郁化火之征。

（5）按脏腑辨证，本案主要涉及肝、脾、胃等脏腑发病。患儿平素脾胃虚弱，又性格内向，易于肝郁，土虚木乘；肝藏血，主疏泄，体阴而用阳，肝郁化火，耗伤肝阴；肝肾同源，相火内寄于肝肾，故致阴阳失衡，相火妄动，乳房发育。治疗当疏肝泻火，平衡阴阳，可选用丹栀逍遥散合小承气汤加减。

（6）本案方选丹栀逍遥散合小承气汤加减。丹栀逍遥散又称加味逍遥散，出自明·薛己的《内科摘要》，为肝郁血虚、脾失健运之证而设。方中柴胡疏肝解郁，使肝气得以调达；当归甘辛苦温，养血和血；白芍酸苦微寒，养血敛阴，柔肝缓急；白术、茯苓健脾去湿，使运化有权，气血有源；郁金、香附增强疏肝解郁之效；炙甘草益气补中，缓肝之急。加牡丹皮、栀子、夏枯草清泻肝之相火，首诊合用小承气汤，旨在和胃降浊，调和阴阳。

（7）二诊加知母、生地黄以益肾水，滋肝阴，泻相火，调阴阳而收功。

【学习小结】

本病的病变主要在肾、肝二脏，多数医家认为本病是由肝郁化火或阴虚火旺、相火妄动所致。郑教授认为阴阳失衡是发病之根本，由于肝肾同源，肾阴不足，水不涵木，肝失调达，郁而化火，导致乳房胀痛，提前发育；阴阳失衡，相火妄动，冲任失调导致天癸早至。故填补真阴、清泻相火以治本，疏肝清热以治标。

【课后拓展】

1. 了解《素问·上古天真论》中人的生长发育相关内容。

2. 查阅"阴平阳秘，精神乃治"的相关资料。

3. 检索文献，了解西医学对本病的研究进展。

4. 通过对本病的学习，写出学习心悟。

5. 参考阅读　郑攀，郑宏.郑启仲儿科医案 [M].北京：中国中医药出版社，2015：186-190.

第四节　情感交叉擦腿综合征

　　情感交叉擦腿综合征是一个病因不明、治疗尚不统一的综合征，发作时表现为儿童通过擦腿或反复用手或其他物件摩擦自己外生殖器引起兴奋，在儿童中并不少见，女孩更多见。多见于 2 岁以后，多数在幼儿至学龄前比较明显，上学后多数消失，至青春期后又明显增加。中医文献无相关内容记载。

【辨治思路】

　　明代万全《育婴家秘·五脏证治总论》提出小儿"五脏之中肝有余，脾常不足肾常虚，心热为火同肝论，娇肺遭伤不易愈"。钱乙《小儿药证直诀》概括为小儿在生理上"肌骨嫩""五脏六腑成而未全……全而未壮"，在病理上"脏腑柔软，易虚易实，易寒易热"。根据小儿生理病理特点，历代医家将本病辨证分为三型：阴虚火旺型、肝经湿热型、阴阳失调型。郑启仲教授认为本病与心、肝、脾、肾关系密切。病机多虚实夹杂，常内外因相合而为病。临床辨证论治过程中以滋补肝肾之阴贯穿始终，初期以心肝火旺的实证为主，常兼夹湿热，后期则出现脾肾气血不足等诸多虚证之象，同时应重视调摄情志与神机，临床用药疗效满意。

【典型医案】

　　病例 1　白某，女，4 岁 8 个月，2013 年 11 月 15 日初诊。

　　[主诉] 发作性交叉、擦腿 1 个月。

　　[病史] 1 个月前家长发现患儿睡前无明显原因双下肢交叉紧贴，上下移擦，神情专注，置一切于不顾，直到面色潮红，呼吸气粗，头部汗出才停止。每次持续时间 4～5 分钟，发作时神志清楚，可被打断，疑为癫痫，至我院查 24 小时动态脑电图无异常，考虑情感交叉擦腿综合征，门诊求郑教授诊治。

　　[现症] 形体消瘦，脾气急躁，纳差，小便黄。舌质红，苔白稍黄，脉细

数。实验室检查：尿常规正常。

问题

（1）患儿双下肢交叉紧贴，上下移擦阴部，与何脏腑有关？

（2）患儿病情发作时为何面色潮红、呼吸气粗、头部汗出？

（3）患儿形体消瘦，脾气急躁，纳差，小便黄，属何脏腑发病？

（4）患儿舌质红，苔白稍黄，脉细数，为何脏病变？

（5）按脏腑辨证，本案主要涉及哪个脏腑发病？应采取何种治法？可选用哪些方剂配伍治疗？

［治疗过程］

初诊：2013 年 11 月 15 日。熟地黄 10g，山药 10g，山茱萸 10g，茯苓 10g，牡丹皮 6g，泽泻 6g，黄柏 6g，知母 6g，龙胆草 6g，茯神 6g。5 剂，日 1 剂，水煎服。同时嘱家长配合治疗，对患儿加以教育诱导，尽量使其注意力转移到其他活动上。

二诊：2013 年 11 月 21 日。发作症状减少，效不更方，再取 6 剂。

三诊：2013 年 11 月 27 日。未见症状发作。上方去龙胆草，加远志 6g，再服 5 剂巩固疗效而愈。停药后 2 年未复发。

问题

（6）处方中选用的主方是什么？如何理解处方配伍？

病例 2 于某，男，6 岁，2014 年 6 月 2 日初诊。

［主诉］发作性双腿交叉、摩擦 3 个月。

［病史］患儿近 3 个月来经常两腿交叉，双手抚摸阴部进行摩擦，常以手抚弄阴茎至勃起为快，发作时面红汗出，目光呆滞，每次发作 5～10 分钟，每日发作 2～3 次不等，反复 3 个月，西医多方治疗不效，慕名求诊。

［现症］患儿平素嗜食肥甘厚味，口唇干燥，便干尿赤，急躁易怒，睡眠

欠佳。舌质红，苔黄腻，脉弦数。脑电图检查：正常儿童脑电图。

问题

（1）患儿平素嗜食肥甘厚味，与发生发作性双腿交叉、摩擦有何关系？

（2）患儿口唇干燥，便干尿赤，急躁易怒，睡眠欠佳，属何脏腑发病？

（3）患儿舌质红，苔黄腻，脉弦数，为何脏腑发病？

（4）按脏腑辨证，本案主要涉及哪个脏腑发病？应采取何种治法？可选用哪些方剂配伍治疗？

［治疗过程］

初诊：2014 年 6 月 2 日。龙胆草 3g，黄芩 5g，栀子 10g，钩藤 10g（后下），生地黄 10g，通草 5g，柴胡 6g，车前子 10g（包），牡丹皮 10g，甘草 3g，羚羊角粉 1g（冲）。7 剂，日 1 剂，水煎服。

二诊：2014 年 6 月 9 日。发作次数减少，2 ～ 3 天 1 次，效不更方，再取 10 剂。

三诊：2014 年 6 月 20 日。舌淡苔薄白，脉沉缓。杞菊地黄汤加减调治 1 个月而愈。

问题

（5）处方中选用的主方是什么？如何理解处方配伍？

【问题解析】

病例 1

（1）肾主阴器，肝之经脉络阴器，肾水不足致相火妄动或肝风内动，皆可出现双下肢交叉紧贴，上下移擦阴部。

（2）患儿先天肾水不足，阴虚火旺，肝木失养，肝风内动，故两腿交叉移擦时出现面色潮红、气粗汗出等症。

（3）胖人多痰，瘦人多火，患儿肝经火旺，肝胆之火上逆，则表现为脾气急躁，肝火犯胃则纳差。

（4）患儿舌质红，苔白稍黄，脉细数，为肝肾阴亏、肝风内动之象。

（5）按脏腑辨证，本案主要因肝肾阴亏，肝风内动所致，治疗当滋补肝肾，息风定志，方选知柏地黄汤加减。

（6）本案方选知柏地黄汤为主方。本方出自明代著名医学家张景岳的《景岳全书》，是由六味地黄丸加知母、黄柏而成。方中熟地黄滋肾阴，益精髓；山茱萸滋肾益肝，山药滋肾补脾；泽泻泻肾降浊，牡丹皮泻肝火；茯苓渗脾湿，知母、黄柏清肾中伏火；加龙胆草清热利湿，茯神、远志安神定志；同时配合诱导教育，转移其注意力。服药15剂而痊愈。

病例2

（1）家长喂给小儿过多肥甘厚味，加之小儿脾胃功能尚未完善，难已运化，酿湿生热；同时长期使用尿不湿或穿着过紧衣裤，透气不良，导致外阴湿热，相火为阴火，得湿热则愈烈，痒愈甚，擦腿更频繁。

（2）患儿肝经湿热，湿热之邪熏蒸头目，则口唇干燥；湿热伤津，则便秘溲赤；湿热之邪上扰心神，则急躁易怒，睡眠欠佳。

（3）舌质红、苔黄腻、脉弦数为肝经火旺，湿热下注之象。

（4）按脏腑辨证，本案主要涉及肝、胆发病，即肝经火旺，湿热下注。治宜泻肝胆实火，清下焦湿热，可选用龙胆泻肝汤加减。

（5）本案方选龙胆泻肝汤为主方。龙胆泻肝汤出自《医方集解》，具有泻肝胆实火、清下焦湿热的功效。方中龙胆草大苦大寒，既能清利肝胆实火，又能清利肝经湿热。黄芩、栀子苦寒泻火，燥湿清热。通草、车前子渗湿泄热，导热下行；实火所伤，损伤阴血，生地黄、牡丹皮养血滋阴，邪去而不伤阴血。柴胡舒畅肝经之气，引诸药归肝经。加羚羊角、钩藤以清肝经实热、平肝息风，甘草调和诸药。

【学习小结】

朱丹溪认为"相火寄于肝肾二部"，小儿肝常有余，其发病易扰动相火；

小儿禀赋薄弱，天癸未成，肾水不足，水不涵木，肝木失养，肝之相火更易妄动；又"肾开窍于二阴""肝脉循阴器"，且《医宗必读》载"盖火分君相，君火者，居乎上而主静，相火者，处乎下而主动"，若相火妄动则发为本病。

【课后拓展】

1. 了解《小儿药证直诀》中小儿生理特点的相关内容。

2. 查阅"相火寄于肝肾二部"的来源出处，如何理解？

3. 检索文献，了解西医学对本病的研究进展。

4. 通过对本病的学习，写出学习心悟。

5. 参考阅读　郑攀，郑宏 . 郑启仲儿科医案 [M]. 北京：中国中医药出版社，2015：171-173.

第五节　发作性睡病

发作性睡病是一种慢性进行性睡眠障碍，以发作性睡眠增多、猝倒、睡眠瘫痪及睡眠幻觉为四大主要特征。此外，还可能有睡眠时不自主肢体运动、夜间睡眠不安等症状。此病常在青少年期起病并伴随终生，对患者身心健康影响很大，患病率为 0.03% ~ 0.10%。本病可归于中医学"多寐""厥证""嗜睡""嗜卧"等范畴。

【辨治思路】

中医学认为，睡眠主要与卫气有关，指出人体睡眠与清醒决定于卫气的出入运行和阴阳二气的升降出入。卫气行于阴则处于睡眠状态，行于阳则处于清醒状态，阳入于阴则寐，阳出于阴则寤。任何原因导致阴阳的升降出入失常，即阳不出于阴，均可造成多寐。《灵枢·寒热病》云："阳气盛则瞋目，阴气盛则瞑目。"也说明了多寐主要是由于阴盛阳虚所致，因阳主动，阴主静，阴盛故多寐。郑启仲教授认为，本病的发生也与肝阳虚有密切关系。肝为刚脏，内寄相火。相火是生命活动的原动力，外可温养皮毛，内可鼓动十二经气血，使之敷布全身。少阳肝脏应阳升之方，行春升之令，其气以升发为顺，能启迪诸脏之气，主人体一身阳气之升腾。"肝为罢极之本"，因此，肝阳虚可致人体阳虚阴盛，嗜睡多寐，畏寒怕冷，肢软无力，四肢不温，夜间多梦易惊，与发作性睡病症状相类，并且大笑、生气等情绪会导致患儿猝倒，均可证明该病与肝有关。近代名医秦伯未在《谦斋医学讲稿》中说："懈息、忧郁、胆怯、头痛、麻木、四肢不温等，便是肝阳虚的证候。"《蒲辅周医疗经验》也明确指出："肝阳虚则筋无力，恶风，善惊惕，囊冷，阴湿，饥不欲食。"因此，郑教授多采用温肾暖肝法治疗发作性睡病。

【典型医案】

病例1 苗某，女，7岁，2009年9月12日初诊。

［主诉］发作性睡眠增多1年。

［病史］患儿于1年前无明显诱因出现日间不可抗拒入睡，夜间多梦易惊醒，近半年逐渐加重，情绪亢奋时猝倒。家族史、个人史无特殊。体格检查及生化检查、脑部CT、核磁共振检查无异常。通过小睡实验检查，诊断为发作性睡病。口服中西药物效果欠佳，而求郑教授诊治。

［现症］委顿困倦，嗜睡难抑，肢体震颤，重则猝倒，淡漠懒言，意志消沉，思维迟钝，夜间多梦易惊，畏寒怕冷，四肢欠温，面白而青，纳呆便溏，舌淡苔白而滑，脉沉迟无力。

问题

（1）患儿精神萎靡，淡漠懒言，意志消沉，思维迟钝，属何脏腑发病？

（2）患儿肢体震颤，重则猝倒，夜间多梦易惊，是何原因？

（3）患儿畏寒怕冷，四肢欠温，面白而青，属何脏腑发病？

（4）患儿舌淡苔白而滑，脉沉迟无力，属何脏腑发病？

（5）按脏腑辨证，本案主要涉及哪几脏发病？应采取何种治法？可选用哪些方剂配伍治疗？

[治疗过程]

初诊：2009 年 9 月 12 日。生麻黄 6g，制附子 10g（先煎），细辛 3g，吴茱萸 3g，枸杞子 6g，五味子 6g，当归 6g，石菖蒲 6g，郁金 6g，甘草 6g。7 剂，日 1 剂，水煎服。

二诊：2009 年 9 月 19 日。服上方后，畏寒有所缓解，夜间睡眠仍多梦易惊，二便正常。上方加生龙牡各 20g，继服 7 剂。

三诊：2009 年 9 月 26 日。患儿日间睡眠明显减少，可抗拒睡意，精神较前佳，夜间睡眠改善。继服 21 剂，诸症悉平。

问题

（6）处方中选用的主方是什么？如何理解处方配伍？

病例 2　王某，男，16 岁，2010 年 5 月 10 日初诊。

[主诉] 发作性睡眠增多 1 年。

[病史] 患者 1 年前出现上课瞌睡，不可抗拒，一节课可出现 2～3 次，升学压力大，病情日重，曾猝倒 2 次，经北京某医院诊为"发作性睡病"。先后进温胆汤、导痰汤、黄连阿胶汤等，未见明显好转。

[现症] 体瘦，面色黄而透青气，日发睡眠 7～8 次，每次几分钟至半小时不等，心烦易怒，易猝倒，口苦纳呆，胁胀不舒，噩梦纷纭，夜间惊醒，大便滞，舌边红，苔白腻微黄，脉弦数。

问题

（1）患儿面色黄而透青气，属何脏腑发病？

（2）患儿心烦易怒，口苦纳呆，胁胀不舒，属何脏腑发病？

（3）患儿舌边红，苔白腻微黄，脉弦数，属何脏腑发病？

（4）患儿为何白天睡眠增多、夜间惊醒？

（5）按照脏腑辨证，本案共涉及哪几个脏腑发病？应采取何种治法？可选用哪些方剂配伍治疗？

[治疗过程]

初诊：2010 年 5 月 10 日。醋柴胡 12g，清半夏 9g，黄芩 12g，瓜蒌 15g，栀子 10g，淡豆豉 10g，生牡蛎 15g，生龙骨 15g，石菖蒲 10g，炙远志 6g，生甘草 6g。7 剂，日 1 剂，水煎分早晚 2 次服。

二诊：2010 年 5 月 18 日。面色转活，口苦消失，大便调畅，夜卧平稳，白天睡眠趋减少。守法再进 7 剂。

三诊：2010 年 5 月 25 日。白天睡眠发作次数明显减少，唯仍感头晕，夜梦较多，易惊醒，舌淡红，苔薄黄，脉弦数。上方去生牡蛎、生龙骨，加胆南星 6g、生白芍 15g、生龙齿 15g。14 剂，日 1 剂，水煎服。

四诊：2010 年 6 月 9 日。诸症平息。其父恐复发，请求再药。醋柴胡 6g，生白芍 10g，枳实 6g，佛手 10g，玫瑰花 10g，茯苓 12g，石菖蒲 10g，炙远志 6g，炙甘草 6g。14 剂，隔日 1 剂，以善其后。随访 2 年未复发。

问题

（6）处方中选用的主方是什么？如何理解处方配伍？

【问题解析】

病例 1

（1）肾藏先后天之精，肾精化为肾气，肾阳对机体有温煦、激发、兴奋、蒸化、封藏和制约阴寒等作用。患儿阳气不足，心神无力振奋而淡漠懒言，意志消沉，思维迟钝，不能充养脑髓，而见精神萎靡，当属心、肾发病。

（2）患儿肝阳不足，肝血失于温煦，出现肢体震颤、夜间多梦易惊。

（3）阳主温煦，阳气不足而畏寒怕冷，四肢欠温。青为肝色，白色主虚、主寒，肝阳不足而出现面白而青，属病发于肝。

（4）患儿舌淡苔白而滑，脉沉迟无力，为肝肾阳虚表现。

（5）按脏腑辨证，本案主要涉及心、肝、肾发病，即肝肾阳虚，清窍被蒙。治疗当温肾暖肝，醒脑开窍，可选用麻黄附子细辛汤加减。

（6）本案方选麻黄附子细辛汤为主方。方中重用附子温肾阳；麻黄宣肺以布散阳气于表；细辛辛香走窜，既外助麻黄，又内助附子；吴茱萸温振肝阳；石菖蒲醒脑开窍；郁金清心解郁；加枸杞子、五味子以补肝阴、柔肝体，阴中求阳；甘草调和诸药。诸药配伍，温肾暖肝，醒脑开窍，相火充盛，清阳得升，卫阳得行，阴平阳秘，精神乃治，故疗效显著。郑教授认为对于肝阳虚者宜温补肝阳，又不伤肝阴，当配伍补益阴血及行气活血之品，故方中配伍枸杞子、五味子等。

病例 2

（1）青为肝色，黄色主湿，患儿面色黄而透青气为肝胆湿热之象。

（2）肝主升发，性喜条达，常易郁而化火，肝郁气滞，经气不利；肝病久传胆，胆腑清净，决断所自出，胆热气实，浊邪上扰而心烦易怒，口苦纳呆，胁胀不舒。

（3）患儿舌边红，苔白腻微黄，脉弦数，为肝胆郁热之征。

（4）少阳枢机不利，气机壅滞，升降出入无序，则会出现白天阳气不能发于外而嗜睡，夜间阳气不能入于阴而失眠易惊醒。

（5）按照脏腑辨证，本案共涉及肝、胆发病，即枢机不利，肝胆郁热。治宜和解少阳，疏肝利胆，可选小柴胡汤加减。

（6）本案方选小柴胡汤为主方，小柴胡汤出自《伤寒论》，为和解剂，具有和解少阳之功效。方中柴胡透解邪热，疏达经气；黄芩清泄邪热；半夏和胃降逆；配以栀子、淡豆豉清热除烦，龙骨、牡蛎平肝潜阳，瓜蒌清热润肠，石菖蒲、远志宁心安神；甘草调和诸药。诸药合用，共奏和解少阳、疏肝利胆之效。

【学习小结】

《灵枢·寒热病》曰："阳气盛则瞋目，阴气盛则瞑目。"《伤寒论·辨少阴病脉证并治》云："少阴之为病，脉微细，但欲寐也。"多年来，中医一直认为阳气虚而阴气盛，终致阴阳失调是本病发病之主因。本病的发生主要与心、脾、肾、髓海等脏腑有密切关系。心阳宣发，气血通达，人则时而动、时而卧。反之，则身体困倦，嗜卧多寐，出现脾肾阳虚，湿浊痰饮更盛，清阳阻滞更重的局面。《灵枢·海论》云："髓海不足，则脑转耳鸣，胫酸眩冒，目无所见，懈怠安卧。"此外，《灵枢·大惑论》云："邪气留于上焦，上焦闭而不通，已食若饮汤，卫气久留于阴而不行，故卒然多卧焉。"认为湿阻三焦，气道不利，则阳气当入不入，当出不出，不入则不寐，不出则可导致多寐。另外胆热气实，营卫壅塞，也可致精神昏愦，昼夜耽眠。

【课后拓展】

1. 了解《灵枢》中睡眠相关内容。

2. 查阅"夫胆热多睡者，由营卫气涩，阴阳不和，胸膈多痰，脏腑壅滞，致使精神昏昏，昼夜耽眠，此积热不除，肝胆气实，故令多睡也"的来源出处，如何理解？

3. 检索文献，了解西医学对本病的研究进展。

4. 通过对本病的学习，写出学习心悟。

5. 参考阅读

（1）郑攀，郑宏.郑启仲儿科医案[M].北京：中国中医药出版社，2015：177-181.

（2）郑攀，郑宏.郑启仲经方辨治发作性睡病五法[J].时珍国医国药，2015，26（7）：1740-1741.

第六节　荨麻疹

荨麻疹是一种常见皮肤病，其特点是皮肤出现红色或白色疹块，突然发作，发无定处，时隐时现，瘙痒无度，消退后不留任何痕迹。急性者骤发速愈，慢性者可反复发作数日或更久。中医学文献里称本病为"瘾疹""瘩瘟""风疹块"等。因其"身体风瘙而痒，搔之隐隐而起"，故名瘾疹；因皮肤发疹"形如豆瓣，堆累成片"，故称风瘩瘟；因疹形高出皮肤，成块连片，遇风易发，故又称风疹块。本病可发生在任何年龄、季节、部位。

【辨治思路】

郑启仲教授认为本病病因复杂，大体可归纳为：内因禀赋不耐，气血虚弱，卫气失固；外因虚邪贼风侵袭，或由鱼虾、辛辣、膏粱厚味化热动风所致。前者为发病的基础，为本；后者为致病的条件，为标。如《诸病源候论·风病诸候下·风痞瘰候》："夫人阳气外虚则多汗，汗出当风，风气搏于肌肉，与热气并则生痞瘰。"本病病位虽在肌表，但与脏腑、气血、阴阳密切相关。治疗以祛风止痒贯穿始终，审证求因，或配合疏风清热、疏风散寒、调和营卫、利湿化浊、活血化瘀以祛邪，或固表御风、益气养血以扶正，常选方剂升降散、桂枝汤、三仁汤、玉屏风散、补阳还五汤等加减化裁。

【典型医案】

病例1 张某，女，13岁，2009年3月7日初诊。

[主诉]荨麻疹遇风即起、时轻时重3年余。

[病史]患儿荨麻疹经几家医院中西药多种方法治疗，时轻时重，缠绵不愈，而求郑教授诊治。

[现症]遇冷即起，奇痒难忍，得暖则消，日二三发，动则易汗，皮肤风团累累，色淡红，面颈部较多，躯干较少，食纳尚可，大便调，小便清。舌淡，苔薄白，脉浮弱无力。

> 问题
>
> （1）患儿荨麻疹因何而起？为何奇痒难忍？
>
> （2）患儿荨麻疹为何色淡红，遇冷即起，得暖则消？
>
> （3）患儿动则易汗对辨证有何提示？
>
> （4）患儿舌脉征象对辨证有何提示？
>
> （5）按八纲辨证，本案共涉及哪几纲？应采取何种治法？可选用哪些方剂配伍治疗？

［治疗过程］

初诊：2009 年 3 月 7 日。桂枝 12g，白芍 12g，炙甘草 6g，何首乌 10g，石菖蒲 10g，防风 6g，生姜 3 片，大枣 5 枚。3 剂，日 1 剂，水煎，分 2 次服。

二诊：2009 年 3 月 10 日。3 日共发 2 次，且症状明显减轻。患者甚喜，请求原方再服。上方再取 5 剂。

三诊：2009 年 3 月 15 日。服上药期间只发作 1 次。前方加黄芪 15g，再进 5 剂，诸症消失。随访 3 年未见复发。

问题

（6）处方中选用的主方是什么？如何理解处方配伍？

（7）初诊时主方之外的药物的功效是什么？

（8）三诊时为何加黄芪？

病例 2 张某，女，13 岁，2007 年 7 月 14 日初诊。

［主诉］反复皮肤皮疹、瘙痒 6 年。

［病史］患儿自 7 岁起，夜间全身皮肤出现红色皮疹，躯干部明显，奇痒难忍，抓破皮肤仍不止，经用扑尔敏、氯雷他定及钙剂等抗过敏药物后可稍缓解，次日复发如故。夏秋季日夜不休，冬春季发作稍轻。服消风散、桂枝汤等诸方无效而求诊于郑教授。

［现症］患儿全身瘙痒难忍，血痕斑斑，形体中等胖瘦，面色萎黄，发稍稀、脂多，少动懒言，纳呆，大便滞而不畅，舌淡红，苔白厚腻满布，脉缓而濡。

问题

（1）患儿荨麻疹因何而起？

（2）患儿为何出现面色萎黄、发稀、脂多等症？

（3）患儿大便及舌脉征象对辨证有何提示？

（4）按照脏腑辨证，本案共涉及哪几个脏腑发病？应采取何种治法？可选用哪些方剂配伍治疗？

［治疗过程］

初诊：2007年7月14日。杏仁10g，蔻仁10g，生薏苡仁24g，厚朴10g，姜半夏10g，通草10g，淡竹叶10g，桂枝10g，白芍10g，防风6g，生姜10g，甘草6g。7剂，日1剂，水煎服。

二诊：2007年7月22日。上方服3剂后症状明显减轻。精神振作，舌苔明显变薄，食纳增加，大便通畅，脉缓。效不更方，前方再进7剂。

三诊：2007年7月29日。荨麻疹未再出现，舌淡红，苔变薄白，脉缓无力。上方去杏仁、淡竹叶、通草，加黄芪15g、炒白术10g、茯苓10g，7剂，日1剂，水煎服。

四诊：2007年8月5日。瘙痒未再出现，其父惧其复发，要求继续服药。上方去桂枝、白芍，再取7剂，隔日1剂。随访3年未复发。

问题

（5）处方中选用的主方是什么？如何理解处方配伍？

（6）如何理解三诊时药物的加减变化？

【问题解析】

病例1

（1）经云"邪之所凑，其气必虚"。患儿禀赋不耐，故易受致病因素刺激，感受风寒之邪，腠理闭塞，络脉结聚而为疹，风邪客于肌肤，往来于腠理之间，故奇痒难忍。

（2）风寒外袭，邪凑肌表，风气搏于肌中，寒邪闭塞腠理，络脉结聚而风团色淡红，并"遇冷则极，或风中亦极"，若厚衣着被，则寒去体暖而络脉疏，故疹块亦随之消退。

（3）提示营卫失和，正气已虚。患儿病久不愈，正气渐亏，卫气不能卫外而固密，营气不能内守而敛藏，营卫失和，故津液外泄而易汗出。

（4）提示表邪未散，正气虚馁。风寒袭表，可见苔薄白、脉浮；正气虚无以鼓动血行，故见舌淡、脉弱无力。

（5）按八纲辨证，本案共涉及表、寒、虚等纲。患儿荨麻疹遇冷即起，得暖则消，属寒证；伴有易汗出、舌淡、苔薄白、脉浮弱无力，属表证、虚证，结合病史、现症，辨证为风遏肌肤，营卫失和。治以调和营卫，祛风止痒，可选用桂枝汤加减。

（6）本案方选桂枝汤为主方。桂枝汤出自《伤寒论》，主治太阳中风证。方中桂枝辛温，辛能发散，温通卫阳；芍药酸寒，酸能收敛，寒走营阴，君臣合用，于和营中有调卫之功；生姜之辛，佐桂枝以解表，使寒去即风亦去；甘草甘平，有安内攘外之能，用以调和表里；大枣甘养脾阴。全方以桂芍之相须，姜枣之相得，借甘草之调和，使刚柔相济以相和。《医宗金鉴》谓："此方为仲景群方之冠，乃解肌发汗、调和营卫之第一方也。凡中风、伤寒、脉浮弱、自汗出而表不解者，皆得而主之。"

（7）除主方外，何首乌生用具有解毒止痒功效，《开宝本草》谓之能"疗头面风疮"，其性微温，故尤宜于皮肤瘙痒因寒而起者；"诸痛痒疮，皆属于心"，故配伍石菖蒲以通心气；防风辛温发散，以祛风见长，为治疗风邪所致瘾疹瘙痒之要药。

（8）患儿表邪已解，诸症向愈。然久病伤正，故加黄芪扶正固本以图久治。

病例 2

（1）患儿禀性不耐为发病的根本原因，若后天失养、饮食不节、恣意口腹、过食辛辣炙煿等物，可致脾胃失健，湿饮内停，况时值小暑，湿邪当令，内外合邪，化热生风，内不能疏泄，外不得透达，怫郁于皮毛腠理，而发为瘾疹。如《舟仙瘄述·瘾疹》说："瘾疹多属于脾，以其隐隐在皮肤之间，发而多痒。"

（2）患儿素体虚弱，加之久病不愈，而致脾胃气虚，受纳与健运乏力，气血生化乏源，则见面色萎黄、发稀、少动懒言、纳呆；水液运化失常，湿浊内生，故见头发脂多。

（3）提示湿浊内蕴。湿性黏滞，困遏气机，可见大便滞而不畅，脉缓而濡；湿浊、食浊不化，胃气熏蒸，积滞舌面，可见苔白厚腻满布。

（4）按脏腑辨证，本案主要涉及脾、胃发病。辨证为脾胃气虚，湿浊内蕴，郁遏肌肤。治疗应先祛邪以治其标，继则扶正祛邪，标本兼治，后以补虚扶正为主，可选三仁汤、桂枝汤、四君子汤等加减治疗。

（5）本案方选三仁汤合桂枝汤加减。三仁汤出自《温病条辨》，主治湿温初起，湿重于热之证。方中杏仁宣利上焦肺气，气行则湿化；白蔻仁芳香化湿，行气宽中，畅中焦之脾气；薏苡仁甘淡性寒，渗湿利水而健脾，三仁合用，三焦分消，为君药。通草、淡竹叶甘寒淡渗，利湿祛暑，为因时制宜，为臣药。厚朴、姜半夏行气化湿，为佐药。诸药合用，使气畅湿行。久病则经脉、营血失和，故配伍桂枝汤温通气血，调和营卫。防风药性平和，功擅祛风止痒。

（6）三诊时，患儿荨麻疹未现，苔变薄白，提示气机宣畅，湿浊渐化，故去杏仁、淡竹叶、通草宣利淡渗之品；脉缓无力，提示正气未复，故加黄芪、炒白术、茯苓益气健脾，扶正固本，寓洁源清流之意。

【学习小结】

荨麻疹属急性者其病发作急，来势猛，疹块倏现倏隐，瘙痒随之起止；若反复发作，或经久不愈，多属慢性。无论急性慢性，发病总缘于风。如《三因极一病证方论·瘾疹证治》："世医论瘾疹，无不谓是皮肤间风。……内则查其脏腑虚实，外则分其寒暑风湿，随证调之，无不愈。"若因风热邪气搏于营血，则治以疏风清热，方可选消风散加减；若风寒外袭以致营卫失和，治以疏风散寒、调和营卫，可选麻黄汤、桂枝汤加减；若因湿热内蕴，气机不畅，可选三仁汤化裁；若体虚正气不足，玄府失固者，治以固表御风，方选玉屏风散合桂枝汤加减；若病后气耗血伤，风从内生者，治以益气养血，方选八珍汤加减；若久病气血失和，血瘀经脉，治以益气活血，方选补阳还五汤加减。

【课后拓展】

1. 熟读《外科大成·瘾疹》的有关内容。

2. 查阅"诸痛痒疮，皆属于心"的来源出处，如何理解？

3. 检索文献，了解西医学对本病的研究进展。

4. 通过对本病的学习，写出学习心悟。

5. 参考阅读　冯刚，郑宏，郑启仲.郑启仲教授应用三仁汤经验[J].中华中医药杂志，2015，30（7）：2400–2402.

第七节　鼻　鼽

鼻鼽是以突然和反复发作的鼻痒、喷嚏、流清涕、鼻塞等为特征的一种常见、多发性鼻病，又称鼽嚏，相当于西医学的"过敏性鼻炎""血管运动性鼻炎""嗜酸细胞增多性非变应性鼻炎"等。

【辨治思路】

郑启仲教授认为过敏性鼻炎的病位在鼻，病机为肺失宣肃、脾失升清、肾失温煦，加以风寒外邪侵袭而发病，内虚为本，外邪为标。治疗根据肺脾肾三脏病位的不同，分别采用苍耳子散、玉屏风散、四君子汤、麻黄细辛附子汤加减治疗，若病情日久则加用活血化瘀药物。

【典型医案】

病例1　刘某，男，3岁，2013年9月15日初诊。

［主诉］反复流清涕1月余。

［病史］患儿1个多月来反复鼻塞，遇冷则喷嚏连连，早晚加重。曾口服

治疗感冒药物等，效果不佳。患儿既往反复感冒病史，易出汗，活动后加重。

［现症］患儿鼻塞，流清涕，动则汗多，无发热、咳喘，二便正常。舌淡红，苔白，脉细弱。鼻内黏膜肿胀，色苍白。

问题

（1）患儿既往反复感冒，易出汗，属何脏腑发病？

（2）患儿鼻塞、喷嚏，属何脏腑发病？

（3）患儿反复流涕，属何脏腑发病？

（4）舌淡红，苔白，脉细弱，鼻内黏膜肿胀，色苍白，属何脏腑发病？

（5）按脏腑辨证，本案主要涉及哪个脏腑发病？应采取何种治法？可选用哪些方剂配伍治疗？

［治疗过程］

初诊：2013 年 9 月 15 日。黄芪 15g，白术 10g，防风 6g，桂枝 6g，白芍 10g，苍耳子 6g，辛夷 6g，白芷 6g，升麻 6g，生姜 6g，乌梅 10g。7 剂，日 1 剂，水煎服。

二诊：2013 年 9 月 22 日。服药 1 周后复诊，患儿鼻塞、流涕等症状大为好转，出汗较前减少，上药继服 1 周。

三诊：2013 年 9 月 30 日。患儿仍有出汗症状，流涕、鼻塞症状消失。继服玉屏风散颗粒，1 次 1 包，日 2 次，益气固表善后而愈。

问题

（6）处方中选用的主方是什么？如何理解处方配伍？

（7）方中加乌梅的目的是什么？

病例 2 豆某，女，10 岁，2014 年 3 月 2 日初诊。

［主诉］反复鼻塞、流涕 2 年余。

［病史］患儿患过敏性鼻炎 2 年余，表现为鼻塞、鼻痒、鼻流清涕，有时

伴有咳嗽，曾口服顺尔宁片及吸入布地奈德气雾剂等药，可暂时缓解，停药后病情反复。

［现症］鼻塞，鼻痒，流清涕，面黄，平时纳食不佳，大便稀溏，双下鼻甲黏膜肿胀、苍白，舌质淡，舌边有齿印，苔白，脉细弱。

> 问题
>
> （1）患儿面黄，平时纳食不佳，大便稀溏，属何脏腑发病？
>
> （2）患儿鼻塞，流涕，双下鼻甲黏膜肿胀、苍白，属何脏腑发病？
>
> （3）患儿舌质淡，舌边有齿印，苔白，脉细弱，属何脏腑发病？
>
> （4）本案的病因病机是什么？
>
> （5）按脏腑辨证，本案主要涉及哪几个脏腑发病？应采取何种治法？可选用哪些方剂配伍治疗？

［治疗过程］

初诊：2014 年 3 月 2 日。太子参 10g，白术 10g，茯苓 15g，黄芩 6g，石菖蒲 6g，白芷 6g，炙甘草 3g，升麻 6g，葛根 10g。15 剂，日 1 剂，水煎服。

二诊：2014 年 3 月 17 日。患儿鼻塞、流涕好转，鼻痒症状消失，纳食增多，大便较前成形。守上方加黄芪 10g，继服 2 周后诸症悉平。嘱服补中益气丸 2 个月以巩固疗效。

> 问题
>
> （6）处方中选用的主方是什么？如何理解处方配伍？
>
> （7）方中主方外的药物的作用是什么？
>
> （8）二诊为何加黄芪？

病例 3： 靳某，男，5 岁，2013 年 11 月 25 日初诊。

［主诉］反复鼻塞、流涕 6 月余。

［病史］患儿患过敏性鼻炎 6 月余，既往有反复喘息、湿疹病史。患儿早

晚喷嚏较多，鼻塞，流清涕，鼻痒，平素畏寒怕冷，四肢不温，小便清长。

[现症] 鼻塞，流涕，鼻痒，小便清长，舌淡红，苔白，脉沉细。鼻甲肥大色暗，鼻黏膜淡白。

问题

（1）患儿平素畏寒怕冷，四肢不温，小便清长，属何脏腑发病？

（2）患儿鼻甲肥大色暗，鼻黏膜淡白，属何脏腑发病？

（3）患儿舌淡红，苔白，脉沉细，属何脏腑发病？

（4）本案发病的病因病机是什么？

（5）按脏腑辨证，本案主要涉及哪个脏腑发病？应采取何种治法？可选用哪些方剂配伍治疗？

[治疗过程]

初诊：2013年11月25日。制附子6g（先煎），细辛2g，麻黄6g，桂枝6g，白芍12g，干姜6g，苍耳子6g，辛夷6g，红花6g，炙甘草6g。7剂，日1剂，水煎服。

二诊：2013年12月2日。患儿鼻塞、流涕症状明显减轻，肢体较前变暖，守上方再服15剂，鼻炎症状消失，予金匮肾气丸口服2个月善后。

问题

（6）处方中选用的主方是什么？如何理解处方配伍？

（7）方中主方之外的药物的作用是什么？

【问题解析】

病例1

（1）肺主气，首见于《内经》。《素问·五脏生成》说："诸气者，皆属于肺。"肺气宣发，宣散卫气于皮毛，发挥卫气温分肉、充皮肤、肥腠理、司开阖及防御外邪侵袭的作用。若肺气虚，可致卫表不固而见自汗或易感冒。

（2）肺开窍于鼻，肺气虚弱，不能正常宣发肃降则鼻窍不通，出现鼻塞、喷嚏。

（3）《诸病源候论·鼻涕候》中说："肺气通于鼻，其脏有冷，冷随气入乘于鼻，故使津液不能自收。"肺气失肃，气不摄津，津水外溢，则鼻流清涕。

（4）舌淡红、苔白、脉细弱为肺气虚弱之象。肺不摄津，津液壅滞于鼻窍，则鼻内黏膜肿胀、苍白。

（5）按照脏腑辨证，本案主要涉及肺脏发病，即肺气虚寒，卫表不固。治以益气固表，疏散风寒，可选用玉屏风散合苍耳子散加减。

（6）本案方选玉屏风散合苍耳子散加减。玉屏风散为《丹溪心法》之名方，常用于表虚自汗之证，由黄芪、防风、白术三味药物组成。方中黄芪为君药，内有大补脾肺之气之效，外有固表止汗之功。白术为臣药，健脾益气，既可助黄芪以加强益气固表之力，又可佐防风走表祛风邪。防风为佐药，走表而散风邪，合黄芪、白术以益气祛邪。且黄芪得防风，固表而不致留邪；防风得黄芪，祛邪而不伤正，有补中寓疏、散中寓补之意。清代伤寒学家柯韵伯云："夫以防风之善祛风，得黄芪以固表，则外有所卫，得白术以固里，则内有所据。风邪去而不复来，此欲散风邪者，当倚如屏，珍如玉也，故名玉屏风。"苍耳子散为鼻科临床常用方，出自《重订严氏济生方》，功效为疏风止痛、通利鼻窍。其中苍耳子通鼻窍、散风止痛，辛夷、薄荷散风通窍，白芷祛风宣肺。诸药合用，具有散风邪、通鼻窍之功。

（7）方中乌梅酸涩收敛，能敛肺止咳，用于肺虚久咳，增强玉屏风散益气固表之功。

病例 2

（1）脾主运化，脾气不足，运化水谷精微功能减弱，则纳差、大便稀溏；气血生化不足，气血亏虚，则面色萎黄。

（2）诸湿肿满，皆属于脾。若脾失健运，水湿不能正常循布，聚而为痰饮，痰湿壅滞于鼻窍，则鼻甲肥大、鼻黏膜肿胀而鼻塞、流涕。

（3）舌质淡，舌边有齿印，苔白，脉细弱，为脾气虚弱之象。

（4）脾主运化，若脾气虚不能正常运化水湿，水湿聚而为饮，饮逆上泛鼻窍而发为鼻鼽。另外，肺开窍于鼻，肺气通调水道有赖于脾运化的水谷精微之滋养。脾气虚弱，土不生金，肺气虚弱不能敷布津液，宗气不能上充于鼻窍，津液停聚，壅滞于鼻窍而致病。正如《医学入门》所说："鼻乃清气出入之道，清气者，胃中生发之气也。"

（5）按照脏腑辨证，本案主要涉及肺与脾，即肺脾气虚。治宜健脾益气，可选用四君子汤加减。

（6）本案方选四君子汤为主方，四君子汤出自《太平惠民和剂局方》，具有益气补中、温养脾胃的作用。健脾益气为治气虚之本，脾胃为后天之本，气血生化之源，调理脾胃功能往往是振奋一身阳气的"基本环节"。方中人参为君，甘温益气，健脾养胃；白术为臣，健脾燥湿，加强益气助运之力；佐以茯苓，健脾渗湿，苓术相配，则健脾祛湿之功显著；使以炙甘草，益气和中，调和诸药。四药配合能使脾胃之气健旺，脾的运化功能恢复正常。

（7）方中主方外，升麻、葛根升清气，菖蒲、白芷芳香宣通鼻窍，佐以黄芩清郁热。

（8）脾虚日久往往损及肺脏，肺气虚弱而成肺脾气虚，加用黄芪补肺脾之气，则鼻窍通利，津液自和，而诸症自除。

病例 3

（1）肾阳为全身之阳，为气之根，又主命门之火。若肾阳不足，不能温煦四肢，则畏寒怕冷，四肢不温。肾主水，肾阳对水液有气化蒸腾作用，蒸腾气化无力，则出现小便清长等表现。

（2）患儿鼻黏膜淡白为肾阳虚、阳气不足之象；鼻甲肥大色暗为病久气血运行不畅，络脉不通而成瘀。

（3）舌淡红，苔白，脉沉细，为肾气虚之象。

（4）肾阳为全身之阳，为气之根，又主命门之火。肾气充盛，可以正常摄纳吸入的清气，温养肺气，肺气正常则可上充于鼻窍，鼻和则呼吸之气正常出入。若肾阳虚，则一身之阳皆虚，肺气亦虚，鼻失温养则喷嚏时作，即"阳未达而阴发之，故为嚏"，阳气不升则浊阴上逆，致鼻流清涕。

（5）按照脏腑辨证，本案主要涉及肺与肾，即肺肾气虚，肾气亏虚为主，治则为温肾培元，宣通鼻窍，可选用麻黄附子细辛汤加减。

（6）本案方选麻黄附子细辛汤为主方。麻黄附子细辛汤出自《伤寒论》。方中麻黄辛温，发汗解表，为君药。附子辛热，温肾助阳，为臣药。麻黄行表以开泄皮毛，逐邪于外；附子温里以振奋阳气，鼓邪达外。二药配合，相辅相成，为助阳解表的常用组合。细辛归肺、肾二经，芳香气浓，性善走窜，通彻表里，既能祛风散寒，助麻黄解表，又可鼓动肾中真阳之气，协附子温里，为佐药。三药并用，补散兼施，使外感风寒之邪得以表散，在里之阳气得以维护，则阳虚外感可愈。

（7）方中主方外，桂枝、干姜等药加强温煦功能；白芍敛阴，防止温阳太过；苍耳子、辛夷疏散风寒。

【学习小结】

过敏性鼻炎的病位在鼻，本证为肺脾肾三脏亏虚，病机为肺失宣肃、脾失升清、肾失温煦，加以风寒外邪侵袭而发病，即内因为本，外因为标。治疗应着眼于治疗本证，采用玉屏风散、四君子汤等，同时治疗标证，佐以芳香散寒、通鼻窍的苍耳子、白芷、辛夷、石菖蒲等药；若是久病者可加用丹参、川芎、红花等活血化瘀药以提高疗效。症状消失后，肺虚者玉屏风散、脾虚者补中益气丸、肾虚者金匮肾气丸善其后亦不可略，实为防复之计。

【课后拓展】

1. 熟读《素问·脉解》有关鼻衄的内容。

2. 查阅"肺气通于鼻，肺和则鼻能知臭香矣"的来源出处，如何理解？

3. 检索文献，了解西医学对本病的研究进展。

4. 通过对本病的学习，写出学习心悟。

5. 参考阅读　郑攀，郑宏.郑启仲儿科医案 [M].北京：中国中医药出版社，2015：220-223.

第八节 过敏性紫癜

过敏性紫癜是一种以小血管炎为主要病变的全身性血管炎综合征，以皮肤紫癜、关节肿痛、腹痛、便血及血尿、蛋白尿等肾脏损伤的症状为主要临床表现。本病与中医的"阳斑""斑疹""葡萄疫"相似，出血明显时归属于中医的"血证"。

【辨治思路】

郑启仲教授认为本病发病的内因为禀赋不足，邪毒内伏，外因或为感受风热之邪，或因饮食辛辣燥热，新邪与伏毒相合，外郁肌腠，内迫营血，毒热壅盛，迫血妄行而发紫癜。热、毒、瘀是过敏性紫癜发病的主要致病因素，治疗上以解毒祛邪为第一要务，活血化瘀贯穿始终，临床常选用升降散、银翘散、黄连解毒汤、犀角地黄汤、清瘟败毒饮等加减化裁治疗。

【典型医案】

病例1 周某，男，6岁，2012年6月28日初诊。

［主诉］双下肢出血点3天。

［病史］患儿3天前双下肢有出血点，颜色鲜红，时有痒感，双膝关节疼痛，流黄涕，偶有咳嗽，大便偏干，小便黄，舌红，苔黄，脉浮数。

［现症］双下肢出血点，颜色鲜红，时有痒感，双膝关节疼痛，大便偏干，小便黄，尿常规正常，肝肾功能、免疫系列无异常。

问题

（1）如何根据病史判断虚实？

（2）患儿双下肢出现紫癜的原因是什么？

（3）患儿为何双下肢时有痒感？

（4）患儿为何伴有流黄涕、咳嗽症状？

（5）按八纲辨证，本案共涉及哪几纲发病？应采取何种治疗方法？可选用哪些方剂配伍治疗？

［治疗过程］

初诊：2012年6月28日。金银花10g，连翘6g，薄荷6g，荆芥6g，防风6g，蝉蜕6g，黄芩10g，栀子10g，生地黄10g，大黄3g，紫草6g，甘草3g。中药配方颗粒，3剂，日1剂，分2次服。

二诊：2012年7月2日。患儿服药后大便通畅，紫癜明显减轻，双膝关节仍疼痛，舌红，苔黄，脉浮数。上方去大黄，加忍冬藤10g、威灵仙6g，7剂。

三诊：2012年7月10日。诸症基本消失，守法调理14剂停药。随访半年未见复发。

问题

（6）处方中选用的主方是什么？如何理解处方配伍？

（7）二诊为何去大黄，加忍冬藤、威灵仙？

病例2 周某，男，7岁，2009年5月12日初诊。

［主诉］皮肤紫癜20天。

［病史］患儿20天前感冒后出现皮肤紫癜，伴有腹痛、关节肿痛，无发热，经当地医院诊为"过敏性紫癜"，住院13天病情缓解而出院。3天后复发如初，经人介绍而求郑教授诊治。

［现症］双下肢紫癜大小不等，色深红而紫，有的融合成片，臀部较多。伴左膝关节疼痛，面赤，心烦，大便干，小便黄，舌红，苔黄燥，脉数。血、尿常规未见异常。

> 问题
>
> （1）患儿紫癜因何而起？
>
> （2）患儿紫癜为何色深红而紫？
>
> （3）患儿为何会出现腹痛、膝关节疼痛？
>
> （4）患儿大小便及舌脉征象对辨证有何提示？
>
> （5）按八纲辨证，本案共涉及哪几纲发病？应采取何种治疗方法？可选用哪些方剂配伍治疗？

［治疗过程］

初诊：2009 年 5 月 12 日。炒僵蚕 10g，蝉蜕 10g，片姜黄 6g，生大黄 6g，黄连 6g，黄芩 10g，黄柏 10g，栀子 10g，生地黄 10g，赤芍 10g，牡丹皮 10g，紫草 10g。3 剂，日 1 剂，水煎留汁，加蜂蜜 2 匙，调匀分 2 次冷服。服药期间忌服辛辣、生冷、油腻之品。

二诊：2009 年 5 月 15 日。药后大便通畅，日 1～2 次，紫癜明显减少，色变浅红。守法大黄改为 3g，3 剂。紫癜消，左膝关节痛止。改升降散合桃红四物汤调理 20 余剂巩固疗效，停药观察，随访 1 年未见复发。

> 问题
>
> （6）处方中选用的主方是什么？如何理解处方配伍？
>
> （7）初诊服药时为何加蜂蜜 2 匙？
>
> （8）二诊为何生大黄减量？桃红四物汤起何治疗作用？

【问题解析】

病例 1

（1）起病急骤，紫癜颜色较鲜明，或红紫者，以血热为主，多属实证；迁延不已，时发时止，紫癜色淡红晦暗者，以气不摄血为主，多属虚证。

（2）风热之邪从口鼻而入，内伏血分，郁蒸于肌肤，与气血相搏，灼伤脉络，血不循经，渗于脉外而为紫癜。

（3）《外科大成》："风盛则痒。"风热之邪外客于肌肤，气血不和，故可见双下肢时有痒感。

（4）风热之邪从口鼻而入，邪客于肺，肺气失宣，可致流黄涕、咳嗽。

（5）按八纲辨证，本案紫癜急性起发，颜色鲜红，起病时有明显外感风热证候，参考大小便及舌脉征象，当属实证、热证、表里同病，故辨证为风热侵袭，灼伤血络。治疗当以祛邪为第一要务，治以祛风清热，凉血安络，可选用银翘散加减。

（6）本案方选银翘散为主方。银翘散出自《温病条辨》，谨遵《内经》"风淫于内，治以辛凉，佐以苦甘；热淫于内，治以咸寒，佐以甘苦"之训组方，是治疗外感风热首选方剂。初诊时，以金银花、连翘、薄荷、荆芥、防风、蝉蜕合用，共奏疏风清热之功；黄芩、栀子泻火解毒；生地黄、紫草凉血止血，活血化瘀；加大黄以通腑泄热，甘草以调和诸药，表里同治，气血双调而奏效。

（7）二诊中因腑气已通，热邪渐退，故去生大黄；双膝关节仍疼痛，故加忍冬藤、威灵仙祛风通络以止痛。

病例 2

（1）该患儿紫癜的发生与感受风热毒邪有关，热邪由表入里，入营入血，灼伤脉络，迫血妄行，血液渗于脉络之外，积于皮下，形成紫癜。

（2）风热毒邪浸淫腠理，犯于营血，与血热相搏，壅滞脉络，迫血妄行，《血证论》有言："然既是离经之血，虽清血，鲜血亦是瘀血。"故患儿紫癜色深红而紫。

（3）气血壅滞肠络，中焦气血阻遏；风性善变，游走不定，流窜经络关节，阻滞经络气血，不通则痛，故可见腹痛、关节肿痛。

（4）患儿大便干，小便黄，舌红，苔黄燥，脉数，是邪热入里、阳明热结之征，提示热毒炽盛。

（5）按八纲辨证，本案紫癜色深红而紫，并伴有面赤、心烦、大便干、小便黄、舌红、苔黄燥、脉数之象，属实证、热证、里证，故辨证为热毒炽盛，血热发斑。治以清热解毒，凉血消斑，可选用升降散、黄连解毒汤、犀角地黄汤等加减化裁。

（6）本案方选升降散合黄连解毒汤、犀角地黄汤加减。升降散出自《伤寒瘟疫条辨》，具有调畅气机、宣郁火、清郁热之效。升降散是杨栗山为治疗温病"表里三焦大热，其证不可名状者"而设，郑教授认为若能紧扣"三焦火郁、气机失调"的病机，通过化裁可以用于治疗各种杂证。黄连解毒汤出自《肘后备急方》，具有泻火解毒的功效，《医方考》载："治病必求其本，阳毒上窍出血，则热为本，血为标，能去其热则血不必治而归经矣。故用连、芩、栀、柏苦寒解热之物以主之。"犀角地黄汤出自《小品方》，功用清热解毒、凉血散瘀，《医宗金鉴·删补名医方论》谓此方"虽曰止血，而实去瘀。瘀去新生，阴滋火熄，可为探本穷源之法也"。三方合用，气血共治，见效迅速。

（7）服用时加用蜂蜜2匙，一可制诸药苦寒之性，顾护脾胃，使脾胃免受戕伐，二可缓急止痛，三可润肠通便，为升降散中导热降浊之佳品。

（8）二诊大便通畅，紫癜明显减少，提示热势不盛，故减生大黄；热毒入里，势必耗伤阴血，另有出血，故用桃红四物汤补血活血，配合升降散，气血双调，补而不滞，郑教授治疗过敏性紫癜"活血化瘀贯穿始终"的思想可见一斑。

【学习小结】

从以上病案可以看出过敏性紫癜的发病与外感风热有紧密联系。临证应根据紫癜的色泽、程度、部位，以及伴随症状来判断表里虚实寒热。治疗时宜解毒化瘀，勿见血止血；宜清解，勿发汗。郑教授治疗本病遵循"解毒祛邪为第一要务，活血化瘀贯穿始终"，辨证属风热侵袭、灼伤血络者，表里同治，气血双调，治以祛风清热，凉血安络，选用银翘散加减化裁；属热毒炽盛、血热发斑者，治以清热解毒，凉血消斑，选用升降散、黄连解毒汤、犀角地黄汤、清瘟败毒饮等加减化裁。临证紧扣病因、病机，根据症状灵活配伍，方能取得理想效果。

【课后拓展】

1. 熟读《伤寒瘟疫条辨》有关升降散的内容。

2. 检索文献，了解西医学对本病的研究进展。

3. 查阅"夺血者勿汗"的来源出处，如何理解？

4. 通过对本病的学习，写出学习心悟。

5. 参考阅读 郑宏，郑攀，郑启仲. 郑启仲运用升降散治疗儿科疾病经验[J]. 中华中医药杂志，2014，29（6）：1864-1866.

第九节 睑 废

睑废指上胞下垂较为严重的病证。《目经大成》："此证……只上下左右两睑日夜长闭而不能开，攀开而不能眨……以手拈起眼皮，方能视。"其症状是上睑肌肉无力，不能开大睑裂，常需抬头皱额以帮助视物，相当于西医学的"眼肌型重症肌无力"。

【辨治思路】

郑启仲教授认为本病病因责之于脾、肾两脏虚损为主，肾内寄元阴元阳，脾运化精微的功能需要肾阳的温煦，肾中精气亦有赖于水谷精微之充养。两者相互资助，互相为用。若一方阳气虚损，必及另一方，导致全身阳气虚衰，肾精不足，气血亏虚。临证应辨证施治，脾胃气虚型以补中益气为主，佐以温养肾气；脾肾气阴两虚型当补肾健脾，补先天实后天；肝肾阴虚型以补肾为主，兼补肺脾；脾肾阳虚型当健脾开胃，温阳填精。

【典型医案】

病例1　李某，男，8岁，2010年7月11日初诊。

［主诉］左上眼睑下垂1年余。

［病史］患儿于2009年3月发现左上眼睑下垂，经北京某医院诊为"重症肌无力（眼肌型）"，经用强的松等治疗未能缓解而求郑教授诊治。

［现症］左侧上眼睑下垂，眼球活动受限，面色萎黄，食纳尚可，大便溏，小便清。舌质淡，苔薄白，脉弱无力。新斯的明试验阳性。

> 问题
> （1）患儿上眼睑下垂，眼睑归何脏腑所主？
> （2）患儿面色萎黄属何脏腑发病？
> （3）患儿大便溏，小便清，属何脏腑发病？
> （4）患儿舌质淡，苔薄白，脉弱无力，属何脏腑发病？
> （5）按照脏腑辨证，本案共涉及哪几脏发病？应采取何种治法？可选用哪些方剂配伍治疗？

［治疗过程］

初诊：2010年7月11日。黄芪30g，人参10g，炒白术10g，当归6g，陈皮6g，升麻6g，柴胡6g，桔梗10g，炙甘草6g，制马钱子0.05g(研末冲)。7剂，日1剂，水煎，分2次服，服药期间忌食辛辣、生冷、油腻之品。

二诊：2010年7月18日。服上方7剂，患儿较前活泼，左眼裂似较前有些增宽。上方黄芪加至45g，马钱子加至0.1g。14剂，煎服法同上。

三诊：2010年8月2日。服上药后眼睑下垂明显减轻，眼球活动较前灵活。守法再进30剂，症状基本消失。改为隔日1剂巩固疗效，至9月28日停药观察，随访1年未见复发。

问题

（6）处方中选用的主方是什么？如何理解处方配伍？

（7）方中加马钱子的作用是什么？

病例2 宋某，男，9岁，2009年3月26日初诊。

［主诉］右上眼睑下垂9个月。

［病史］患儿系一早产儿，人工喂养，自幼多病，时患感冒、泄泻。2008年7月患泄泻后出现右上眼睑下垂，始以过敏治，后经山东某医院诊为"重症肌无力（眼肌型）"，给予强的松等治疗明显减轻，2个月后复垂如初。又请中医给予补中益气汤治疗3月余仍未能还复，转来郑教授门诊。

［现症］右侧上眼睑重度下垂，面色浮白无华，双风池、气池色青，神疲少语，腰膝酸软，畏寒怕冷，食少便溏。舌体略胖，质淡，苔白滑，脉弱无力。

问题

（1）患儿面色浮白无华，属何脏腑发病？

（2）患儿双风池、气池色青，为何证表现？

（3）患儿神疲少语，腰膝酸软，畏寒怕冷，属何脏腑发病？

（4）患儿食少便溏，属何脏腑发病？

（5）患儿舌体略胖，质淡，苔白滑，脉弱无力，属何脏腑发病？

（6）按照脏腑辨证，本案共涉及哪几脏发病？应采取何种治法？可选用哪些方剂配伍治疗？

［治疗过程］

初诊：2009年3月26日。黄芪30g，人参10g，炒白术15g，熟地黄15g，山药15g，山茱萸10g，茯苓10g，鹿茸1g（研末冲），制附子6g（先煎），柴胡3g，升麻3g，制马钱子0.1g（研末冲）。7剂，日1剂，水煎，分3次服。

二诊：2009 年 4 月 2 日。患儿服上方后渐见精神好转，语音增大，舌苔变薄白，脉较前有神，唯眼睑下垂尚无变化，亦未见口干、头晕等马钱子的不良反应。上方将黄芪加至 60g，鹿茸加至 2g，制马钱子加至 0.2g（研末冲），再取 14 剂，日 1 剂。

三诊：2009 年 4 月 18 日。其父甚喜："大夫，已见效了！"患儿右上眼睑下垂明显减轻，眼裂明显增宽，面色较前有华，精神振奋，语言增多，食纳增，二便调，脉见缓象。药正中的，效不更方，原方再进 21 剂，日 1 剂。

四诊：2009 年 5 月 8 日。患儿右眼睑下垂基本消失，但活动仍不如左侧灵活，家长请求原方再服，再取 14 剂，日 1 剂。

五诊：2009 年 5 月 25 日。诸症消失，其父唯恐复发不敢停药，为慎重计，调善后方如下：生黄芪 30g，人参 6g，炒白术 10g，鹿茸 1g（研末冲），熟地黄 10g，山萸肉 10g，升麻 3g，制马钱子 0.1g（研末冲），砂仁 6g，陈皮 6g，炙甘草 6g。15 剂，隔日 1 剂，水煎服。

六诊：2009 年 6 月 25 日。未见病情反复，面色有华，精神振奋，畏寒消失，食纳好，二便调，且服药 3 个月来未见感冒、泄泻等易发病证，按其父的话说，"他的身体比病前棒多了！"为防复发，嘱补中益气丸、六味地黄丸连服 3 个月后停药观察。随访 5 年未见复发。

问题

（7）处方中选用的主方是什么？如何理解处方配伍？

【问题解析】

病例 1

（1）脾为气血生化之源，脾主肌肉，眼属肝而上眼胞"肉轮"归脾所主。脾虚则眼睑无力、下垂，开阖失常。

（2）脾主运化水谷精微，为气血生化之源。脾虚气弱，水谷精微运化乏源，气血亏虚则面色苍白萎黄。

（3）胃主降主纳，与脾相表里，脾虚胃亦弱，则升降之枢机不利，受纳无权，故溏泄。

（4）患儿舌质淡，苔薄白，脉弱无力，为脾胃虚弱之象。

（5）按脏腑辨证，本案主要涉及脾胃发病，即患儿平素脾胃不健，中气不足，日久则气陷而致本病。治疗当补中益气，升阳举陷，可选用补中益气汤加减。

（6）本案方选补中益气汤为主方。补中益气汤出自《脾胃论》，具有补中益气、升阳举陷之功效，主治脾虚气陷证。方中黄芪补中益气、升阳固表为君；人参、白术、甘草甘温益气、补益脾胃为臣；陈皮调理气机，当归补血和营，为佐；升麻、柴胡协同参、芪升举清阳，为使；加桔梗引药上行。综合全方，一则补气健脾，使后天生化有源，脾胃气虚诸症自可痊愈；一则升提中气，恢复中焦升降之功能，使下脱、下垂之证自复其位。

（7）马钱子味苦性寒，有大毒，归肝、脾二经，有开通经络、治痿强筋的作用，对躯体肌肉无力有很好的治疗作用。

病例 2

（1）患儿为早产儿，先天肾气不足，阳气虚衰，气血运行不畅，气血不充而面色浮白无华。

（2）郑启仲教授在诊断上特别重视望诊，尤其是对风池、气池望诊进行了深入研究，积累了丰富的经验，成为其望诊的一大特色。郑教授认为，风池属脾，气池属胃，风池、气池色青，属脾阳虚衰、中焦虚寒表现。

（3）腰为肾之府，肾主骨，肾阳虚衰，不能温养腰府及骨骼，则腰膝酸软疼痛；不能温煦肌肤，故畏寒怕冷。肾阳虚不能温煦则诸阳皆虚，不能振奋精神，故精神萎靡、神疲少语。

（4）命门火衰，火不生土，脾失健运，故食少便溏。

（5）舌体略胖，质淡，苔白滑，脉弱无力，为脾肾阳虚之征。

（6）按脏腑辨证，本案主要涉及脾、肾发病，即先天不足，后天失调，脾肾亏虚，中气下陷而致本病。治疗当温补脾肾，升阳举陷，可选用补中益气汤合金匮肾气丸加减。

（7）本案方选补中益气汤合金匮肾气丸加减。本案患儿先天不足，后天失养，脾肾双亏，中气下陷，致成是证。前医投补中益气汤不效者，未顾先天肾气之故也。郑教授辨证求本，取补中益气汤合金匮肾气丸加减，补中益气汤具有补中益气、升阳举陷之功效，合金匮肾气丸以补肾助阳。金匮肾气丸中附子大辛大热，温阳补火；而肾为水火之脏，内舍真阴真阳，阳气无阴则不化，"善补阳者，必于阴中求阳，则阳得阴助，而生化无穷"，故加熟地黄滋阴补肾生精，配伍山茱萸、山药补肝养脾益精，阴生则阳长。方中补阳药少而滋阴药多，可见其立方之旨，并非峻补元阳，乃在于微微生火，鼓舞肾气，即取"少火生气"之义。茯苓利水渗湿，加鹿茸、制马钱子二味，乃画龙点睛之笔。诸药合用，温补脾肾，升阳举陷，则诸症自除。

【学习小结】

脾主肌肉，脾虚则水谷精微不达四末，肌肉失其濡养，故四肢乏力。肾主精气，肾亏则精血不足，精血不能上注于目，则睑废视歧，出现眼睑下垂、视物重影。肾为"先天之本"，脾为"后天之本"，先、后天之本亏虚贯穿于重症肌无力的病程中，而见疲乏无力，行动迟缓，出现四肢及眼肌无力症状。故在治疗眼肌型重症肌无力时，除健脾益气外，还应重视补益肝肾。

【课后拓展】

1. 熟读背诵金匮肾气丸方歌、方义。

2. 查阅"治痿独取阳明"的来源出处，如何理解？

3. 检索文献，了解西医学对本病的研究进展。

4. 通过对本病的学习，写出学习心悟。

5. 参考阅读 郑攀，郑宏. 郑启仲儿科医案 [M]. 北京：中国中医药出版社，2015：183-185.

第十节　皮肌炎

皮肌炎是以特征性皮损和四肢近侧（上臂、肩、大腿、骨盆）、颈、咽部肌肉出现炎症为主的全身性结缔组织病。临床表现为对称性肌无力和一定程度的肌萎缩，皮损主要表现为眼睑淡紫红色斑疹、水肿，可并发肿瘤。皮肌炎无相应的中医病名，根据其临床特点，属于中医学"肌痹""痿证"范畴。

【辨治思路】

郑启仲教授认为皮肌炎的病因病机多为素体内虚，外感热毒或寒湿，邪蕴肌肤，阻痹经络，气滞血瘀而发病，即脾气亏虚，热毒湿困，血瘀阻络。病久邪气内传脏腑，累及肝、脾、肾三脏，虚实夹杂，病势较重。临床多重视从寒、热、湿、毒、虚、实多方面辨证论治。此外，临床多注重将辨证与辨病相结合，将中医辨证与疾病的发作期、缓解期结合诊治。急性发作期以邪实为主，热毒壅盛，湿阻血瘀，治以祛邪为主，清热、解毒、祛湿、活血、通络，或兼祛风、扶正。缓解期多以正气虚为主，脾气亏虚，肝肾不足，阴阳两虚，治以扶正为主，健脾、益气、调理阴阳、补益肝肾，或兼祛瘀、补血。整个治疗过程注意分清虚实，标本兼顾，扶正祛邪。明辨病因病机，斟酌用药。

【典型医案】

病例　朱某，女，11 岁，1992 年 10 月 6 日初诊。

［主诉］皮肤出现红斑、下肢无力 2 年。

［病史］患者于 2 年前全身皮肤出现红斑，两下肢无力，经北京某医院诊为"皮肌炎"住院治疗，3 个月后病情缓解而出院，每日服强的松 20mg 维持。近半年来病情出现反复，红斑增多，两下肢无力加重而求诊于郑教授。

［现症］患儿面部及全身遍布红斑，色紫暗，双下肢浮肿，四肢无力，以下肢为重，行走迟缓，下蹲后不能起立，大小便靠母亲扶持。大便溏，小便

清，舌体胖，质淡红略紫，苔白腻，脉沉细。

问题

（1）患儿面部及全身遍布红斑，色紫暗，属何脏腑发病？

（2）患儿双下肢浮肿，四肢无力，以下肢为重，行走迟缓，属何脏腑发病？

（3）患儿大便溏，小便清，属何脏腑发病？

（4）患儿舌体胖，质淡红略紫，苔白腻，脉沉细，属何脏腑发病？

（5）按脏腑辨证，本案主要辨为何证？应采用何种治法？可选用哪些方剂配伍治疗？

［治疗过程］

初诊：1992年10月6日。黄芪30g，当归6g，赤芍6g，川芎6g，红花6g，鸡血藤10g，苍术15g，怀牛膝10g，黄柏6g，炒薏苡仁15g，桂枝10g，蜈蚣1条。28剂，日1剂，水煎，分早晚2次服。

二诊：1992年11月8日。上方连服28剂，自觉四肢较前有力，红斑紫暗转红，下肢浮肿减轻，皮下结节无明显缩小，饮食可，二便调，舌质淡紫，苔薄白，脉沉缓。守法加化痰、软坚、散结之品再调。黄芪60g，当归10g，赤芍10g，红花10g，川芎10g，鸡血藤15g，苍术30g，怀牛膝15g，炒薏苡仁15g，桂枝10g，夏枯草15g，昆布10g，海藻10g，生牡蛎15g，法半夏6g，陈皮6g。日1剂，水煎，分2次服。

三诊：1992年12月15日。上方连服35剂，病情进一步好转，下蹲可自起立，红斑开始消退，硬结变软变小，下肢浮肿明显减轻，自行停用强的松。舌质淡红，苔薄白，脉较前有力。上方黄芪加至90g，再进。

四诊：1993年2月3日。上方服42剂，即服至105剂时，诸症趋平，全身红斑大部分消退，硬结大部分消失，四肢肌力进一步增强，已能自行下蹲起立及走路。经北京原住院医院复查血清肌酸磷酸激酶、醛缩酶等基本正常。北京某医院专家称奇并鼓励继续中药治疗，家长及患儿信心倍增。黄芪90g，当归 10g，丹参 15g，鸡血藤 15g，苍术 15g，怀牛膝 15g，炒薏苡仁 15g，桑寄生 15g，川续断 15g，生牡蛎 15g，昆布 10g，海藻 10g，法半夏 10g，陈皮 10g。日 1 剂，水煎，分 2 次服。

守法出入，服 60 剂，红斑、硬结消失，全身皮肤恢复正常，四肢活动如常，已入校学习。为防复发，上方减量改隔日 1 剂，巩固疗效。连服 3 个月，至 1993 年 6 月诸症悉平，停药观察。再去北京复查，实验室检查正常。以后连续 3 年每年去北京复查均未见异常。随访 10 年未见复发，现已大学毕业，成为一名人民教师。

问题

（6）处方中选用的主方是什么？如何理解处方配伍？

（7）二诊中加夏枯草、昆布、海藻、生牡蛎、法半夏、陈皮等的目的何在？

【问题解析】

（1）患儿先天禀赋不足，气血逆乱，以致机体卫外失固，复感风寒湿邪，邪蕴肌肤，痹阻经络，郁而化热，而致皮肤红斑。病久气虚，无力行血，则血行缓慢，停留而瘀，则肌肤红色肿斑。

（2）邪内传于脾，脾气受损，使水湿运化失常，水湿停蓄溢于肌肤而作肿；脾主四肢，水谷清阳之气由脾气输布以充养四肢，脾气虚弱则四肢肌肉无力。

（3）脾虚失运，湿注肠道则大便稀溏，湿热蕴结则小便混浊。

（4）患儿舌体胖，质淡红略紫，苔白腻，脉沉细，为湿热蕴滞、气虚血瘀之象。

（5）按脏腑辨证，本案主要涉及脾、肾、肝发病，即气虚血瘀，脾虚湿注，治宜益气化瘀，健脾燥湿，方选补阳还五汤合四妙丸加减。

（6）本案方选补阳还五汤合四妙丸加减。补阳还五汤是益气活血法的代表方。方中重用生黄芪补益元气，意在气旺则血行，瘀去络通。当归、蜈蚣活血通络而不伤血。赤芍、川芎、鸡血藤、红花协同当归以活血祛瘀。四妙丸是由《丹溪心法》中二妙散即黄柏、苍术加牛膝、薏苡仁变化而来，载录于《成方便读》，主治湿热下注、腿足红肿、痿软无力等症。方中苍术辛苦性温，苦香燥烈，外用可解风湿之邪，内服能化湿浊，为祛风胜湿健脾之药。黄柏苦寒、沉降，功专清热燥湿，善清下焦湿热，《丹溪心法》中载："治筋骨疼痛，因湿热者……"苍术与黄柏合用使湿去热清。桂枝温通经络，牛膝既能活血祛瘀，引血下行，又能补益肝肾，强筋健骨。薏苡仁甘淡、微寒，《本草经疏》曰："薏苡仁味甘补脾，兼淡能渗湿，故主筋急拘挛不可屈伸及湿痹……而通利血脉也。"此方功能清热渗湿，补益肝肾，调和血脉，用治肌病有其独到之处。两方合用，湿热得去、血瘀得通而效佳。

（7）中医学认为皮下结节由湿痰结聚而成，二诊中加用夏枯草、昆布、海藻、生牡蛎、法半夏、陈皮等以化痰、软坚、散结。

【学习小结】

本案患儿临床表现为一派气虚血瘀、脾虚湿注之证，故投补阳还五汤合四妙丸加化痰、软坚、散结之品而奏效，守法重剂再进，诸症递退，后期加入补肾强筋骨之味而收全功。患儿虽仅 11 岁，方中黄芪用量至 90g 时并无塞中碍胃之弊。看来，纵辨证准确，然大虚还必以重剂补之，姑作临证用药之一得，郑教授如是说。

【课后拓展】

1. 熟读背诵《素问》中关于痹证的相关内容。

2. 查阅"饮入于胃，游溢精气，上输于脾……水精四布，五经并行"的来源出处，如何理解？

3. 检索文献，了解西医学对本病的研究进展。

4. 通过对本病的学习，写出学习心悟。

5. 参考阅读 郑攀，郑宏 . 郑启仲儿科医案 [M]. 北京：中国中医药出版社，2015：194-195.